JN091537

アロマとハーブの魅力が人をつなぐ

対談集

佐々木薫×21人

BAB JAPAN

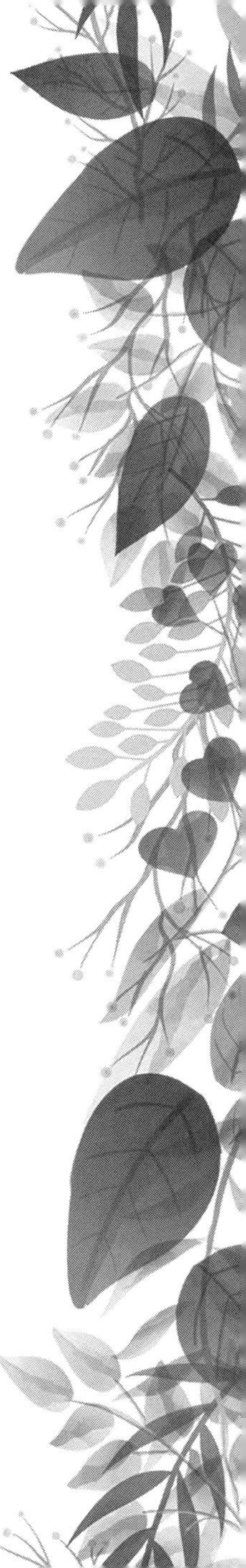

はじめに

「アロマテラピー」という言葉を日本で耳にするようになってから、30年を超えます。

その間、海外のアロマテラピー本の翻訳本が発刊されたり、各種協会が発足されたり、アロマテラピーを学べるスクールができたりしてきました。「テラピーって何？」「療法などモッテノホカ」等々、さまざまな声を浴びながらも、アロマテラピーはしっかりと日本に根を下ろしました。

背景には、ハーブ、薬草、自然療法、文化、歴史、生活習慣と、古来より培われて来た諸々（もろもろ）があり、決して新しいものでも、突然やって来たものでもないゆえのことかと思います。


「ハーブ」「アロマテラピー」が私たちに提供してくれたものは、単に、「モノ」や「技術」、「情報」だけではありません。

私自身、はじめてハーブを知ったとき、その言葉にキラキラ、ワクワクするものを感じ、「何だろう？」という好奇心で、胸がいっぱいになりました。もう、40年ぐらい前の話になってしまいます。

「植物」にそんな力があるとは……。植物との関わり方を模索していた私は、「これぞライフワーク」と思ったものでした。

同じように感じた方は、たくさんいたと思います。みんな「何かを」探していた。自分がやりがいを感じること、生きがいにできること、そこにハーブやアロマテラピーはピタッとはまったような気がします。

そんな過程を経、21世紀、今やハーブ、アロマテラピーは知っていてあたりまえのような存在です。また、各専門分野の視点から研究され、多方面で活用されています。医療やセラピーといった分野から商業施設の演出にまで、現代人の技術や感覚のもと、活用法は進化を続けています。

本書では、ハーブ、アロマテラピーに興味を持ち、ご自身の活動に取り入れている21名の方にお会いしました。いずれも、その分野の第一線でご活躍の方々であり、視点はどなたも個性的です。

そのお話は、ハーブ、アロマテラピー、自然療法って何?という方や、自分のビジネスに導入してみたい、新たな世界に飛び込んでみたいという方々に、興味深く読んでいただけるでしょう。

もちろん、単に読み物としても楽しんでいただけると思います。

ハーブ、アロマテラピーの旅「人物編」に出かけませんか?

アロマとハーブの魅力が人をつなぐ

対談集　佐々木薫×21人

もくじ

癒やす

心身の健康に尽力し、
人々を癒やすスペシャリスト

究める

深く探求していくことで、
真髄を究めるスペシャリスト

つくる

さまざまな手段で、
感動をつくり出すスペシャリスト

伝える

五感を通じて、心に気づきと
発見をもたらすスペシャリスト

つなぐ

人と人、過去・現在を
未来へつなぐスペシャリスト

癒やす

橋口亮さん・玲子さん

Makoto Hashiguchi・Reiko Hashiguchi

西洋医学に植物の力を取り入れる治療は、多くの支持を集めています。治療に携わる橋口亮・玲子ご夫妻から、「しないことの大切さ」もうかがいました。生真面目な日本人には、ハッとすることも……。

Profile

橋口亮　1952年北海道生まれ。東邦大学医学部卒。産婦人科、麻酔科の研修を経て、北京中医科大学日本校にて漢方を学ぶ。1994年より緑蔭診療所で診療を行う。東邦大学大森病院東洋医学科客員講師。更年期障害、月経前症候群、月経不順などの婦人科疾患、メンタル不調の漢方治療も行っている。

橋口玲子　1954年鹿児島県生まれ。東邦大学医学部卒。東邦大学医学部客員講師などを経て、1994年より緑蔭診療所で診療を行う。循環器専門医、認定内科医、医学博士。高血圧、脂質異常症、糖尿病、メンタル不調などの診療のほか、ハーブ療法やアロマテラピーを用いたセルフケアの講演、執筆活動も行っている。

共著に『野菜薬膳　食材図鑑』（マイナビ文庫）など多数。

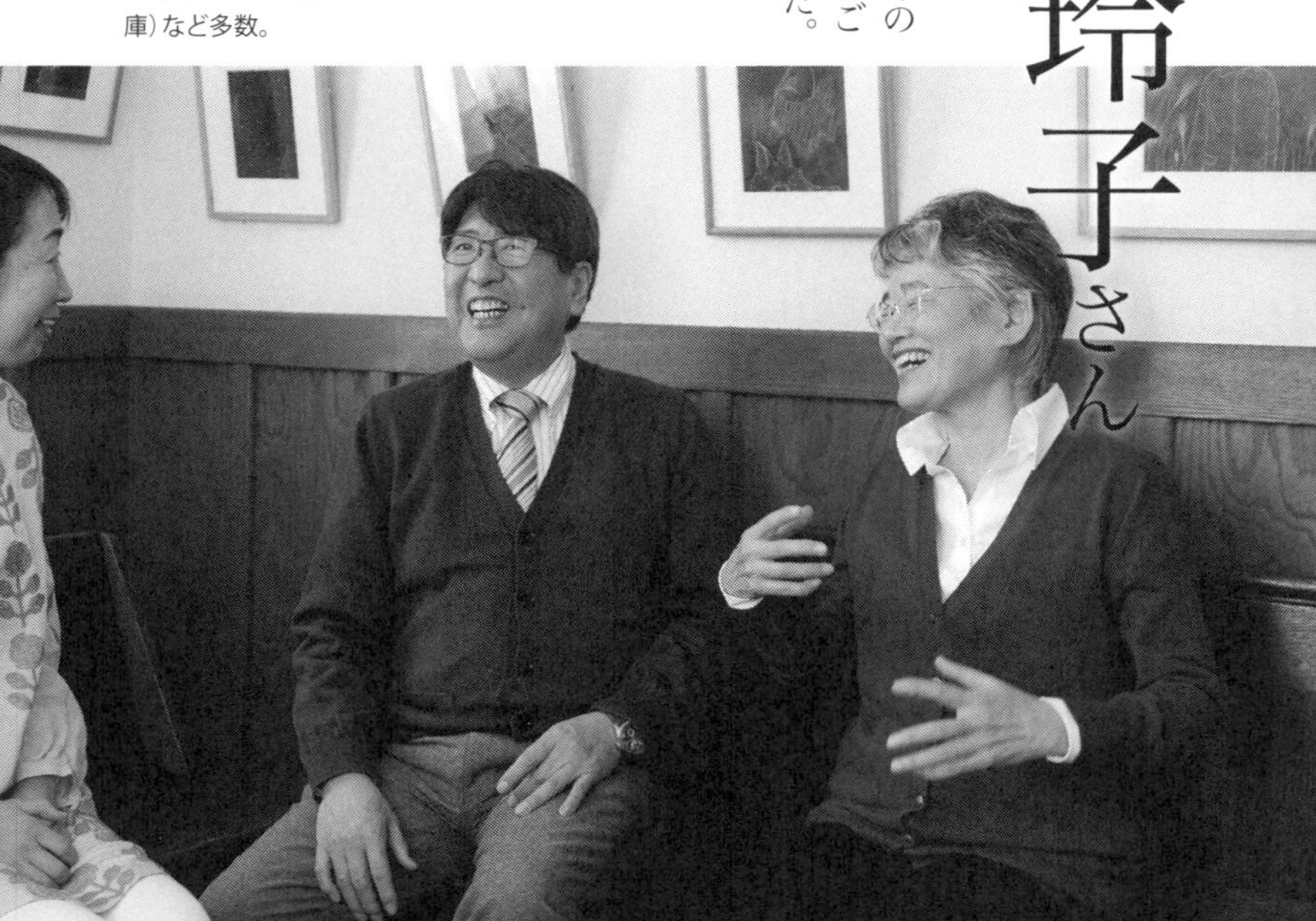

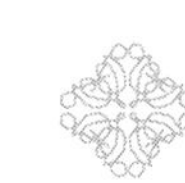

不思議な偶然が連続して、緑の中に誕生した診療所

佐々木薫（以下、佐々木）　今日はこちらの診療所まで、駅からタクシーでうかがいましたが、本当に自然豊かで素敵な場所ですね。

橋口玲子（以下、玲子）　でも、「なぜこんなところに診療所があるのだろう」と思いませんでしたか？

佐々木　建物が洋館というのにも驚きましたし、何かご縁があって、この場所を選ばれたのかな、と。

橋口亮（以下、亮）　基本的にこの土地に縁はなくて、いきあたりばったりだったんですよ（笑）。

玲子　マーケットリサーチとか、何もしていなかったものね（笑）。

佐々木　そうだったんですか！　それは意外でした。もともとお二人は、都内で診療をされていたのですか？

亮　はい。以前は世田谷区の奥沢で、洋館を借りて住んでいました。でも、大家さんの息子さんがアメリカから帰国し、洋館を取り壊して二世帯住宅を建てることになって。その流れから、「この家、良かったらもらってください」というお話があったのです。とはいえ、洋館を移築するには、かなり広い土地が必要になる。さて、どうしようかと思っていたところ、当時勤めていた病院の院長から、この土地を紹介されたのです。

玲子　最寄りの小田原駅は、新幹線や東海道線、小田急線が停まりますし、東名高速道路も近いので、都内に出るのも便利。日当たりもすごく良かったので「じゃあ、ここにしようか」と。それでも当時は、自分たちで開業しようとか、全然思っていなかったのよね。

亮　この土地が市街化調整区域だったため、「住宅は建てられません。でも、診療所兼住宅としてなら、建てられますよ」ということで、診療所も開くことにしたのです。

佐々木　そうした絶妙な流れで、1994年にこちらの診療所ができたのですね。緑蔭（りょくいん）診療所という名前は、どんな思いでつけられたのですか？

玲子　ひとつは、「緑蔭」という言葉どおり、「木蔭にある」ということ。もうひとつは、開業当初から植物を使った治療を念頭に置いていたので、「植物のお蔭」という意味も含んでいます。

佐々木　最初からハーブなどを併用するというお考えだったのですね。

玲子　当時は、アーユルヴェーダも取り入れようと思っていたんです。東京・祐天寺のハタイクリニックの創設者、故・幡井勉先生は私たちの恩師で、我々にもアーユルヴェーダを取り入れてもらいたいとお考えだったようなのです。それで、大学病院を離れて少し時間があったとき、「うちに勉強に来なさい」と言われて、アヴィヤンガ（※）の練習などをさせてもらっていました。

佐々木　幡井先生とそのようなご縁があったのですね！　私も何度かお会いしました。

玲子　ただ、はじめてみたら、アーユルヴェーダを医者として活用するというのは、私たちの診療所の時間とエネルギーでできることではないと感じて、辞退しました。そうした流れがあり、診

※　アーユルヴェーダの治療で行うオイルトリートメントのこと。

療所では現代医学に加えて、漢方薬やハーブ、アロマなどを取り入れた治療を行っています。

「早く」と「頑張れ」で育つと、息の抜き方がわからなくなる

佐々木　なるほど、そういう経緯がおありだったのですね。亮先生は漢方の専門ですし、玲子先生も診療でハーブやアロマを使われることがあるそうですね。

玲子　私は大学病院で循環器科の医師として診察をしてきましたが、西洋医学の限界を感じて、漢方を学びはじめました。その後、大学病院を辞めて、ボリビアで海外医療協力に携わっていたのですが、その頃に代替療法を学んだのです。

亮　ボリビアに行ったことは、すごくよかったよね。

玲子　南米ボリビアのサンタ・クルスという町で、現地の医療

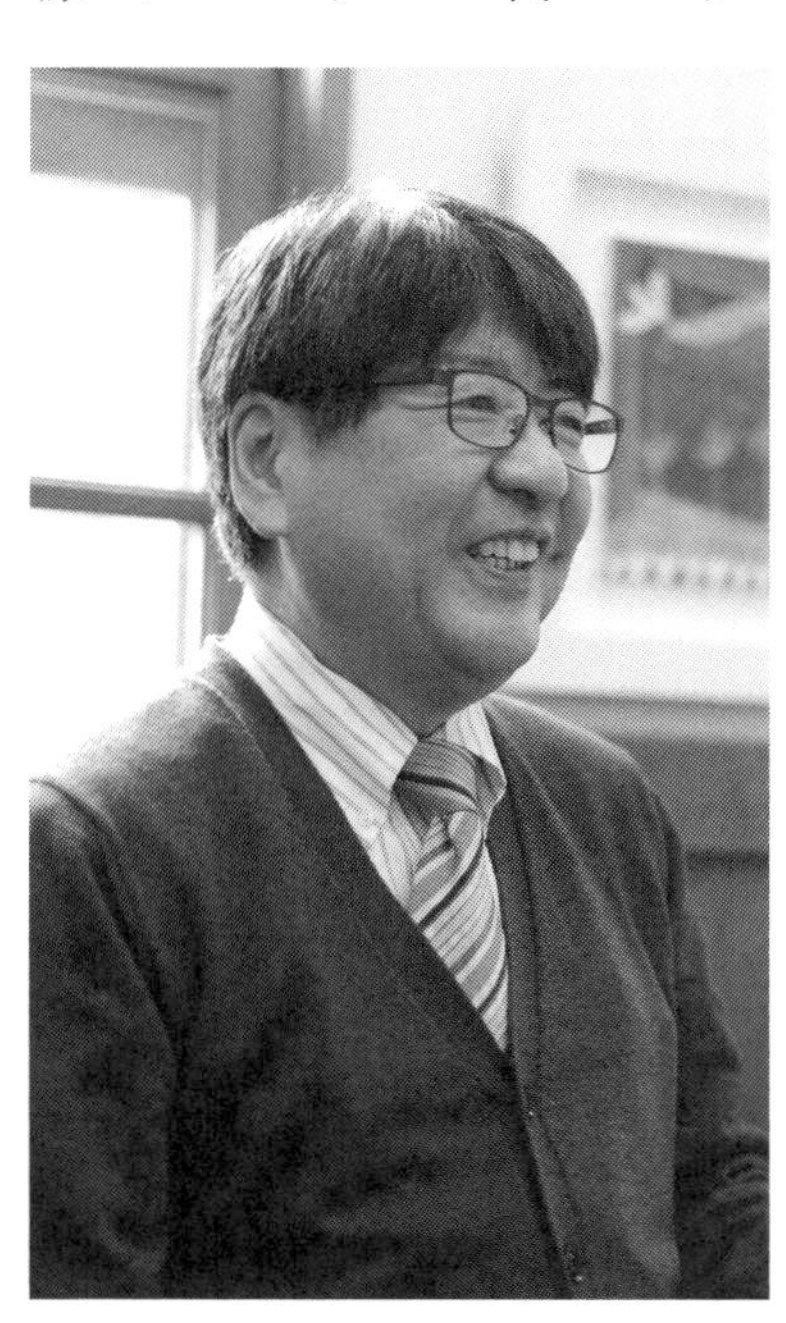

代替医療の中でも、漢方ほど、体系立てて精密にできているものはないと思います。（亮さん）

に携わる人たちを育てるというプロジェクトに参加していました。現地はスペイン語で、ノリもラテン系。日本と比べて、生活環境がこんなにも違うんだというのが、すごく面白かったです。

佐々木　スペイン語圏は、カラッと明るく大らかな感じがしますね。

玲子　はい。向こうの子どもたちは、「気づいたらフレンドリーに育っている」という感じ。まわりの大人たちが「オラ（やあ）！　○○ちゃん、元気？」と常に声をかけてくれる環境なのです。でも、今の日本は「知らない人に声をかけられても返事はしないように」という状態でしょう。そういう違いは大きいなと思って。

佐々木　大人からの働きかけは、子どもたちに大きな影響を与えますよね。

玲子　たとえば日本だと、急患が運ばれてきたらみんなテキパキ動くし、清潔の概念も徹底してい

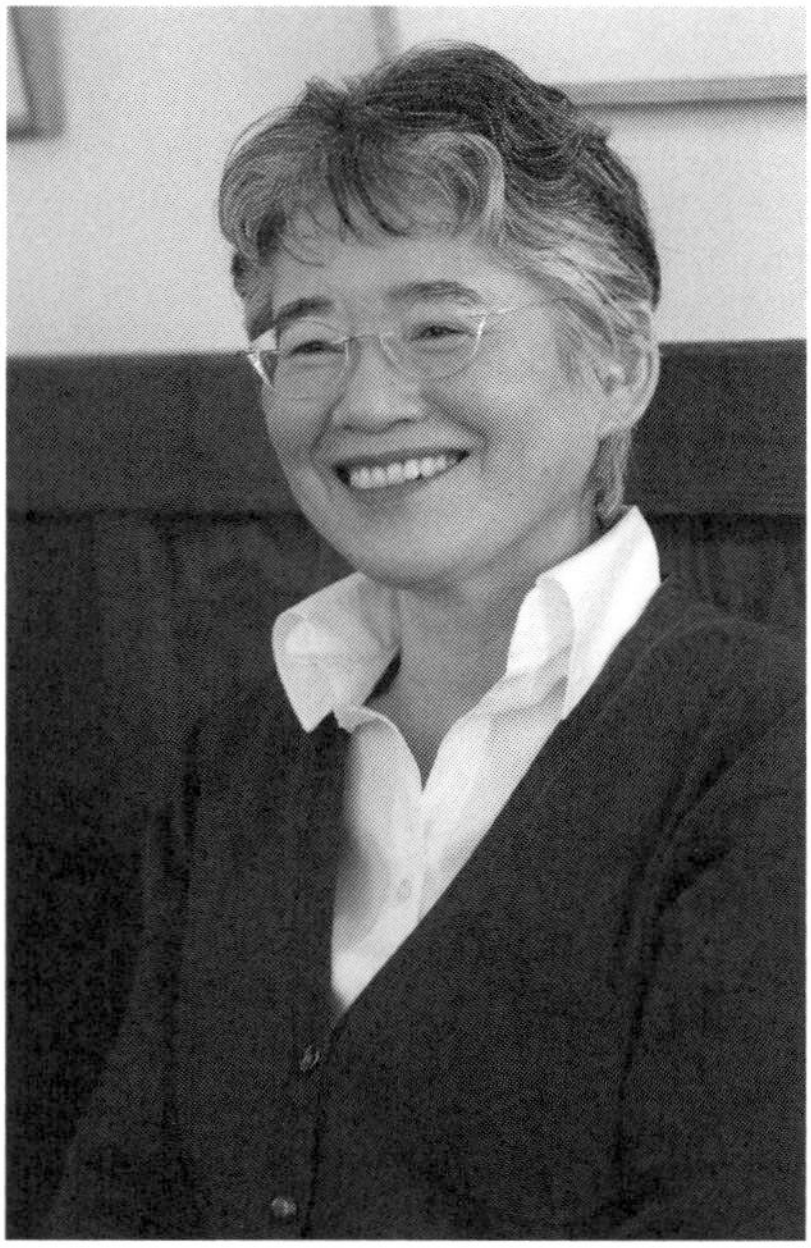

心身をゆるめるにもスキルが必要。ハーブやアロマはそうしたスキルのひとつと考えています。（玲子さん）

ます。でも、ボリビアの人たちはそんなふうに全く動いてくれないので、最初は片言のスペイン語で怒ってばかりいたんです。でも、彼らはやる気がないわけではなく、やることはちゃんとやってくれる。ただ単に、「むだに急がない」という文化で育っているんだ、と気づいて。日本は「早く」と「頑張れ」で育てられるけれど、向こうは違うんだな、と。

佐々木　なんでも「早く」する、なんでも「頑張る」ということが、必ずしも良いわけではないですからね。

玲子　人間関係のつくり方も違っていて。日本だとケンカしたりすると、しばらくは気まずいじゃないですか。でもボリビアでは、口論のあとに病院内ですれ違っても、必ず「オラ！　ドクトラレイコ！」と声をかけてくれる。大ゲンカをしたとしても、普通に接するという文化なのでしょうね。日本だと頑張っても、ちょっと会釈するくらい。でもボリビアの方たちは、人との関係をやり直すことも、自然にできてしまうんですよね。

佐々木　それは大きな違いですね。そういう視点を得られると、患者さんに伝えられることも増える気がします。

玲子　帰国後は、こうした視点も患者さんのサポートに活かしたいと思い、小さなお子さんを持つ親御さん向けの講演会なども受けるようにしています。そこではお母さんたちに、ジャーマン・カモミールやエルダーフラワーなどのハーブティーを飲んでいただき、お母さん自身にホッとするためのスキル（技術）も身につけてほしいと思っています。

佐々木　診療所の患者さんたちにも、西洋薬や漢方薬を出すのと並行して、ハーブやアロマも紹介されているのでしょうか。

玲子　病気の予防、もしくは、うつ病などから回復に向かう段階の方におすすめすることがあります。自分の体調をコントロールできたという「自己効力感」は、精神的な回復において、とても重要です。自己効力感を得るには、「なんだかいいな」「体調がよくなってきたな」と実感できるスキルが必要になるのですが、お湯を注ぐだけのハーブティーは実行しやすいので、すすめることが多いです。ただ精油を使うとなると、患者さんご自身にやってもらうには難易度がちょっと高い。そのため、スキンケア用のオイルでゼラニウムを0・5～1％の濃度になるように希釈し、日々のお手入れで使ってもらったりしています。精神的な不調があると、感覚過敏や感覚鈍麻が起こるので、ふわっと香る程度の香りをこちらでつくってお渡ししているんです。

佐々木　そうした使い方は、すごく効果があると思います。ゼラニウムやローズを嗅いだ瞬間、ふわりと香るあの感じは、全身に何らかの影響を与えているのではないでしょうか。

亮　たとえば、漢方の中でも芳香性の生薬は、気の流れを良くするといわれています。身体のエネルギーの巡りを促すんですね。アロマテラピーなどで「いい匂い」と感じるのも、それに近いことなのではないかと思います。

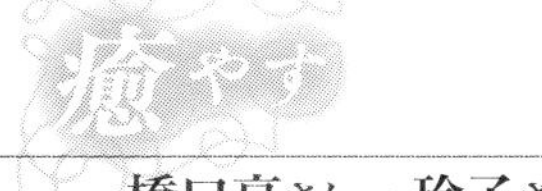

玲子　そうですね。ただ、漢方は治療レベルで使う薬なので、ハーブやアロマなどとは使い方が異なります。

亮　代替医療の中でも、漢方は特殊。これほど体系立てて精密にできているものはないと思います。

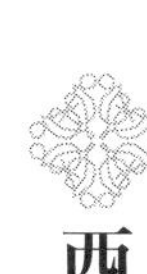

西洋薬、漢方薬、ハーブ、アロマは状況に応じた使い分けが必要

玲子　漢方を使うと、日常の診療で本当に助かる部分があるんです。たとえば、うつ病の初期は吐き気がとても多いのですが、そこで普通の吐き気止めや胃薬を飲んでも治りません。そういう場合に漢方を使うと、良くなる方が多いのです。

佐々木　現代医療、漢方、セルフケア、それぞれの得意分野を活かして上手に使い分けることが大事だと思います。

亮　ええ。基本的に、漢方薬や抗うつ剤は、人にエネルギーを補うために使われます。本来、エネルギーは、食事と睡眠からしかつくられませんが、それをちゃんとできない場合には、漢方を用いてエネルギーを補っていくのです。ある段階まで状態がよくなれば、ハーブなどを使ったケアもできますが、状態が悪くて動けない場合は、まず漢方や西洋薬でその部分を治さなくてはいけません。

玲子　具合が悪いときは、誰かに何かをしてもらおうと「受け身」になったほうが、回復は早いです。

ハーブやアロマは素晴らしいものですが、それだけに固執せず、病気の場合はまずは西洋薬や漢方を用いて状態を良くしてから、少しずつそちらに移行するとか。治療にあたるには、こうした選択が必要であることを、セラピストさんにもご理解いただきたいと思っています。

佐々木　そうですね。先ほどの話題でも出たように、多くの日本人は「早く」と「頑張れ」で育ってきたせいか、「受け身になる」「頑張らない」が、意外と下手なように感じます。

玲子　力を抜いてのんびりするには、スキルがいるんですよ。ただ「ゆっくり休んでください」と言われても、ゆっくりすることに慣れていない人は、どうしていいかわからない。そこで、穏やかな音楽を聴いたり、部屋でいい香りを嗅いだり、手触りのよい何かを触ったり、という工夫が必要になるんです。その方法を上手に提案できるセラピストさんが増えるといいのではないかなと思っています。

佐々木　たしかに、そうした具体的なアドバイスがあると、ゆっくりする、ということを実感できますものね。力を抜くスキルを日ごろから高めていくという部分では、ハーブやアロマが役に立ちますね。香りはもちろん、植物を眺めたり、触れるだけでも癒やしを感じることがあります。

玲子　ええ。普段の生活から、「ゆるめる」という経験をしておくことが大事になりますね。

佐々木　セラピスト自身も頑張りすぎず、力を抜いたり、受け身になったりする、というのを体験しておくといいですね。そういう引き出しがあれば、クライアントにもより具体的な提案ができるのではないかなと思います。

亮　頑張ってもいいのだけど、オンとオフの切り替えを自分でできるようになっておく必要があるんですよね。

玲子　今日はもうクタクタだから、夕飯はコンビニ弁当にしよう。洗濯物は畳まなくていいか。お風呂に入っても頭は洗わなくていいや。でもこの香りは好きだから、バスソルトに混ぜて使おう。そんなふうに、自分に手抜きを許すことも、大事なことだと思います。

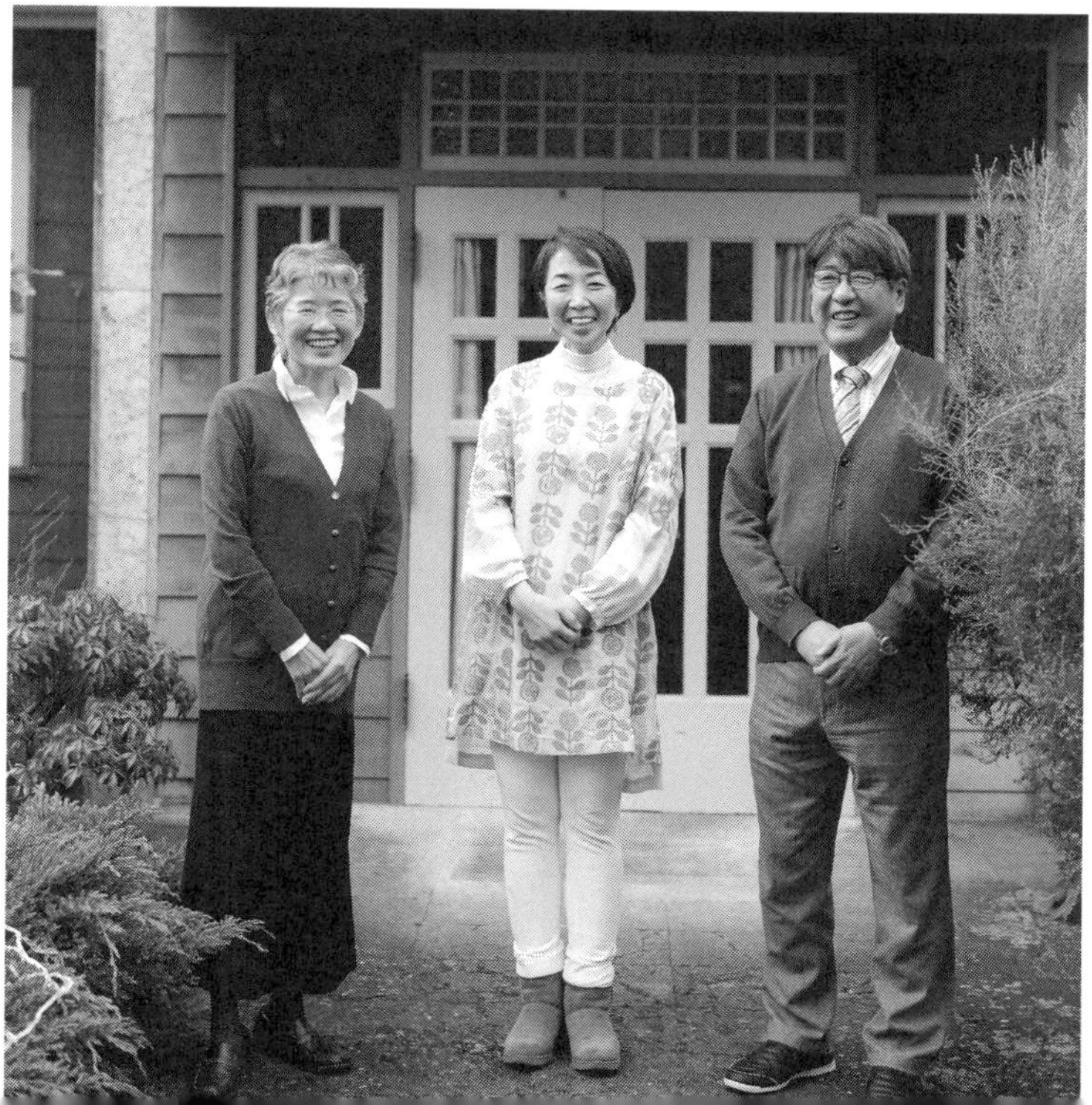

癒やす

宮崎ますみさん

Masumi Miyazaki

乳がんの闘病中、アロマテラピーで深く癒やされた経験から、現在は女優業のほか、ヒプノセラピストとして人を癒やすお仕事もされています。植物との少し変わった興味深いご経験は必読です。

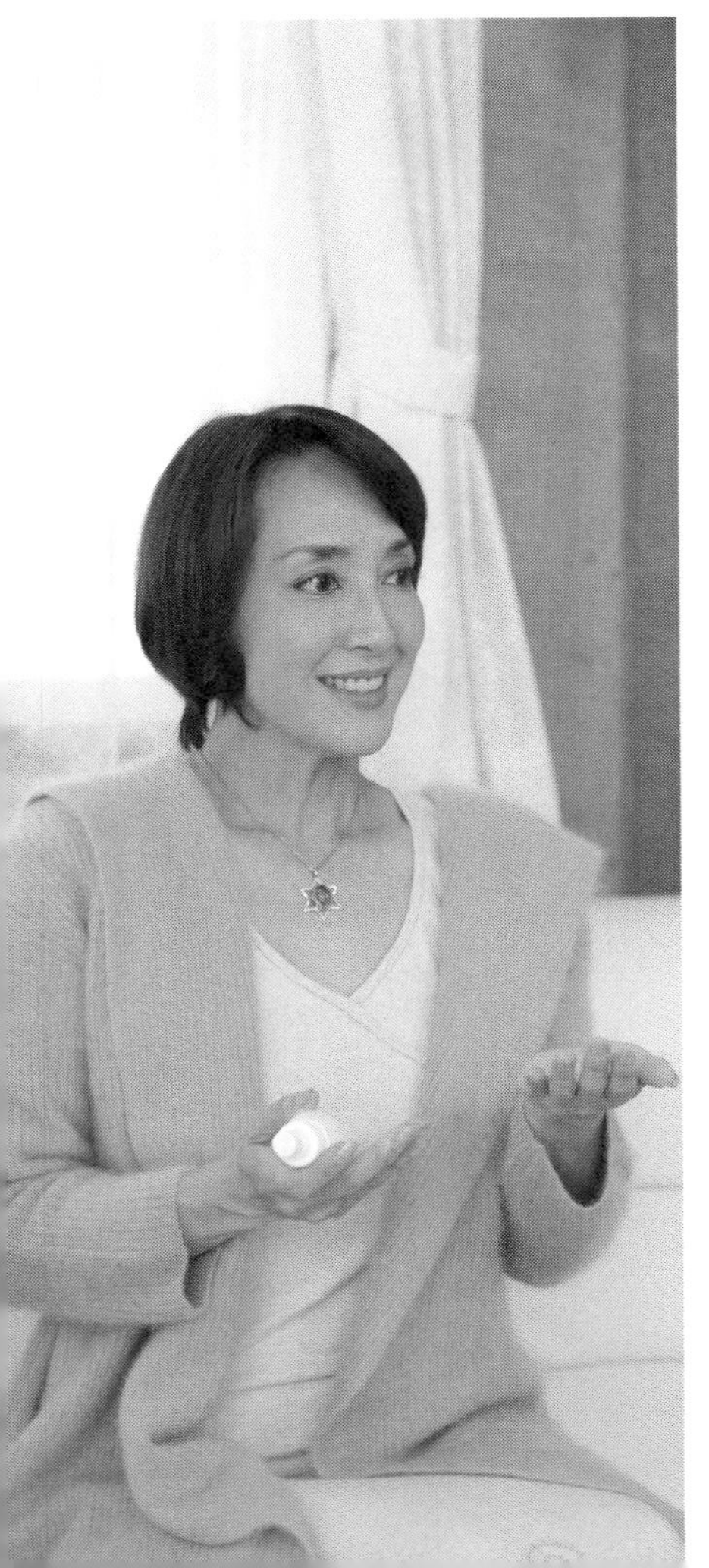

Profile

ヒプノセラピスト。女優。愛知県名古屋市生まれ。1984年クラリオンガールに選ばれ、その後、舞台、映画、ＴＶなど幅広く活躍。1995年結婚を機に渡米。２人の息子を育てながらＹＯＧＡに傾倒し、魂の探求に専念する。帰国後2005年、乳がんであることを公表。克服後2007年ヒプノセラピストとしての資格を得る。同年厚生労働大臣より「健康大使」を任命され、乳がん克服後の自身の経験を活かし、講演会活動にも積極的に取り組む。現在はヒプノセラピーのインストラクターとして、後進の育成にも尽力。また、アガスティア聖者よりSHAN MATHAJIというホーリーネームを授かり、魂の探求サポートを行う。著書に、『ピュア・バランス』（ヒカルランド）ほか。

宮崎ますみさん

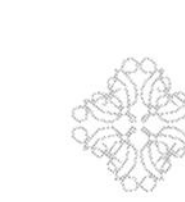

アロマテラピーを乳がん治療の副作用緩和に活用

佐々木薫さん（以下、**佐々木**）　宮崎さんはアロマテラピーを生活に取り入れているとうかがいましたが、何かきっかけがあったのでしょうか？

宮崎ますみさん（以下、**宮崎**）　ちょうど今から10年ほど前、乳がんを患い、手術や放射線治療、ホルモン治療などを経験しました。

佐々木　それはたいへんでしたね。

宮崎　乳がんにはいくつかの種類があり、その約70％が女性ホルモンにより増殖します。私はまさにそのタイプのガンだったので、女性ホルモンを止める治療を行いました。その頃、私は37歳でしたが、副作用として、さまざまな更年期の症状に見舞われたのです。

佐々木　ホットフラッシュといった症状ですか？

宮崎　そうです。ほかにも不眠、抑うつなど、医師から「こんな症状が現れるかもしれません……」というすべてが現れました。しかも重度に！　するとその副作用に対処するために、また更なる薬が出る……。

佐々木　西洋医学の治療では、やはりそうなりますよね。

宮崎　薬の副作用のために、また薬が出るという矛盾に納得がいかず、アロマテラピーで症状を緩和できないかと考えたのです。

佐々木　いかがでしたか？

宮崎　大きな効果を実感したわけではありませんが、植物の香りに包まれることで、癒やされたことは確かです。自然の愛情を感じられ、自分で自分自身をケアしているという意識が良い方向に働き、治療に主体的に取り組めるようになりました。そして、医師とも相談のうえ、ホルモン療法はやめることに。この決断は正しかったと思います。今でもアロマテラピーは生活の一部になっています。

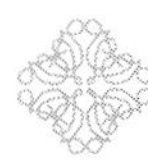

植物にも意思があることを実感した不思議な体験

佐々木　以前から香りや植物に興味がおありだったのですか？

宮崎　はい。植物に関して、私ちょっと変わった体験をしています（笑）。

佐々木　どんな？

宮崎　まだ独身で、女優をやっていた頃、舞台に出ると、たくさんのお花や観葉植物をいただくんです。それを持ち帰るので、家にはたくさんの観葉植物がありました。あるとき、植物にも意思があり、カットしたところからバイブレーションを出している……といったことが書いてある本を読んだんです。そこで植物とコミュニケーションを図ろうと、水をあげながら話しかけていたんです。「あなたにも気持ちがあるの？　これからもよろしくね」なんて……。

佐々木　まあ、素敵ですね。

宮崎　そしたら突然、栃木から来たという花売りのおばさんが家に訪ねて来て、「売れ残った花を買ってくれないか？」って言うんです。当時住んでいたのはマンションで、ほかにもたくさんの部屋がある中で、どうして私のところに？　と、あまりにも偶然過ぎて、これはきっと植物同士がテレパシーで会話したんじゃないかって思ったのです（笑）。

佐々木　「ここに来れば、かわいがってもらえますよ〜」と？

宮崎　そうとしか思えなかった（笑）。

佐々木　それはあり得そう。

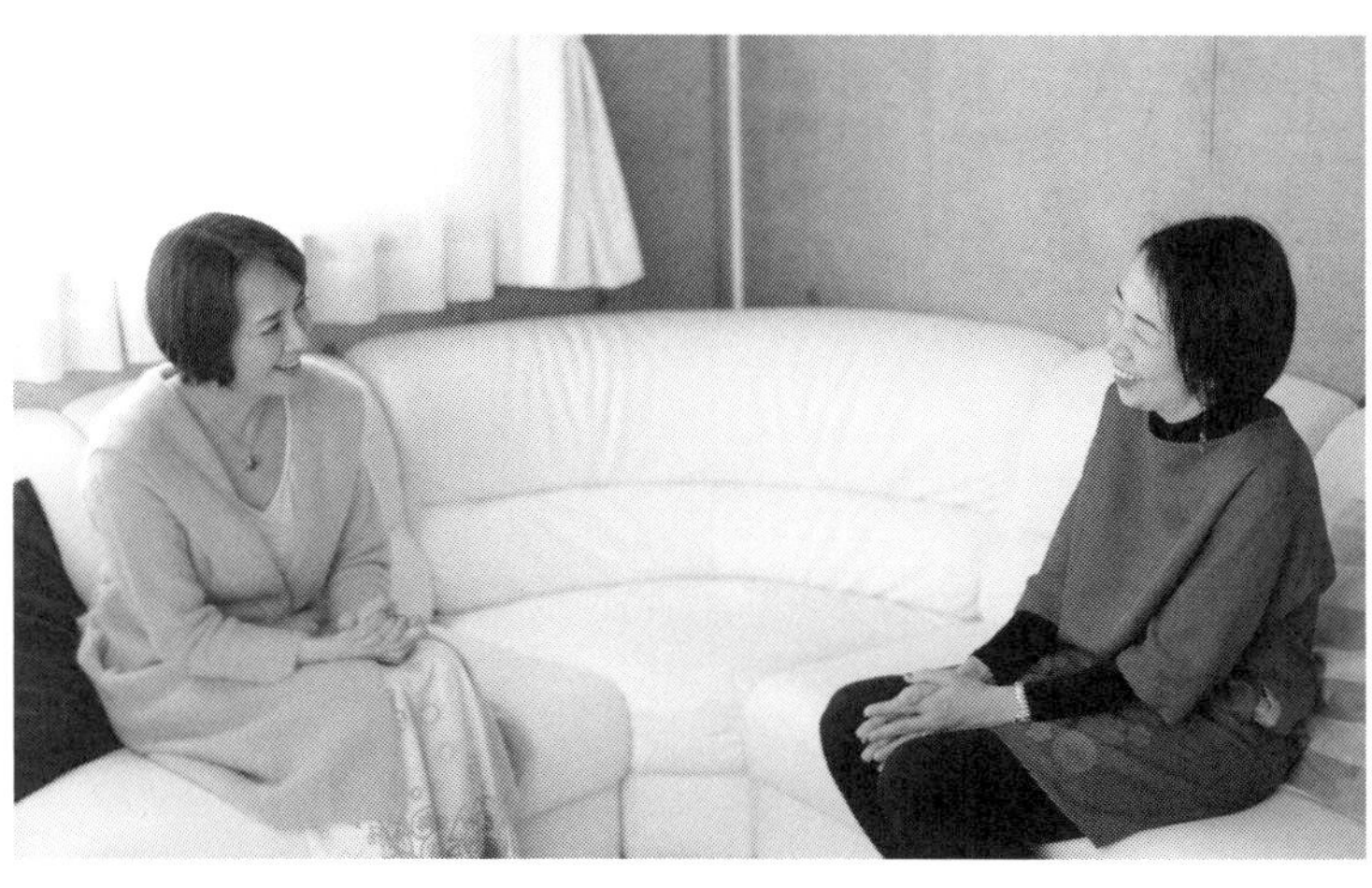

宮崎　植物にも意思があり、おしゃべりもする……と思ったエピソードはほかにもあります。

佐々木　なんかワクワクしますね。

宮崎　結婚後、ハワイに住んでいたことがあるのですが、その自宅の玄関先に、南国情緒いっぱいの存在感のある赤い花が咲いていました。友人が遊びに来るというので、その花を切って部屋に飾ろうと、ハサミをかざしたとたん、「やめて！」としゃべったんです（笑）。「あなたがすごく美しいから、取らせて！」とお願いすると、「私はここに咲いていたいの」と言う。すると、向こうのほうで、オレンジ色の質素な花が「私を飾って！」と名乗りを上げてくれたんです。「ありがとう」と言いながらカットして部屋に飾った。そうしたら、友人に「かわいいお花！」と大好評。その花はとても誇らしげでした。

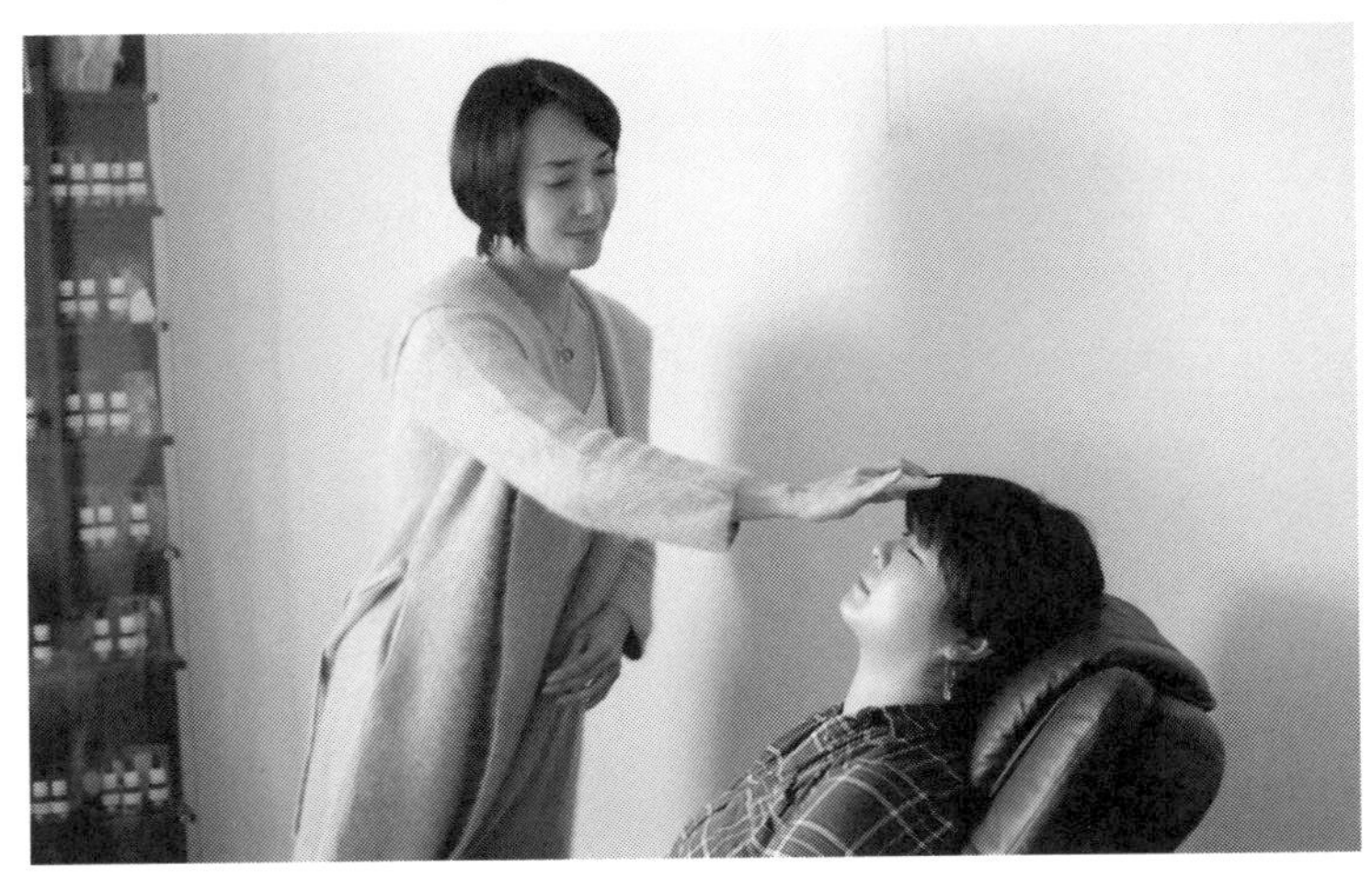

宮崎さんのサロンでは、個人セッション、セルフケア講座、ワークショップなどを開催。心身の悩み、不妊・出産の悩みを持つクライアントが多い。

佐々木　きっと、花にも役割分担があり、それを知っているのですね。私が以前に、精油の産地を巡る旅で、ローズ畑に行ったときのこと。バラには棘（とげ）があるので、指に刺さって摘むのがたいへんなのではないかと思っていたのですが、摘みごろの花は、あまり棘が邪魔をせず、難なく摘めることに驚きました。

宮崎　バラも自分が摘まれる時期を知っているということかしら。すごい！

佐々木　たぶん、そうだと思います。また、植物がしゃべる……ということでは、北海道、富良野の故・富田忠雄氏のラベンダー畑の話が有名です。畑の採算がとれなくなり、「つぶさねば」と決心して、いざ作業がはじまったとたん、ラベンダーが「ギャー」と悲鳴を上げたというのです。結局、その畑は壊されず、残されたということです。

宮崎　自分の土地はすべて自分のものだと思うのは、人間のエゴかもしれませんね。人間だけが優れていて、好き勝手にしていいわけじゃない。植物にも意思があるし、自然すべてに敬意を表すことが、大切なのだと感じます。

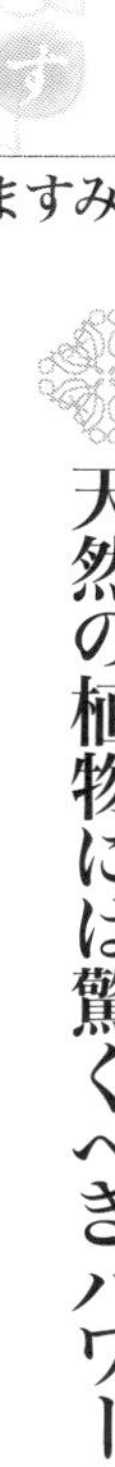

天然の植物には驚くべきパワーがある

佐々木　私も植物が好きで、この世界に入りましたが、宮崎さんもそんな体験をしていたからこそ、ごく自然にアロマテラピーやハーブを受け入れられたのではないでしょうか？

宮崎　はい、そうですね。そういえば、こんな経験もあります。以前、サンフランシスコで自給自足の生活をしている友人を訪ねたとき、そこにある天然温泉の硫黄の香りで、私、頭が痛くなってしまったんです。そのことを告げると、その友人は周囲に繁っていたブッシュの中から、なにやら薬草を摘んで来て、ハーブティーにして出してくれた。それを一口、二口飲んだら、あっという間に治ってしまいました。その効き方も、薬と違って、すごく心地良くて……。天然植物のパワーのようなものを感じました。

佐々木　誰でもそういう力を感じるわけではなく、宮崎さんにはそれをキャッチする力があるのだと思います。

宮崎　確かに、そのときは自然の中に長くいたことで、オープンマインドになっていたかもしれません。

佐々木　私は、ローズウッドの産地を訪ねてアマゾンを旅したことがあるのですが、密林を歩きながら、ガイドの人が「この草は頭痛に効く、これは胃にいい」などと説明をしてくれたんですね。そうした植物に触って、香りを嗅いでみると、確かに薬っぽい臭いがする。でも、よく考えてみたら、植物が薬の臭いがするのではなく、そもそも、もとは植物が持つ成分から多くの薬がつくられてきたのです。そのことに気づいて、はっとしました。発想が逆になるほどに、私たちの現代社会は自然から離れた生活をしているのだと気づきました。

宮崎　わかります。

佐々木　私たちも自然の一部であり、心身を癒やすものも、人工的な薬ではなく、実は自然の中にあるんですよね。

宮崎　自然や自分の本能とかけ離れて、調和を崩したとき、人は病気になるのだと思います。身体を壊すと病院へ行くけれど、結局、治すのは自分自身であることを忘れがちです。みんな自分で自分を癒やす力を持っています。

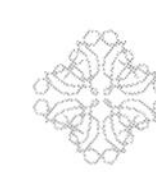

潜在意識に語りかけ、本来の自分を取り戻す

佐々木　ヒプノセラピーについて、私はあまり詳しくないのですが、どのようなものなのですか？

宮崎　催眠状態の中で、潜在意識とつながり、悩みや問題の原因となっている、抑圧された感情を癒やし、解放するセラピーです。

佐々木　潜在意識……。

宮崎　私が乳がん宣告を受けたとき、当時はまだヒプノセラピーを学んではいなかったのですが、インド哲学などを学んでいたので、自分の中を内観しました。そのイメージは「狭い、暗い、寒い部屋の中でブルブル震えている私」というもの。それを見たとき、自分を抑圧して、我慢していたことに気づいた。私は末っ子で、常にいい子で、芸能界でもまわりに褒められるように演じていました。その抑圧に気づき、本当の気持ちに目を向けたんです。その瞬間、次に浮かんだのは、「広い空間、陽だまり、暖かい、ニコニコしている」私でした。そのときに、がんを前向きに受け入れることができたんです。がんになったのは必然で、そのことで、本当の自分を取り戻すことができたと、今では感謝しています。

佐々木　インナーチャイルドが関係していることが多いのでしょうか?

宮崎　多いですね。私のセラピーには母子関係に問題を抱えている人が多くいらっしゃいます。たとえば、不妊治療に多くのお金を払っているのになかなか第二子ができないクライアントがいました。ヒプノセラピーで退行療法を行うと、その方は子どもの頃、お母さんがお兄ちゃんばかり溺愛し、第二子である自分はかわいがられていないと感じていたのです。実際、食べ物もあまり食べさせてもらえていなかったり……。だから、潜在意識の中では、自分も第二子を愛せないのではないか、母親と同じことをしてしまうのではないかと考えていたんです。

佐々木　つまり、自分で「第二子」をブロックしていたということ?

宮崎　そうです。そこを癒やすことで、あっという間に第二子に恵まれました。

佐々木　潜在意識の力ってすごい。何年もその人の人生に影響を与えるものなのですね。私たちはすぐ顕在意識だけで考えて、行動しがちですが、本能に沿って生きることを大切にしなくては……。

宮崎　もっと本能に正直に生きたほうがいいですよね。最近は子どもたちでさえも、親の「こうあらねば」に応えて、常に努力して何かを手に入れ続けるような生活を強いられている。実はもう十分にあることに気づいてみたら、もっと心豊かな生活になるかもしれないのに。子どもたちが本来持っているアンテナを取り戻して、自然体で生きていけるといいなあと思います。

佐々木　本当にそうですね。本能や記憶と、深く結びついているという点では、香りに近いものがありますね。香りを嗅ぐと、瞬時にそのときの記憶や感情がよみがえり、嘘がつけない。いい記憶と結びついている香りを、うまく利用することもできるかもしれませんね。

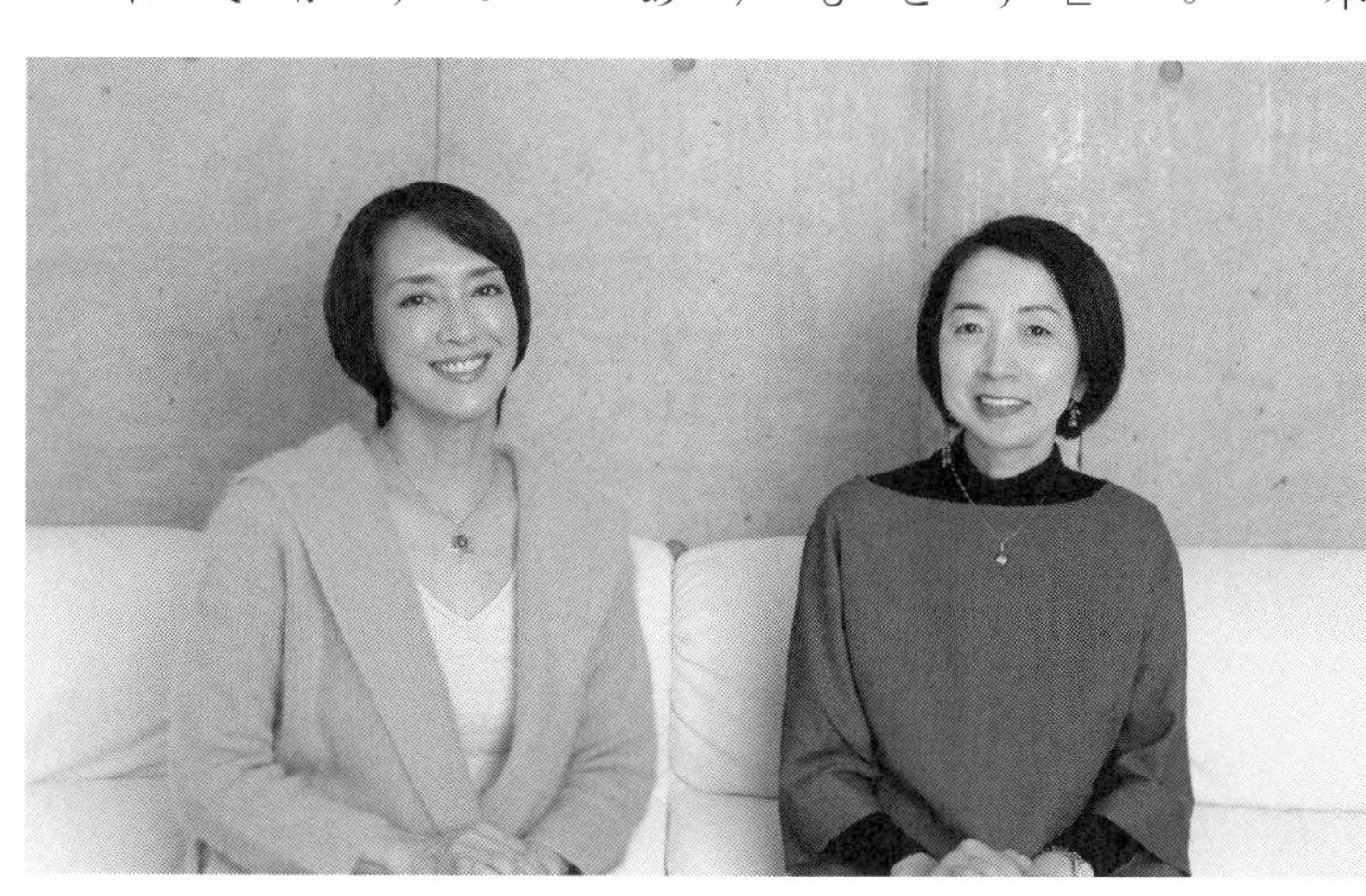

癒やす

由井寅子さん

Torako Yui

日本におけるホメオパシーの先駆者である由井寅子さんは、自身の厳しく、壮絶な過去によって、自然農や「自分らしくあること」といった気づきへと導かれました。パワフルなお話に元気づけられます。

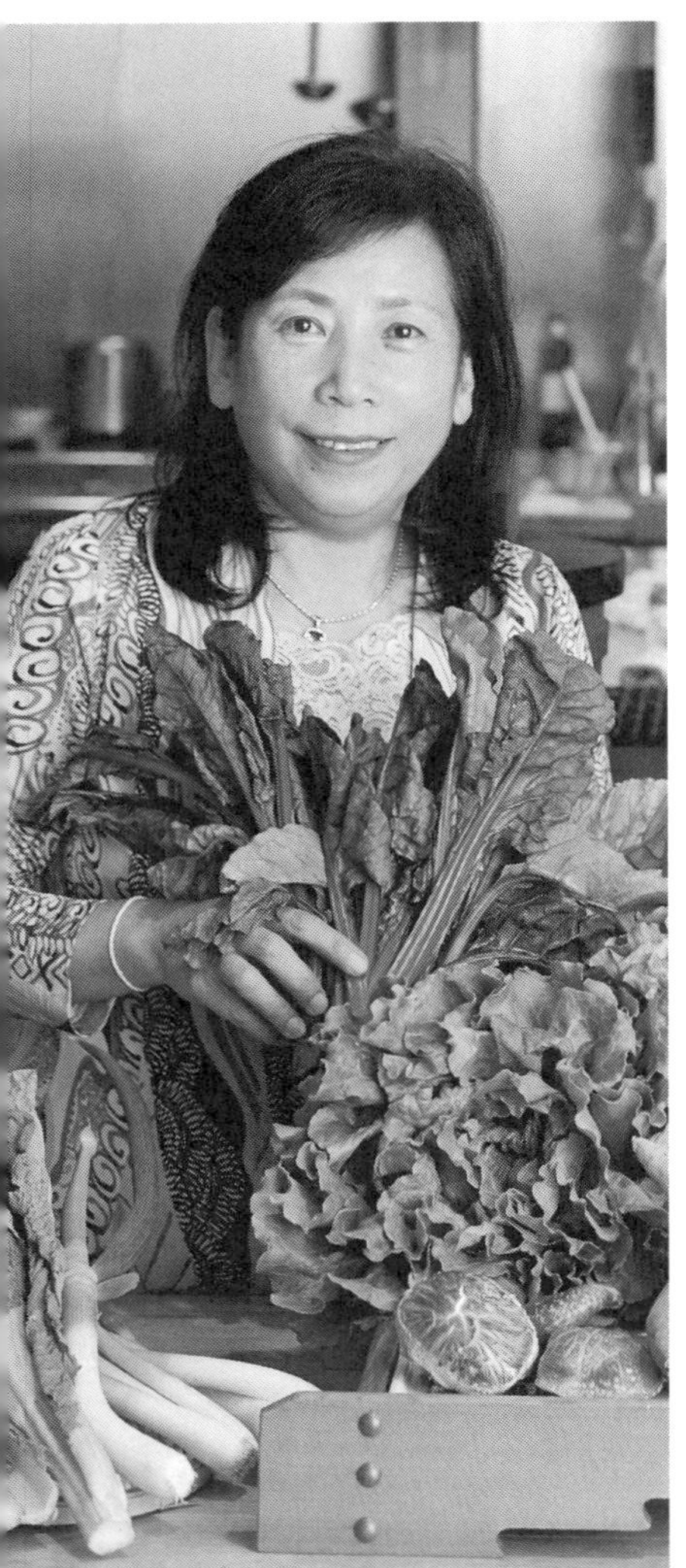

Profile

日本ホメオパシー医学協会名誉会長。農業生産法人日本豊受自然農代表。難病に、体・心・魂の三位一体で治癒に導くZENホメオパシーを確立。国際的に活動し、高い評価を得る。東日本大震災で被災地を回り、日本の復興には、安心・安全・栄養ある食の供給が最優先課題と気づき、2011年、静岡県函南町に農業法人日本豊受自然農を設立、同時に六次産業化に本格参入。自然な種を使い、農薬・化学肥料を一切使用しない自然型農業でつくられた野菜やハーブが原材料の、無添加の食品・化粧品を提供する。また、有用土壌菌群「豊受御古菌」を活用した農地土壌改良剤供給の事業などもスタート。東京・用賀に安心・安全な豊受オーガニクスレストラン&ショップを展開。

自然農を本格始動したきっかけは3・11

佐々木さん（以下、佐々木）　こちら（由井さんが経営する豊受オーガニクスレストラン）はとても素敵ですね！

由井さん（以下、由井）　ありがとうございます。自然農を行う会社（日本豊受自然農株式会社）のスタートは10年ほど前ですが、実はその5年ほど前から農事組合法人ホメオパシー農業科学を立ち上げ、小規模ですが野菜をつくっておりまして。かつて潰瘍性大腸炎になってしまったこともあり、ちょっとでも変なものを食べるとすぐ下痢をするんです。自分でつくるしかない、と野菜をつくっていたんですね。そして、私のところに相談に来る、アトピーや喘息をもつ方にも野菜を分けていました。

その一方で、社員の食事がコンビニに偏ってしまい、昼間に眠くなってしまって仕事にならない現実もありまして（笑）。社員のために食事を整えなければと感じていました。さらに運営するスクール（カレッジ・オブ・ホリスティック・ホメオパシー）の生徒さんたちからも要望があったり……。そんな矢先に起こったのが東日本大震災でした。

佐々木　3・11が影響しているのですね。

由井　そうです。被災地に4回ほど駆けつけたのですが、新鮮な水も野菜もなく、被災者の方々は化学調味料まみれの食事を摂っていました。どんなにお金があっても、人は新鮮な野菜と水がなければ生きていけないこと、自然こそが生きるための資源だということを思い知りました。新鮮で身体にいいもの、エネルギー豊かなものをつくりたい、届けたいという一心で、静岡県田方郡函南町の役場に行き「もっと農業を大きくやりたい」と直談判したところ、トントン拍子に話が進み、会社設立となりました。現在は北海道有珠郡・洞爺で20反（1反は３００坪）のハーブ畑、函南で１２０反の野菜畑や水田で自然農を実践しています。

佐々木　ハーブは寒暖差があったほうが育ちますからね。その行動力、本当に素晴らしいと感じます。

由井　気づけばここまで来たという感じです。ホメオパシーを日本に広げて20年あまり、それ以外にも、私が役に立つことは何だろうと考えたとき、畑ならできることはあるかなと。私の生まれは愛媛の農家で、貧乏だったので、農薬も化学肥料もない農業を実践していました。昔やっていたことを応用すればいいだけですから。

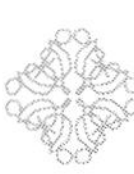

身体も心も満たし、癒やす自然の力

佐々木　自然のものにはエネルギーがありますね。そして癒やしもあります。

由井　本当にそう。植物たちは、私たちの心を開いてくれます。

由井寅子さん

佐々木　私はずっと病院とは縁遠い生活をしていましたが、昨年の冬、雪で転んで手首の骨を折ってしまいまして（笑）。病院に行ったら、治療はレントゲンと湿布、リハビリのみ。「これでは私の手は治らない」と感じ、友人たちに助けを求めました。すると、ホメオパシーのレメディや、ハーブが入ったクリームなど、さまざまなものをいただきまして。実際にケアをしながら、やっぱり自然はいいなあと再確認しましたね。

由井　ご自身で治療法を選び取る力、さすがですね。

佐々木　ありがとうございます。骨折などの病気をすると、片手が使えなかったりとできないことが増え、気も弱くなります。これが一番つらいところだなと。病気は自身の持つ治癒力で治すもの。そのためにはまず心が元気になることが大事だと痛感しました。植物療法なら、癒やしてくれる。そこにハーブの香りの心地よさなども加わり、西洋医学の療法との大きな違いですね。病院に通う人の気持ちがわ

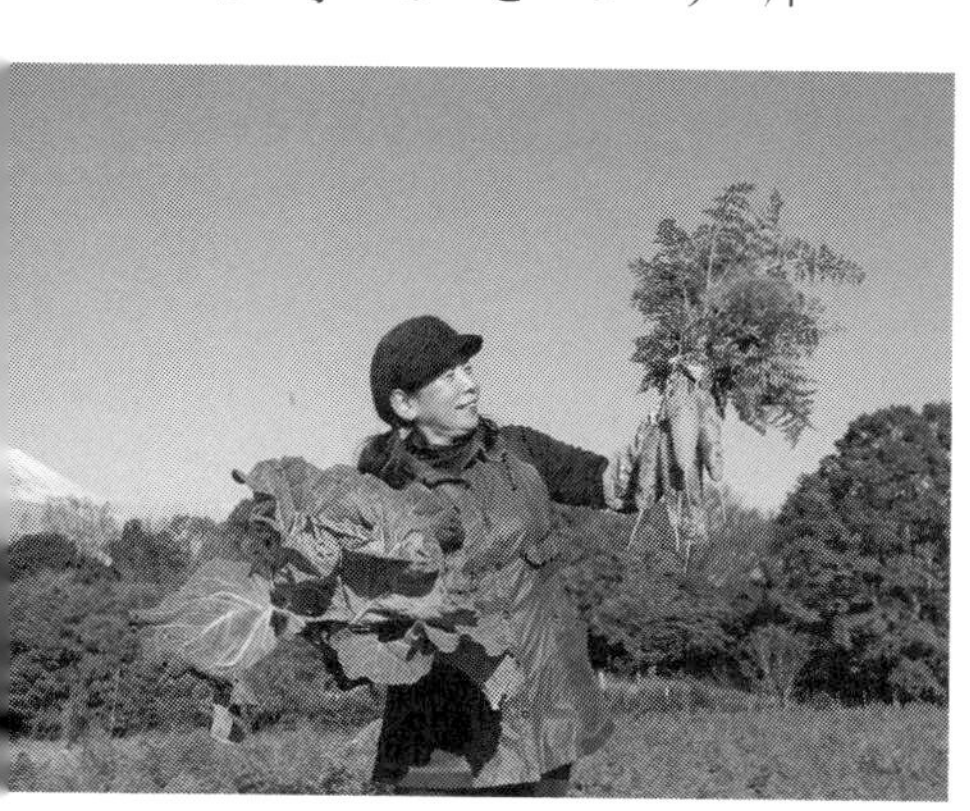

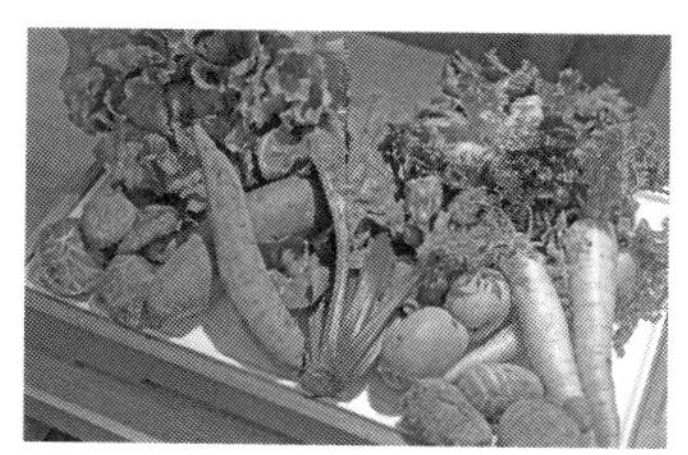

由井さんは、自身の病気を期に、食事の大切さを実感し、自然農栽培を用いた野菜を栽培している。自然の力を使ってつくられた野菜は栄養価が高く、味も濃い。

かったつもりでしかなかったと反省したとともに、自然療法の素晴らしさも再認識しました。今思えばいい経験だったと思います。

由井　素晴らしいですね。きっと佐々木さんにとって必要な体験だったのでしょう。自然療法の良さをもうひとつ加えるなら、副作用が少ないことだと思います。だから不調が起こったとき、まず自然療法を試してみて、だめだったら病院へ行く、というふうに活用するのもいいと思います。

この場で役に立てることはないか、と考える

――潰瘍性大腸炎の話が出ましたが、当時はキャリアウーマンとして世界を飛び回っていたそうですね。

由井　男性と肩を並べて働いていました。生理でお腹が痛くても「男には生理がないだろう」と言われたら我慢。女だからと泣いたり、重い荷物を持ってもらうわけにはいかない。当時を知る男性に会うと、「寅子、おまえは怖かったなぁ」といまだに言われます。

一同　笑

由井　身体が悲鳴を上げ、病気になってはじめて、自分を見つめ直すことができました。そして、自分が女性的な面を持っていることに気づいたのです。でも今更かわいげを出すこともできないし、男性と同等に働くこともできない。悩みましたね。

振り返ると、幼い頃の家庭は、常に戦争のような状態でした。というのも、母は私を身ごもって3か月後に夫を亡くしてしまった。堕ろそうと思ったらしいのですが、無医村でできず、寒い冬に海で泳いだり、お腹を叩いたりしたけど堕りない。「おまえはいらん子だ」と言われて育ったため、優しさや柔らかさを親から受け取っていないのです。

佐々木　……。壮絶ですね。

由井　大人になった今では、母のつらさもわかります。ようやく戦争が終わり、南方から帰ってきた夫に愛されて生きていきたかったのに、早々に逝ってしまった。残された3人の子を育てるために貧乏と立ち向かうしかなかった――。つらい人生だったと思いますよ。

――由井さんのように、仕事や人生において、どの立ち位置でいればいいのかわからないという悩みは、現代女性にもリンクすると感じます。自分らしく働くためにはどうすれば?

由井　私が身体を壊して気づいたのが、女性には女性の役目があるということです。それは場をやわらかく、明るくするということ。行き詰まった場での、女性からの「お茶飲みませんか」というひと言で現場がなご

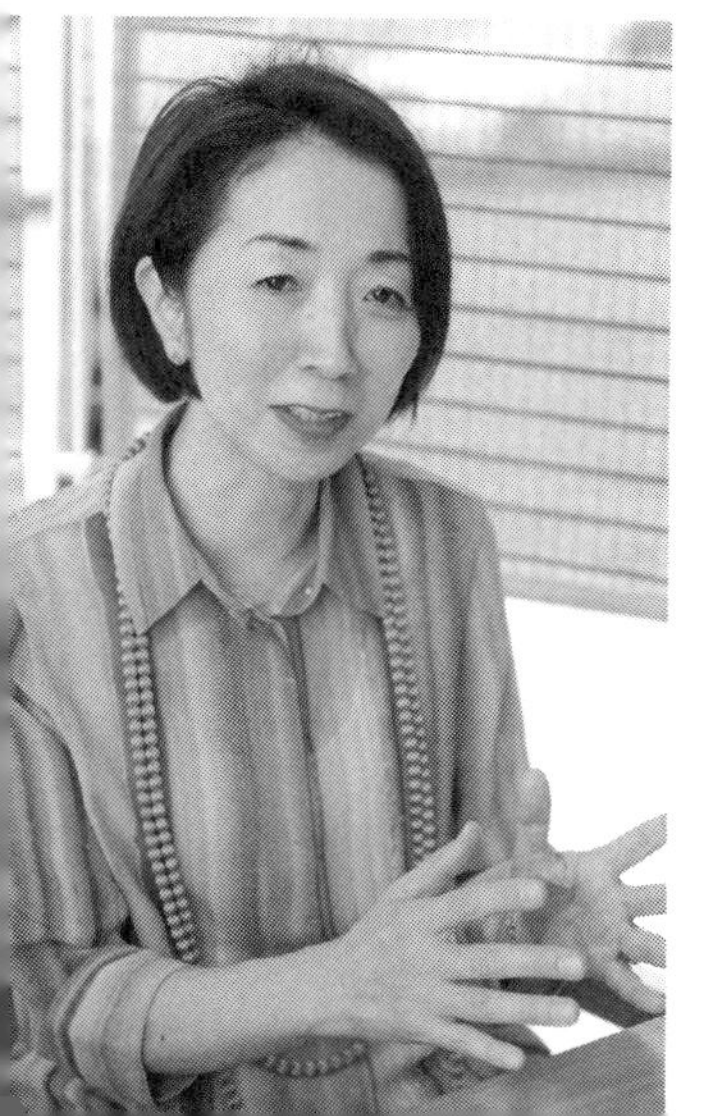

み、男性はよりパワフルに働くことができる。女性にしかできないことです。男性が多い職場なら、その役目はひときわ輝くでしょう。

佐々木　役目を知ることは大切ですね。とはいえ、最近はニュートラルというか、男性だから女性だからという区別はあまりないようにも感じます。

由井　確かに価値観は変化しているのかもしれませんね。あとは、会社の目的を知り、その目的を自分の目的とすることができるかどうかが、問われますね。会社の目的を自分の目的とすることができて、はじめて、その目的を達成するための自分の役割というものが見えてきます。

たとえば弊社の場合、人々の健康が第一の目的としてあります。そのために絶対に譲れないのは「安心・安全」であること。レストランの調理長もそれを踏まえ、安心安全な食材を選んで、調理技術という個性を使って素晴らしい料理をつくります。畑のスタッフも農薬・化学肥料は一切使いませんし、ホメオパシーの療法家は、副作用のないレメディーを使って人々の体・心・魂を健康に導きます。会社の理念に沿っていて、何かお役に立てることはないか、と考えるのです。いろんな個性が集まって会社が伸びていくのだと思います。

佐々木　持ち場でできることをすると。

由井　そうです。

佐々木　そこまで意識を持っていける人は、まだまだ少ないように見えますね。会社は何もしてく

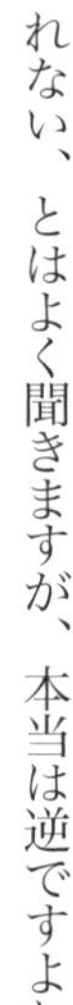

れない、とはよく聞きますが、本当は逆ですよね。

由井　そう！

佐々木　会社の中で自分に何ができるのかを考えると、仕事はもっともっと楽しくなりますよね。

――なるほど。特に出産などで仕事に復帰するときなど、まわりに遠慮してしまい、自分らしさどころではない、という声も聞こえてきます。

佐々木　女性が産休を取るのは権利のひとつだと思いますが、プロの職業人としての意識を持つことも大事です。

由井　そう。自分でなければできない、オンリーワンの存在になればいいのです。子育てはとても大切な仕事だから、１００％できていた会社の仕事が70％になるのは仕方のないこと。もしそれで左遷されるのなら、実力がないということです。実力があればラブコールも絶えないでしょうし、ポジションも空けてくれるはずです。

目の前に起こることはすべて、その人に必要なこと

――働く女性が自分らしくいられないのは、自己肯定力が低いのも理由のひとつかと感じます。

由井　女性は男性と比較され、能力が劣るとか、容姿についてあれこれ言われたりすることが多い

です。そうすると女性性を否定して男のように頑張ったり、自分の容姿を否定して美しくなろうと過剰に努力したりします。それだと自分らしくいられません。男性のように働けない自分を認め、許し、それほど美人でない自分を認め、許していくことで、自分の本当の良さに気づき、自分らしく生きられるようになるのです。自己肯定力というのは、どれだけだめな自分を肯定することができるかということなのです。

佐々木 なるほど。

由井 私はいらん子で親にとって邪魔な子どもでした。存在を否定されているような絶望感が根底にあって、そこから逃げるためにものすごく努力し、時に戦って生きてきました。しかし、どんなにもがいてもその絶望感を癒やさない限り、うまくいくはずもありません。結局、愛されない自分を見つめ、許していくしか道がありませんでした。そうしてどん底まで行って、はじめて本当の自己肯定感を得ることができたのです。

佐々木 それでも、はい上がるのは並大抵ではないはず。逆境を跳ね返すパワーはどこから湧いてくるのでしょう。

由井 子どもの頃からたくさんの絶望を経験し、戦争のような毎日を過ごす中で、人間として幸せに生きるにはどうしたらいいか、理想郷を追い求めたんですね。ホメオパシーもそのひとつです。幸せを取り戻そうと渇望し、それが力となったのでしょうね。

佐々木　なるほど……。

由井　振り返ると、神様は母から「いらん子」と言われ、絶望しているインナーチャイルドの存在を私に知らせるため、絶望を感じる出来事を次々に私に与えたのでしょう。マスコミによるホメオパシーバッシングもそうでした。目の前に起こることはすべて、その人にとって必要だからこそ起こるのです。だからいやがらないで受け取っていくんですね。

佐々木　どんなときも自分を受け入れ、前に突き進むパワフルさは、理想郷を求めるための戦いでもあったのですね。神は越えられる力を持つ人に試練を与えるといいます。今日はそのエネルギーの一端に触れた気がしました。ありがとうございました。

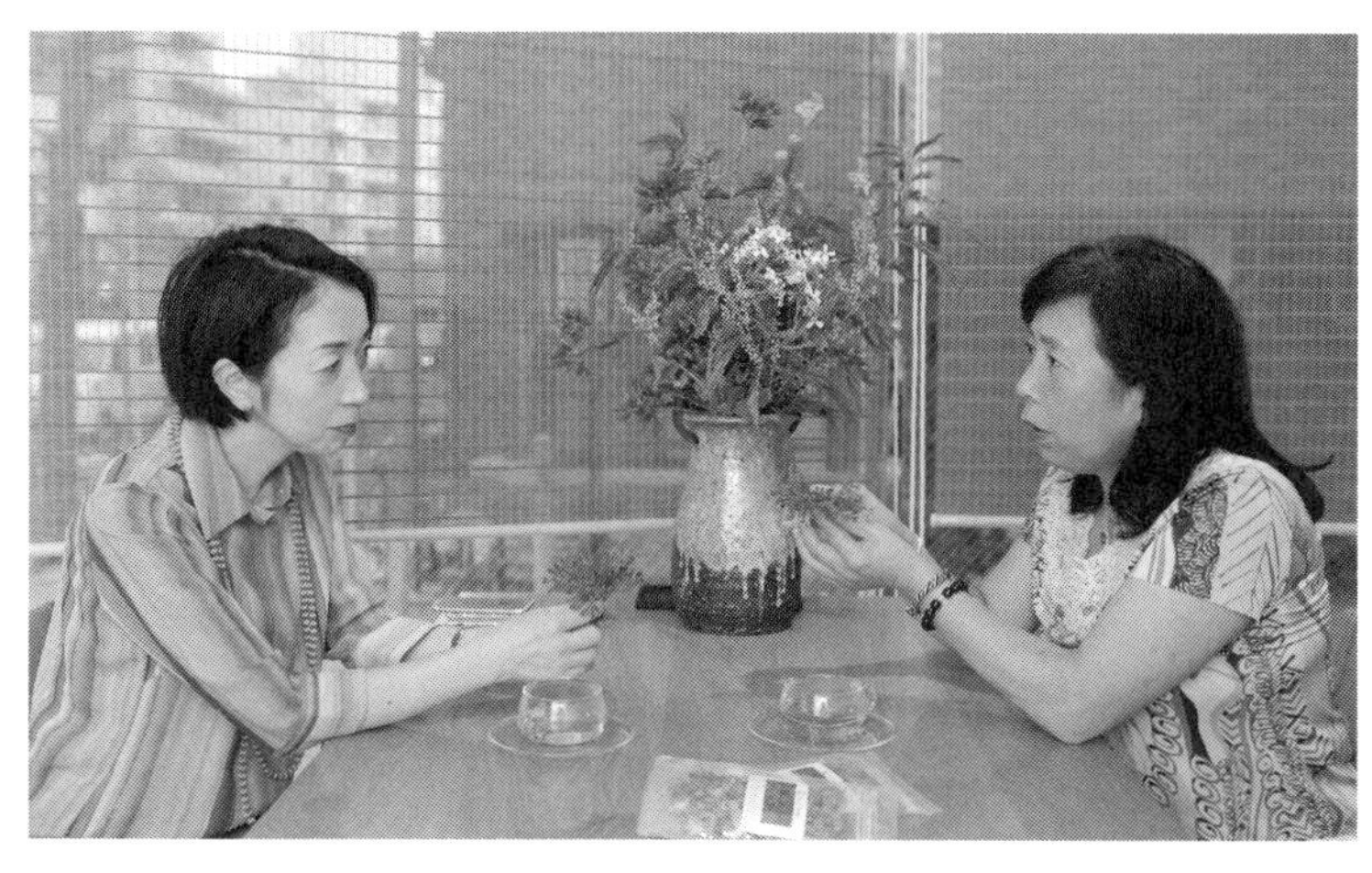

癒やす

西川眞知子さん

Machiko Nishikawa

日本を代表するアーユルヴェーダ研究者のお一人です。ユーモラスな視点で、アーユルヴェーダとは何か、自分を自然の一部としてとらえる生き方などを明快に語っていただきます。

Profile

アーユルヴェーダ自然療法士。西川眞知子アーユルヴェーダ研究所代表。神奈川県生まれ。上智大学外国語学部英語学科を経て、仏教大学卒業。第24代ミス横浜。幼少期の病弱を自然療法で克服したのをきっかけに、大学時代にインド、アメリカなどを歴訪し、ヨガや自然療法に出会う。それらの経験と研究をもとに、「日本ならではのアーユルヴェーダ」を提唱。体質別健康美容法を提案し、独自な簡単生活習慣改善プログラムを構築。健康美容のコンサルティング、商品開発などに携わる傍ら、講演、セミナーなども精力的にこなす。著書に『アーユルヴェーダ人間学』(小社刊)、『新版　インドの生命科学　アーユルヴェーダ』(共著)ほか多数。

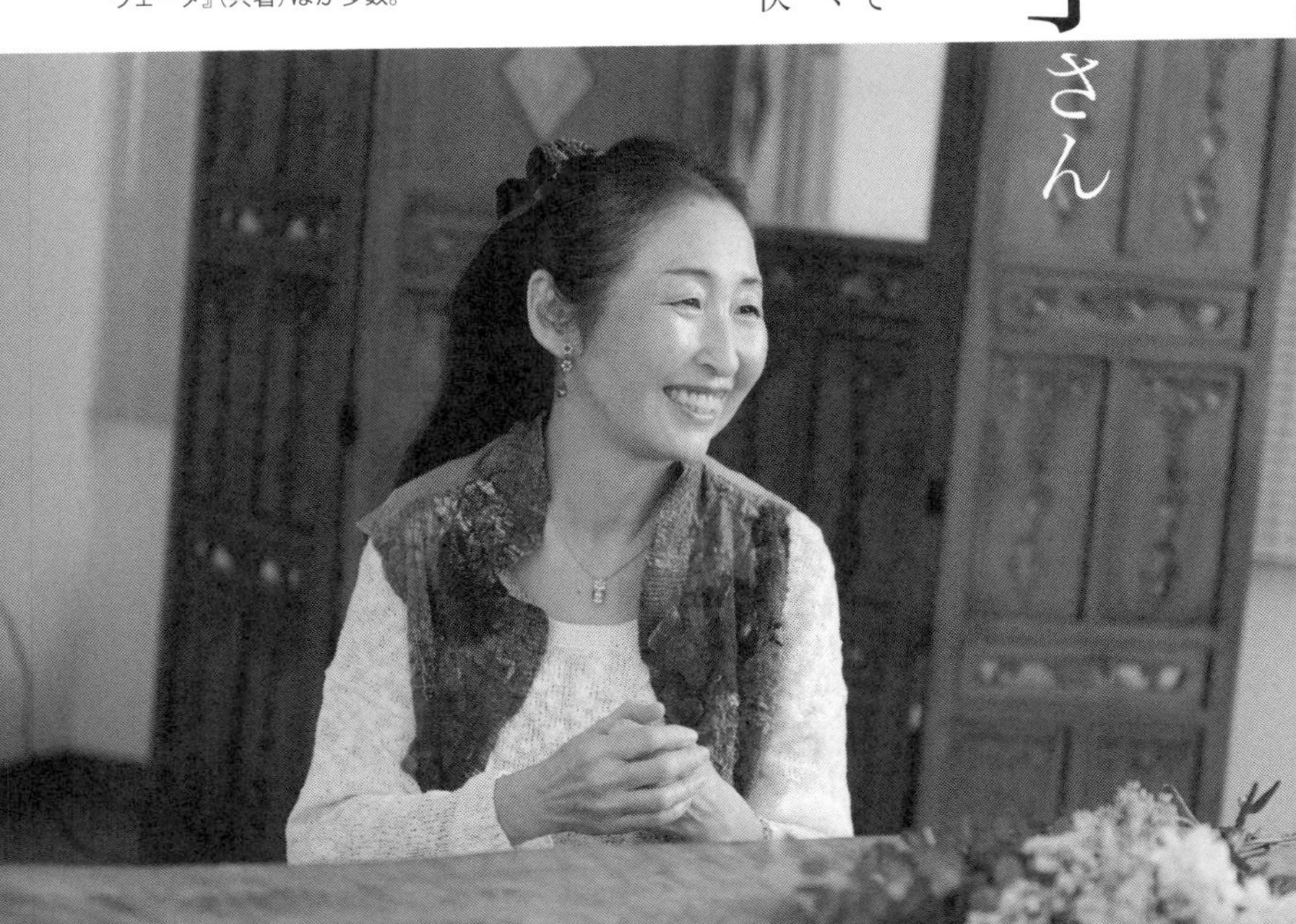

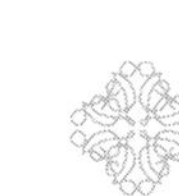

アーユルヴェーダの日本におけるあり方とは

佐々木薫（以下、佐々木） 実は20年以上前から、アーユルヴェーダの第一人者の1人として、憧れてきた方なので、本日はお会いできてとてもうれしいです。

西川眞知子（以下、西川） 私もずっと佐々木さんにお会いしたいと思っていたんですよ。埼玉県の飯能とスリランカにある、生活の木のアーユルヴェーダ施設にも、うかがったことがあるのですが、とてもよかったです。本日はどうぞよろしくお願いいたします。

佐々木 まず、お聞きしたかったのですが、西川さんにとって、アーユルヴェーダの魅力とはどのようなところにあるのでしょうか。

西川 以前スリランカを訪れた際、1961年に同国で制定された、アーユルヴェーダの定義に感銘を受けました。「私たちは、アーユルヴェーダをインドのアーユルヴェーダ、南インドのシッダ医学、古代ギリシアを起源とし、イスラム文化圏で行われているユナニ医学、スリランカで伝えられてきた伝承療法、またアジアのさまざまな国々の自然療法を融合してアーユルヴェーダと定義します」と。

自国に根づいた伝承療法やおばあちゃんの知恵的なこととアーユルヴェーダを掛け合わせるなど、日本においても大事にしたいエッセンスが詰まっているような気がするのです。

佐々木　なるほど、そうですね。では、西洋医学とアーユルヴェーダの大きな違いは、どこにあると思われますか。

西川　人間を自然の一部と考えているかどうかだと思います。人間は身体だけでなく、五感、心、意識、魂などを備えていますよね。そうした人間が植物たちと調和しながら、総合的に人と自然のあり方を見ていくというのが、アーユルヴェーダだと思っています。

佐々木　スリランカは仏教国ですが、ヒンズー教やイスラム教、キリスト教も混在するという環境です。排除というより、すべて融合していくという文化を持っている国だと思います。それがアーユルヴェーダのあり方にも、表れているように感じます。

西川　排他的ではなく融合に向けて動いていく。そのあたりは、とても日本と近しい感覚を覚えます。ところで、生活の木ではスリランカからのアーユルヴェーダを取り入れておられますが、インドではなくスリランカからというのは、何か理由がおありだったのでしょうか。

佐々木　もともとアロマやハーブを原産地から仕入れていたので、どこか海外にも拠点を持ちたいというのが元会長のビジョンにありました。世界各地を見て回る中で、スリランカの方とご縁があり、現地を5年ほど視察しながら、１９９６年に古都キャンディに滞在型のアーユルヴェーダ施設を設けたという流れで、スリランカとのおつき合いは、もう30年以上になります。

西川　佐々木さんは世界中の香りを求めて旅をされていますが、イランにも行かれていますよね。

私もユナニ医学の研究で、イランの精油工場などに行ったことがあるのですが、身体と自然環境をうまく調和させて健康に生きるという智恵が根づいているなと感じました。やはり、智恵を忘れて知識ばかりで生きてしまうと、自然からすごく離れた生き方になってしまうような気がするんです。

佐々木　今の世の中、情報的なことはインターネットなどで十分調べられます。でも、現地での智恵、どのようにその植物が使われているかなど、その場に行ってみないとわからないことはたくさんあります。

西川　身体で感じるということは、とても大事なことですね。

佐々木　たとえば、イランにはローズウォーターを料理や宗教儀式に使う習慣があり、人々の生活に欠かせない存在です。でも、ブルガリアでは産業として精油やローズウォーターを生産しているので、そこまで人々の生活に入り込んでいない。同じバラの産地なのに、そんな違いがあるのも面白いんです。

西川　イランの精油工場を見学して、あまりに近代的できれいな設備だったので驚きました。

佐々木　伝統的なところと近代的な設備のところと、両方あります。前者は小さなバラの畑の近くに小型の蒸留器を置き、蒸留するところを見せつつ、ウォーターを売っている。後者は広大なバラ農園を経営していて、ステンレス製の大型蒸留器がズラリと並んでいる。近代化が進んでいるけれど、伝統的な手法もしっかり守られていると感じました。同じイスラム圏ということもあり、北アフリカのチュニジア共和国も、現地の人々の生活に香りが密接に入り込んでいましたね。

西川　チュニジアは佐々木さんの旅の紀行文を読んで、ぜひ行ってみたいと思うようになった国なんです！

佐々木　本当にいいところです。ビターオレンジの花から採るネロリ精油の取材で、北東部のナブールに行きましたが、もともとチュニジアにはミントやゼラニウムなどもあって。それらを市場で買ってきて、各家庭にある蒸留器でフローラルウォーターを採り、使っているという習慣には、驚かされました。

日常生活に活かすアーユルヴェーダの智恵

――アーユルヴェーダから見たアロマや精油は、どのような存在でしょうか。

西川　アロマにはトップ、ミドル、ベースと3つのノー

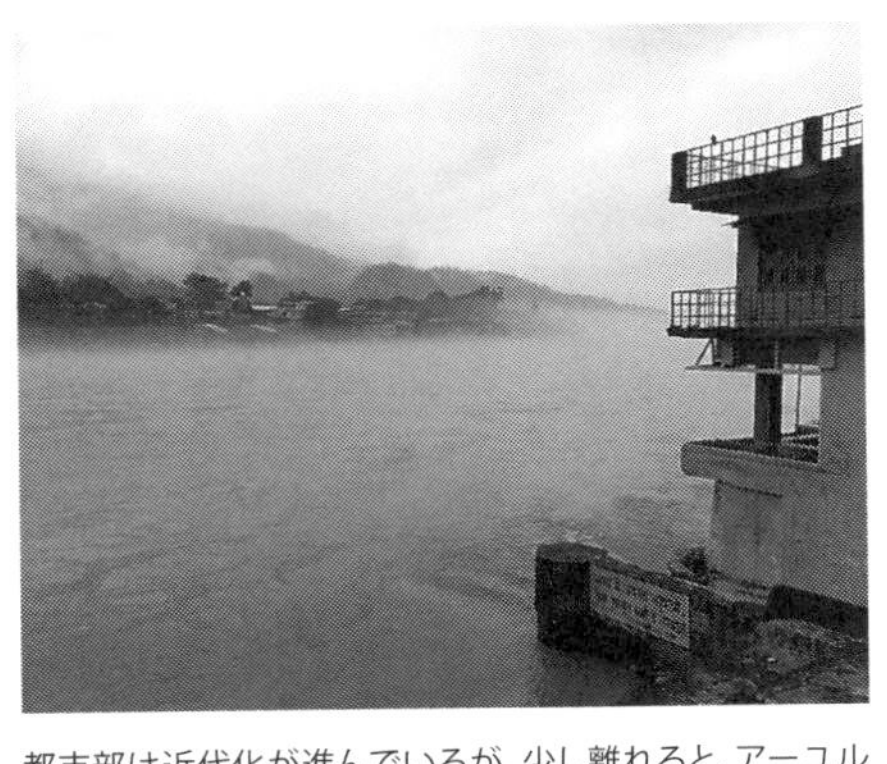

都市部は近代化が進んでいるが、少し離れると、アーユルヴェーダの智恵がそのまま息づいた、昔ながらの生活が残っているそう。写真はインドの海沿いの景色。

トがありますが、アーユルヴェーダでは人をヴァータ（風）、ピッタ（火）、カパ（土・水）の3つの性質からみており、それとリンクしているのが面白いなと思います。

佐々木　そういう見方をすると、精油への知識がさらに深まりますね。

西川　いつも忙しくバタバタのヴァータは、フワッと香ったら消えてしまうトップノートと同じ気質。物事をぴったりまとめるピッタはミドルノート、のんびりタイプのカパは水の質なのでカパカパしており、ゆっくりと香り立つベースノートと同じ気質。ごめんなさい、実は私、ダジャレが大好きなもので（笑）。

佐々木　美しい西川先生とダジャレのギャップが、また一段と素敵です。

西川　ありがとうございます（笑）。このようにしてアーユルヴェーダ的に精油をとらえると、「今、自分は

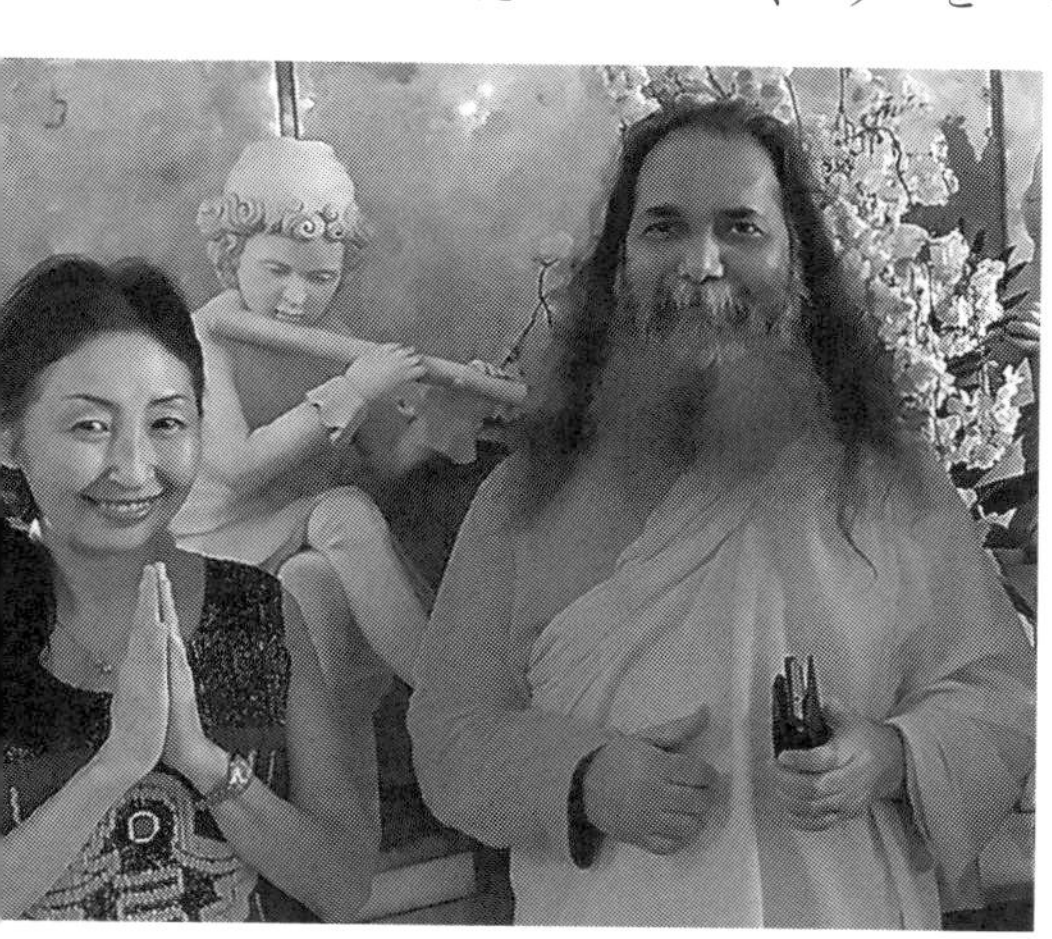

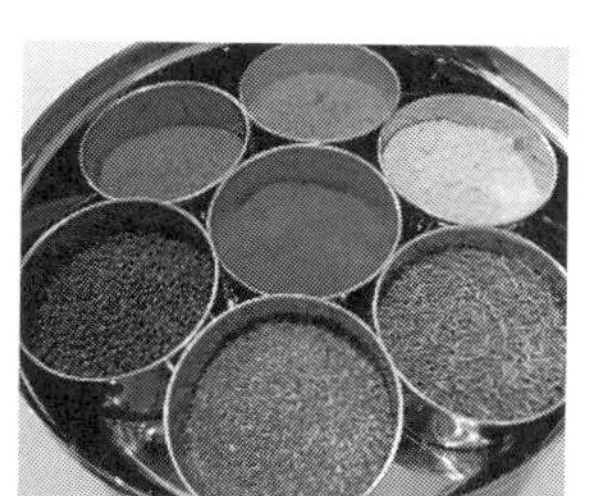

写真上：インドやスリランカの食生活にはスパイスが欠かせない。
写真左：ヨガの聖者と西川さん。

ヴァータの質が強いな」と感じたら、ベースノートのエッセンシャルオイルを多めに使い、落ち着きを取り戻すなどといった使い方ができるようになります。

佐々木　アーユルヴェーダに比べたらアロマテラピーは本当に歴史が浅いのですが、歴史が浅いから悪いのではなくて、もともとあったものがアロマテラピーとして認知されたことで、多くの人の関心を集め、アロマをきっかけに、アーユルヴェーダや中医学、西洋占星術などの世界に入るなど、「案内人」の機能も果たしていると思うのです。そういう意味では、精油はものすごく汎用性が高い。だからこそ、さまざまな要素と掛け合わせていくと、さらに香りの世界が広がるのではないかと思っています。

――普段の生活の中で、お二人はどのようにアーユルヴェーダの智恵を取り入れていらっしゃいますか。

西川　身体に悪いからこれをしてはいけないというのではなく、どう調整すれば身体をいたわることができるかを考えています。身近なところでいうと、旬のものを食べること。冬は乾燥で人の肌はカサカサになる。そこで脂がのった魚をいただくことで潤いを補っている。春は苦みや渋みのある山菜が旬だけれど、それは冬の間蓄積した毒素を排泄するため、夏は体熱が増えるからウリ科のもので身体を冷やす。これこそ、自然が教えてくれる生き方だと思いますし、アーユルヴェーダの智恵にも通じる部分だと思います。

佐々木　スーパーに行けば一年中同じ野菜が並んでいるので、旬のものがわからない人が増えています。以前、スリランカのアーユルヴェーダドクターに聞いて印象的だったのが「冬に夏野菜のトマトやキュウリをたくさん食べたくなるのは、身体が自然環境と異なるものを欲するためで、ストレスによるものだ」と。自分自身のバランスを正すときに、この言葉を思い出しますね。

西川　アーユルヴェーダでは、個人の体質を先ほどの3つの気質に分けてみるやり方がありますが、そうした分類に縛られ過ぎないようにしたい、とも思っています。

佐々木　私はヴァータとピッタの質が強いようなのですが、体質別チャートを読めば読むほど、どれも自分に当てはまる気がして、わからなくなるときがあります。

西川　そこに固執しすぎると、偏った理解が生まれてしまいます。私の体質はこれ！と理解することも大事ですが「今日の自分の状態を知る」というあり方のほうが、アーユルヴェーダの智恵をより活かせるようになるのではないでしょうか。

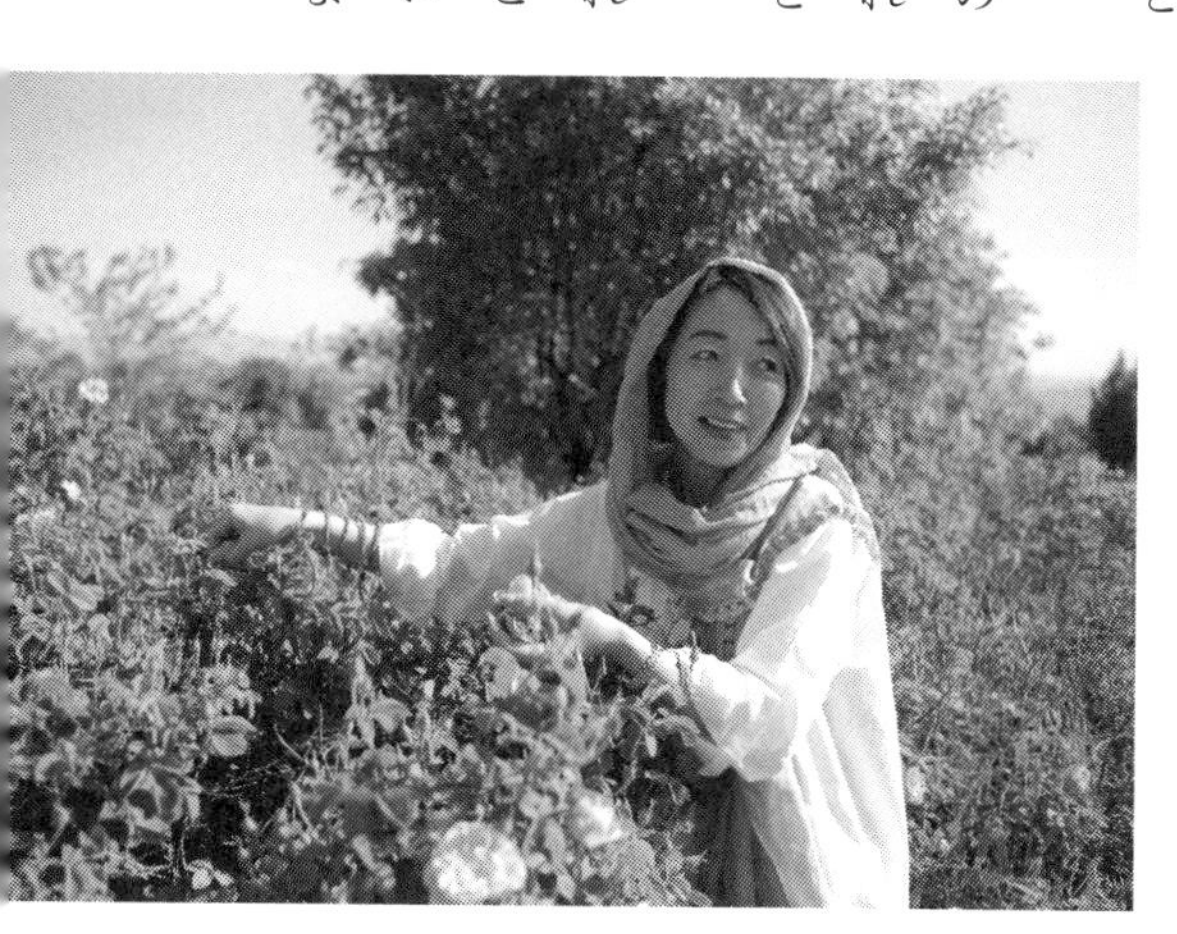

佐々木さんがイランのローズ畑を訪れたときの様子。イランの人々は、ローズウォーターを日々の生活の中で愛用している。

佐々木　最初はわかりやすいところから入って、だんだんと理解が深まってくると、また違った見方ができるようになりますものね。そうした学びが、本当の生きる智恵につながっていくのだと思います。

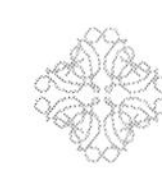

植物や自然とともに生きる大切さを再認識する時代へ

西川　都心部では自然も少なくなってしまった現代に生きる私たちが、どのようにして生活に自然を取り入れるか。そこでもアロマは一番手軽に活用できますね。それと同時に、日本に昔から伝わる植物や自然と共生する考え方を思い出すことも大切だと思います。人間も自然の一部であることを植物たちから学び、日々を過ごす。その中で人間としての智恵を得ていくのが、植物とともに生きていくことだと思っています。

佐々木　本当にそうですね。日本人は昔から、特別に意識しなくても、それが自然とできていたと思うんです。でも、現代の生活ではそれが難しくなってきている。そのバランスをどう取るかというときに、アーユルヴェーダのようなしっかりした理論があると、理解しやすくなりますね。

西川　自然とともに生きる原理をアーユルヴェーダはわかりやすくまとめているので、それを自分のライフスタイルに合わせて取り入れる。そういう部分では、とても役立つものだと思います。

佐々木　時代がどんどん変わってきているので、国内でもアーユルヴェーダに対する受け入れ方が最初の頃とは変わってきているように感じます。どのようにアプローチしていくか。時代のニーズに合わせて変えていくことも大切ですね。こんなにいいものなのだから、やはり広めていきたいですし。そこからまた、自然に生きるヒントを多くの方々につかんでもらいたいと思っています。

西川　これまで受け継がれてきたおばあちゃんの知恵的なことを「理にかなったものだ」と裏づける役割も、アーユルヴェーダにはあると思うのです。昔からある日本人ならではの生き方や智恵。アーユルヴェーダの考え方を知ることでそうしたことを思い出し、今の生活に合わせる形で再構築していく。これからはそうした部分が大事になると感じています。

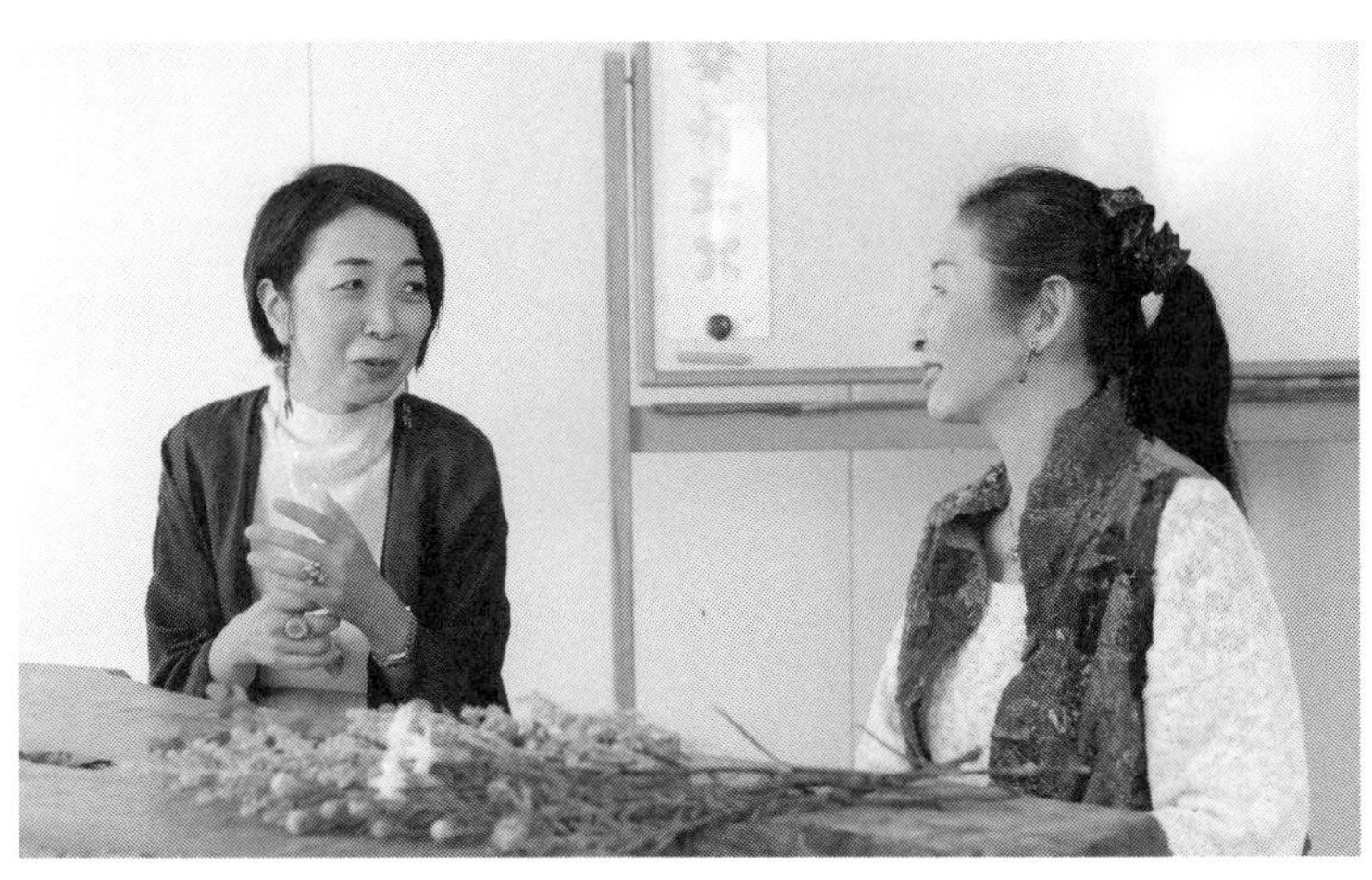

癒やす

滝村桂子さん

Keiko Takimura

宿曜経という占術をベースに、ドラッグストア管理薬剤師時代に得た情報も加味して「からだ占い」を考案されました。自分の身体にもっと意識を向ける、自分の感覚を磨くことの大切さを実感します。

Profile

薬剤師。からだの通訳者。一般社団法人「からだ学研究所」代表理事。ドラッグストア管理薬剤師時代、約18万件のカウンセリングから「同じ症状の人には、同じ口ぐせがある」ということに気づき、東洋医学、生理学、心理学の知識を元に、からだの部位からの声を伝える「身体の通訳者」となる。「身体の症状」＝「心の状態」であることを多くの人へ伝えたいと、「からだ占い®」を考案。身体の声を読み解き、「創造力」「生きる力」を最大限に引き出し、心身ともに豊かに暮らす「人間力」の育成をサポート。講演会や講座は10年間で500回以上、受講者数のべ１万名を超える。著書に『からだ占い』（小社刊）、『からだの声、聞いてる?』（サンマーク出版）ほか多数。

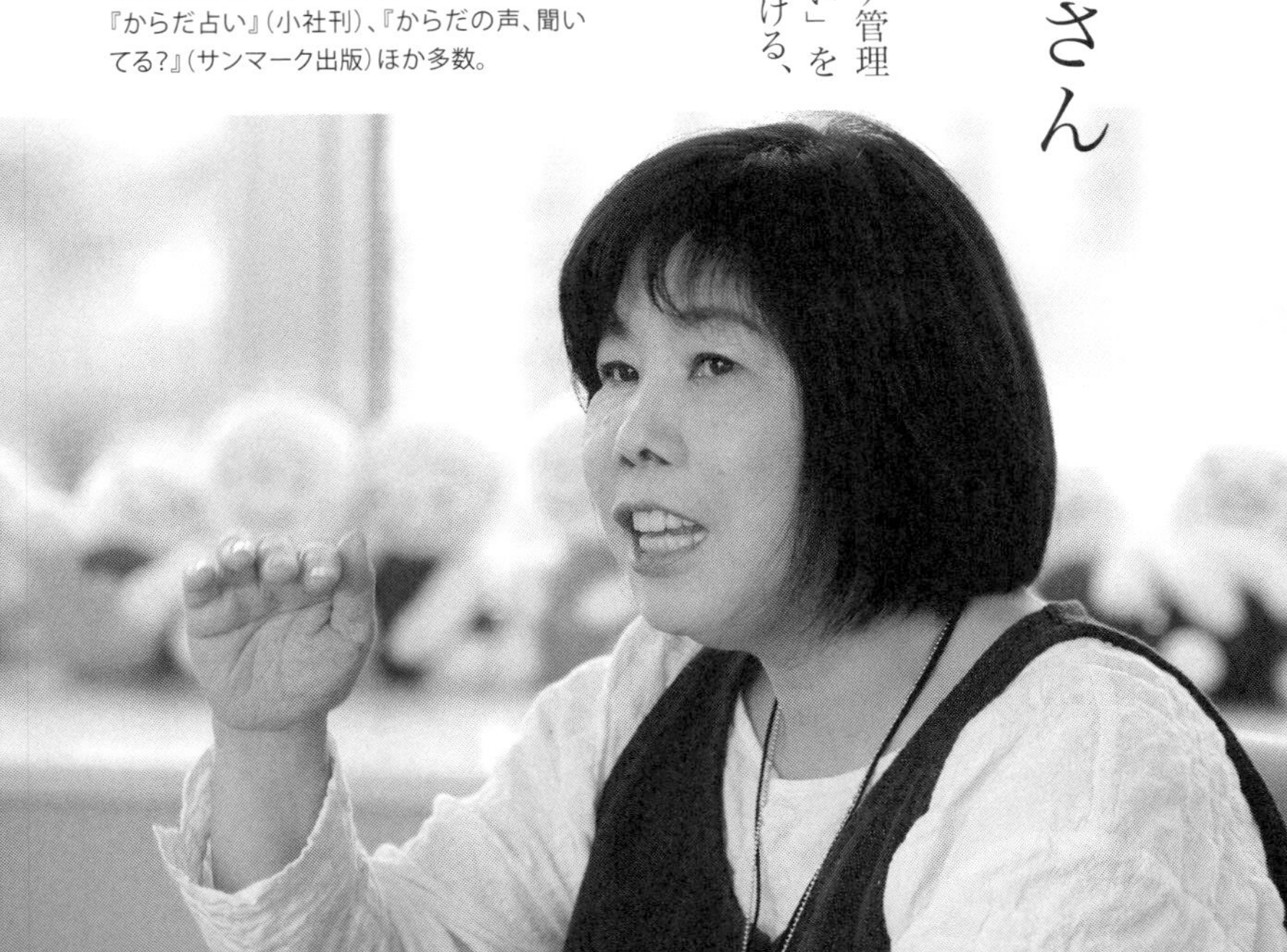

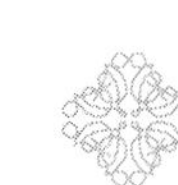

「からだ占い」は自分の身体に意識を向けるきっかけづくり

佐々木薫（以下、佐々木） 薬剤師として20年間で約18万件のカウンセリングをされてきたご経験から、宿曜経と出会い、研究を重ねて「からだ占い」を編み出されたそうですね。

滝村桂子（以下、滝村） はい。たとえば、カウンセリングを長年する中で、便秘症の方は「また今度」「またあとで」という口ぐせがあり、チャンスをあと回しにしてしまう傾向があるんです。それはなぜだろうと考えていた頃、２００８年に宿曜経に出会いました。空海が２０００年前に唐から持ち帰ったもので、生まれた日の月の位置から導き出す27の宿（宿命）を示しています。それを読み解き、27の身体の部位に当てはめたのが「からだ占い」です。今日はせっかくなので、27のからだちゃんたちもこの場に連れてきました（笑）。

佐々木 こんなにかわいらしいキャラクターたちの背景には、タッキー先生の強い探究心と身体の奥深い世界があったのですね。

滝村 ありがとうございます。からだちゃんたちを「かわいい！」と思ってもらうことは、「ご自身の身体を愛おしく感じることにも通じるかな」と思っていて。「からだ占い」でみると、佐々木さんは「すね」。でも、1日のうち自分の身体に向かって「すね」なんて呼ぶこと、あまりないと思うんです。「左肩」「右わき」「足先」など、わかっているけれど、普段身体に向かって、その名を発しませんよね。だからこそ、占いの形にして、なるべく自分に関係の深い身体の部位の名称を口にして、意識してもらいたいという狙いもあるのです。

佐々木　なるほど。確かにそうですね。「すね」というのは、どのようなタイプになるのですか？

滝村　自然を織りなす４つのエレメントに火、土（地）、風、水がありますが、佐々木さんは火のエレメントになります。じっくり考えて進むより、「とりあえず、やってみよう！」とすぐ動く人。一方「すね」の語源には計画性という意味もあります。何かをやると決めたら、どのような順序で進めればよいかを組み立てるのもお上手でしょう。それでいて、周囲を気遣いながら動いていく能動の人だと思いますが、いかがでしょうか。

佐々木　たしかに計画を立てるのは好きですね。何かをやるときは、計画があるほうが動きやすい。でも、そのわりに直感で動き回ることも多いです。

滝村　私は「ひざ」なのですが、佐々木さんとの関係性は、何かを一緒にやっていくと良いことが起きるという、良い相性なんです。なので、今日は流れに任せて対談を楽しみたいと思っています。

佐々木　からだちゃんの服の色も何か関係があるのでしょうか。

滝村　エレメントの色なので、火である「すね」の佐々木さんは赤。「ひざ」は水なので水色なのです。服が2色の子は、２つのエレメントを併せ持っているということになります。

――お二人の服装の色味も、からだちゃんと一緒ですね。

滝村　本当だ〜！　そこまで気づきませんでした！
佐々木　私も今日は春らしい色を選んだだけで……面白いつながりですね。

心と身体のつながりを大切にすることで自らを知る

——アロマやハーブ、からだ占いと、お二人の専門分野からみて、心と身体の関係についてどう思われますか？

滝村　私はその人の思考パターンが、症状として身体に出やすいと思っています。同じようなストレスがかかっても、喉が痛くなる人と、腰痛を起こす人に分かれることがあります。前者は罪悪感や自己否定、後者は「私はこんなに頑張っているのに！」などの怒りが強い。そのため、それぞれから出てくる言葉も行動も違います。現実に起きていることは同じでも、とらえ方は十人十色。そこを見落としているから、コミュニケーションロ

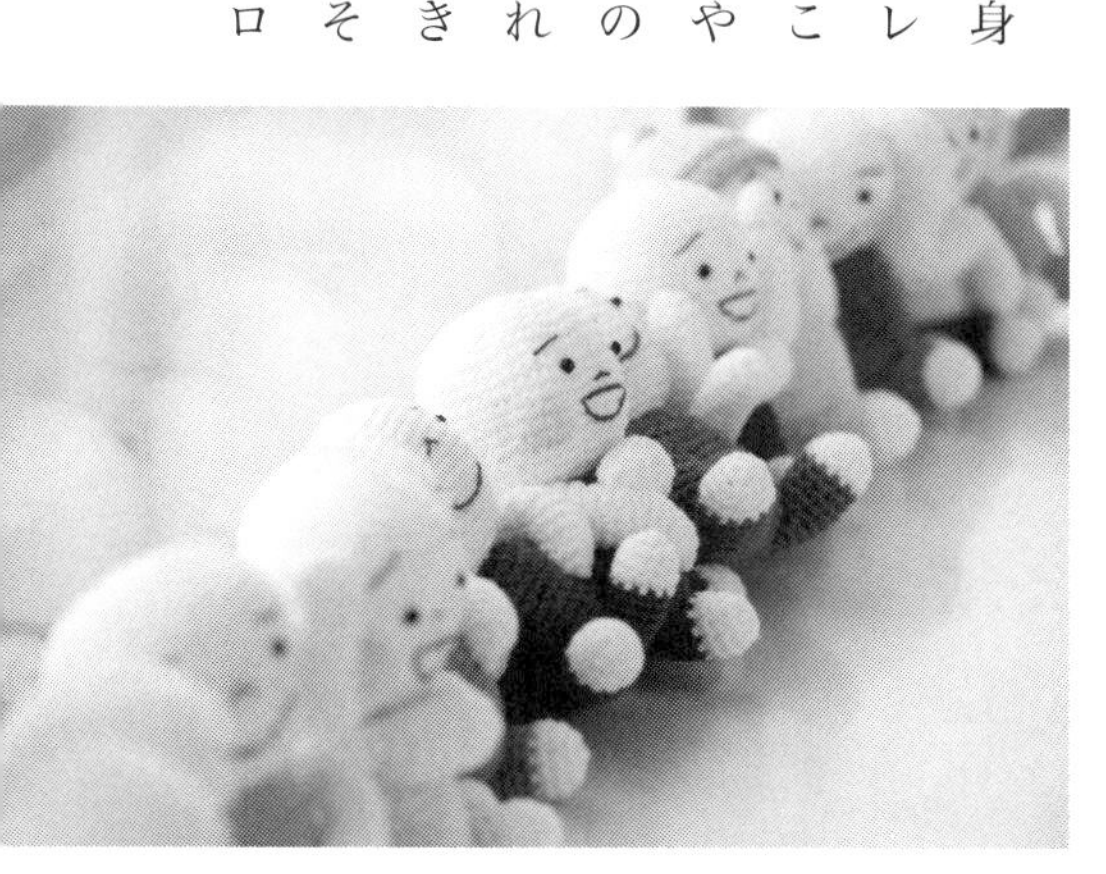

27種類の身体の部位のからだちゃんがいる。からだちゃんの服はそれぞれが持つエレメント「火、土（地）、風、水」を表している。2色の服を着ているからだちゃんは、2つのエレメントの性質を持っている。

スが生じるので、まずはこの点に気づくことが大切だと思います。

佐々木　「この場合にはこの精油を使う」というように、頭で考えた使い方も大切ですが、実際に使用した際、その人の心身に一番作用するのは、嗅いだ瞬間に「いい香り！」と感じたものだと思います。自分が何を心地よいと感じるのか、心身の声に耳を傾けて知ることは、とても大事だと思います。

滝村　香りは直感的に、本能的に嗅ぎ分けているので、自分の感性が素直に出ますよね。

佐々木　同じ香りでも、いい香りと感じるときと、あまりピンとこないときがあると思うんです。香りは同じなのに、その時々で自分の感じ方が変わるというのは、とても興味深いです。

滝村　香りを通じて体調や心持ちの変化がわかりますよね。でも、今は直感や五感を十分に使えていない人が増えているように感じます。これが鈍ると、本当に自分が必要としているものがわからなくなってしまいます。２０００年頃から携帯電話が世代に関係なく普及し、ものすごい量の

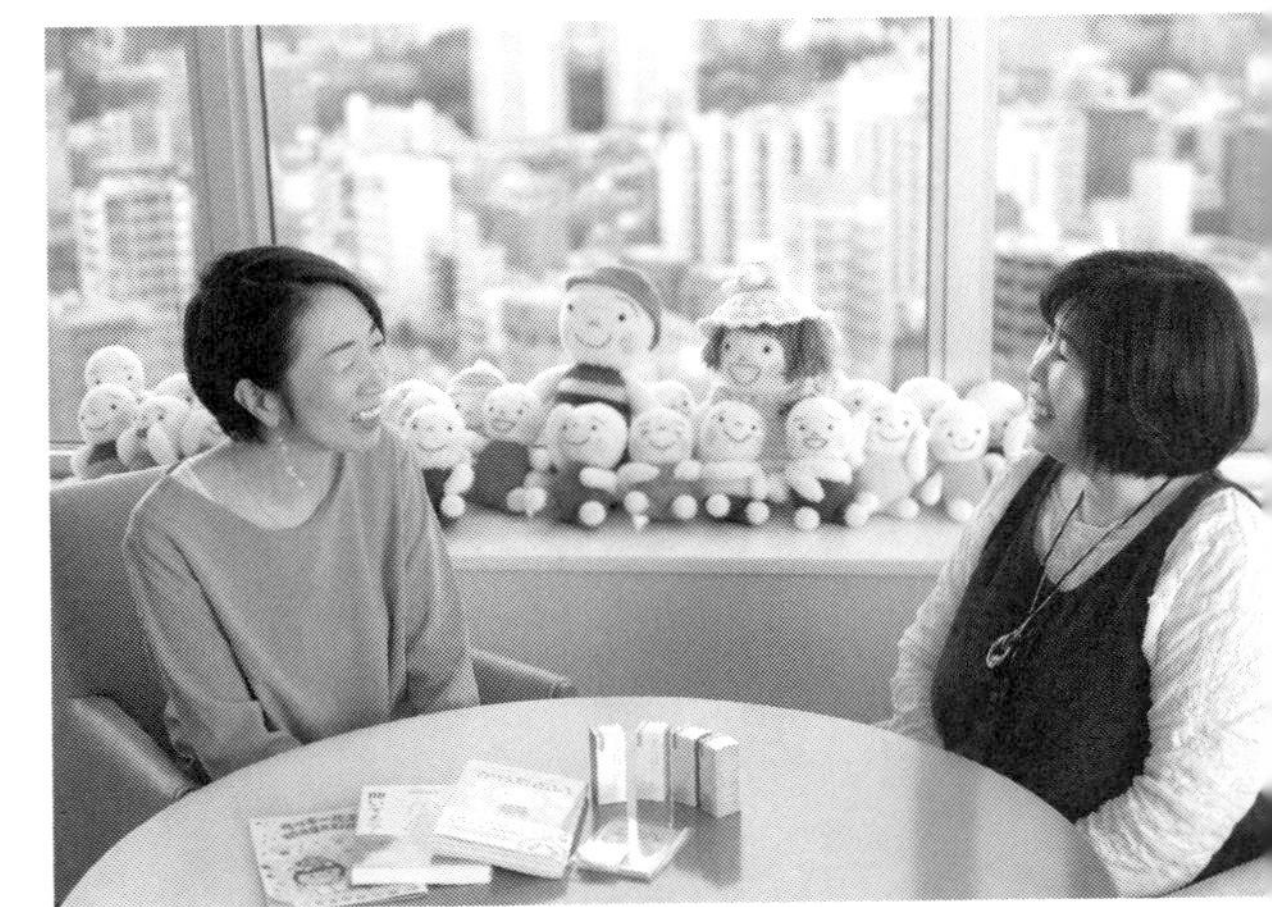

電波が流れるようになりました。情報もテレビやインターネットから、ひっきりなしに流れてくる。こうした情報過多の世界で五感を使おうとすると、邪魔が入り過ぎるので鈍感になってしまっている部分もあると思うのですが……。

佐々木　ただ、デジタルも電磁波もシャットアウトすることは難しい。では何ができるかといったら、積極的に自然の中に出向いたり、自然なものを取り入れたりすることだと思うのです。私自身、原因不明のひどいめまいでテレビなどの音は一切受けつけられなかったとき、雨の音はすごく心地よく耳に入ってきたんです。同じ音なのに、自然の音は身体が受け入れるんだなと衝撃を受けたことがあります。そういうものを自ら感じ取っていく必要があるのではないでしょうか。

滝村　そうですね。丁寧に感じるというのは、とても大事ですよね。コップに入った水を片手で持って何も考えず飲むか、両手で大切に持って「このお水、本当においしい」と思いながら飲むのとでは、確実に味が変わります。自分は今、何を感じているのだろう。そこを大切にすることで、本当に必要なものが見えてくると思うのです。

薬もアロマやハーブも有益だが、身体を治すのは自分自身

——自分の感覚を大切にするのは、西洋医学と自然療法をバランスよく取り入れることにもつなが

る気がします。

佐々木　いつまでも不調が続くと、それだけで体力を消耗しますし、気持ちも滅入ります。早く治さなければいけないときには、抗生剤などの薬を取り入れて、ある程度抑えてから自然療法に移行するなど、必要なときは薬に頼るというスタンスでいることも大事だと思います。

滝村　もちろん、自分の治癒力で治すのはいいことだと思いますが、つらい症状が薬で緩和されて、心が元気になることもあると思うんです。やはり、大切なのは使い方。薬剤には治す作用99．9％、副作用0．1％だとしたら、0．1％に焦点を当てて「こんなものを飲んでいたら、ますます身体が悪くなる」と思っていると、治るものも治らなくなってしまう。どうせ飲むなら治す作用に意識を向けてみてはいかがでしょう、というお話はたくさんさせていただいています。

佐々木　意識の向け方は大切ですね。アロマやハーブは有益なものですが、根本的に治すのは自分自身。自分の細胞を活性化させることが第一なのではないかな、と。喉が痛くて声が出ないとき、マヌカハニーを溶いたお水を飲んだのですが、細胞に染みわたるとはこういうことか！という感覚を覚えました。言葉では聞いてきたけれど、感覚として感じたのははじめてで、新鮮な驚きでした。

滝村　今のお話は、「からだ占い」によって身体の部位の名称を口にしてほしいということとつながっている気がします。各部位や細胞に意識が向くと、その場所が活性されて、不調や病気が改善していくことってたくさんありますから。

佐々木　人も同じですよね。名前を呼ばれるとうれしいし、呼んでくれた人のために、何か役に立ちたくなる。自分の身体の部位や細胞を意識するのは、それと同じでとても大切なことだと思います。

その日の天気や気分に合わせてお香や精油を使い分ける

佐々木　タッキー先生はアロマやハーブを使われることはありますか？

滝村　私は塗香（ずこう）を使っています。知り合いの塗香師さんに調合してもらうのですが「どうなるために香りがほしいですか」など聞かれて、それに合う香りをつくっていただいています。香りで面白いなと思うのは、同じ塗香でも、つける人によって香り方が違うこと。これって、すごくいいなと思うんです。

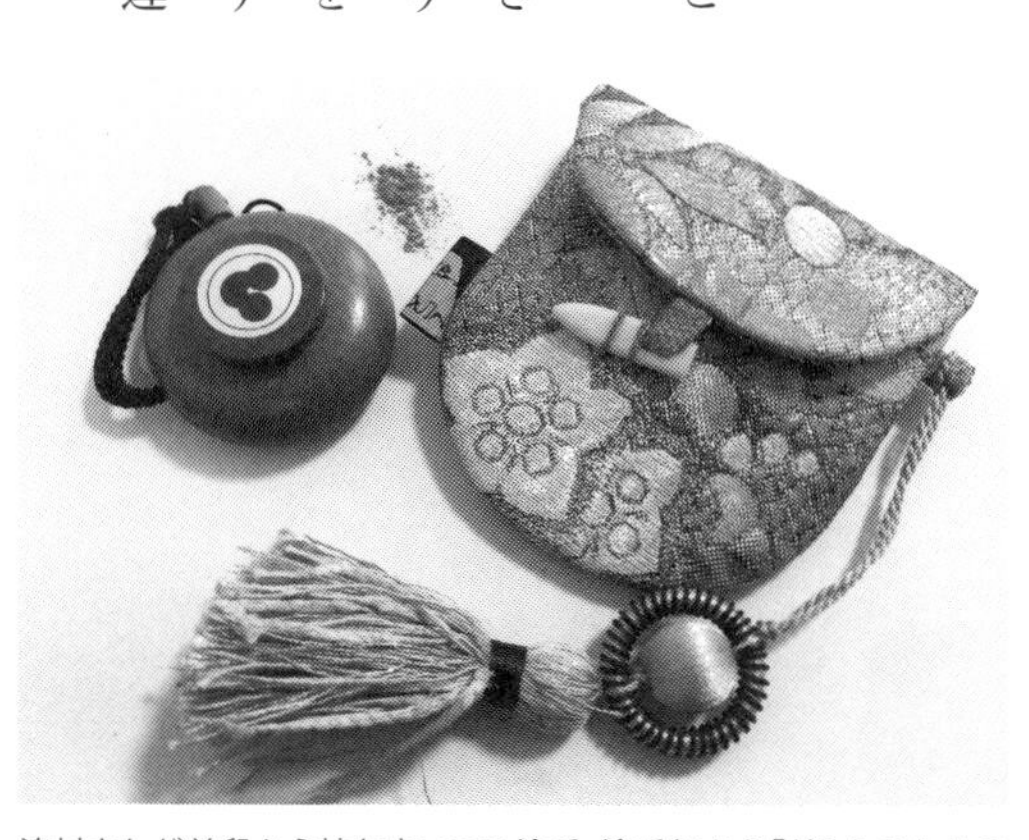

滝村さんが普段から持ち歩いてる塗香。塗香師から「どうなるための香りがほしいか」など質問され、調合（調香）してもらう。今回の塗香名は「タッキー先生陰陽香」。

佐々木　体温や体臭は人によって違いますから、それらと混じり合うことで、その人だけの香りになるんですよね。実は最近、私のまわりでも塗香が話題になりました。うちのスタッフのおじいさんが塗香の入れ物をつくる職人さんだという話が出て。それをＳＮＳに載せたら「実は私も塗香を持ち歩いています」という方が多くてびっくりしました。私はお香の香りも好きで、休日の朝や湿度が高い雨の日などに焚（た）いたりしています。

滝村　精油とお香の香りの違いは、どんなところにあるのでしょうか。

佐々木　どちらの香りも素晴らしいですが、お香が平安の頃より親しまれてきたのは、日本の風土に合っているからだと思います。ちょっと湿って、しっとり広がるような香りの立ち方が、日本の空気に合っているな、と。精油は揮発性が高いので、パッと立ち上る感じ。そのように香りを使いたいときは、精油を使っています。そういうことを自分自身で感じて選ぶというのは、すごく大切なことだと思うんですよ。

滝村　佐々木さんはアロマやハーブの世界の方ですが、必要であれば薬を使ったり、お香の香りも楽しまれたり、すべてにおいて垣根がないのが素晴らしいですね。「〇〇だけ」という考えに固執せず、自分が今何を欲しているかを知るのは大切なことだと思うので。

佐々木　欲張りなんですよね、何でも（笑）。でも、今の自分はどんな感じなのか、これからどうなりたいかとか、すごく自然なことのようだけれど、明確にするのって意外と難しい。だからこそ、意識を向けていたいと思うのです。

滝村　私の講座で「からだ占い」のカードを使うとき「迷っていますが、どうしたらいいですか?」「AとB、どちらがいいですか?」という質問をする参加者さんがとても多いんです。それよりも、「○○をしたらどうなりますか?」と、まずは自分の意図を立てて質問すると、明確な答えが出てきます。カードに答えを出してもらうのではなく、自分の潜在意識を引き出すためにカードを使ったほうが、より面白いと思うんですよ。

佐々木　そのようにカードを使っていくと、自分自身が本当に求めている答えにたどり着けそうですね。

滝村　その船に自分で乗った（＝自ら決めた）か、それとも乗せられた（＝誰かや何かの言葉で決めた）か。その違いを知っているだけでも違うと思うんです。自分で乗ったのなら、違うと思ったときも船からの降り方がわかるので。大事なのはそこかなと思っています。

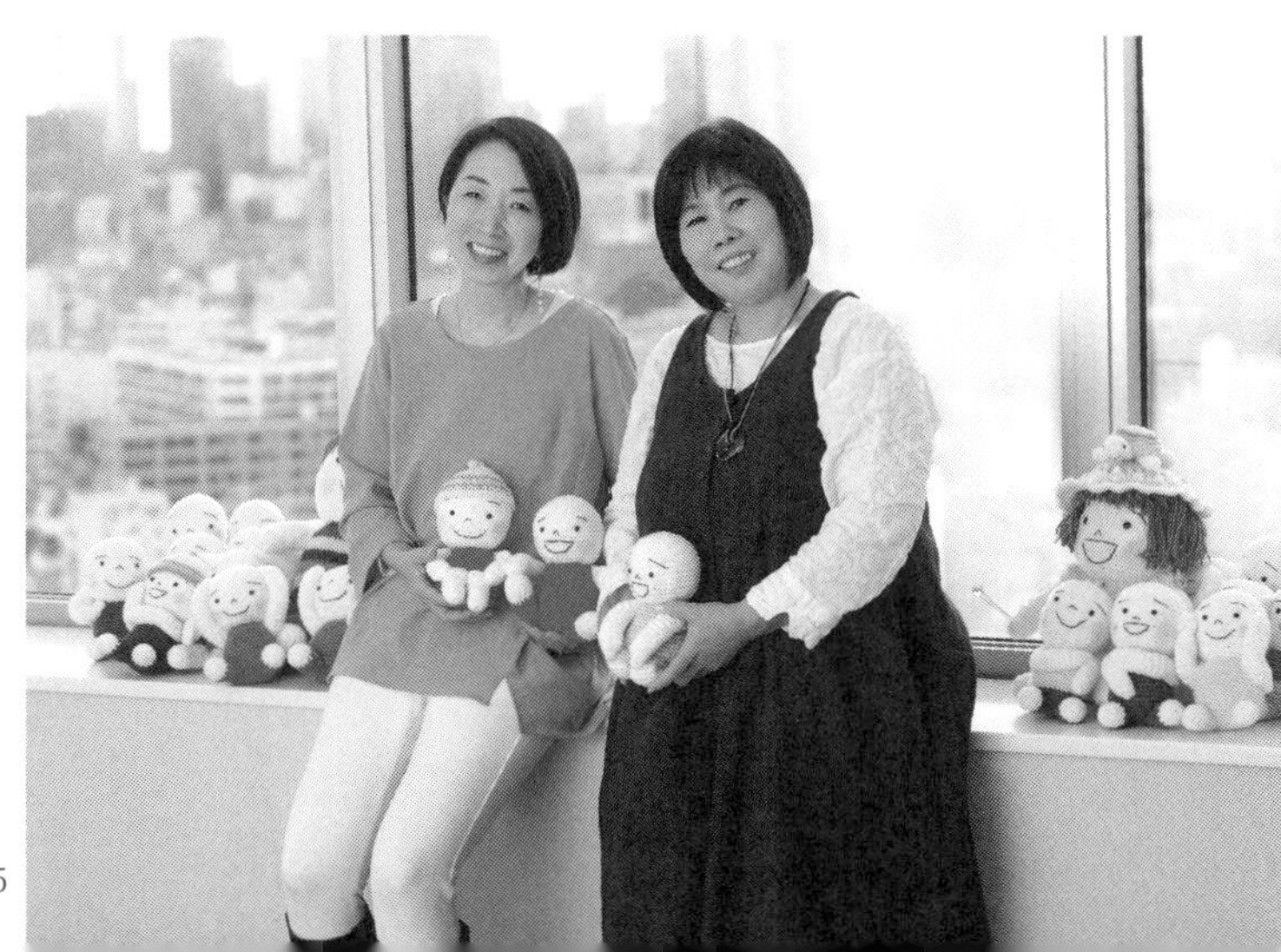

究める

鏡リュウジさん

Ryuji Kagami

16世紀には医療に占星術が使われており、その治療手段としてハーブが使われていました。現代のアロマテラピーの源流ともいえる考え方を解説いただき、テラピーについても考察を深めていきます。

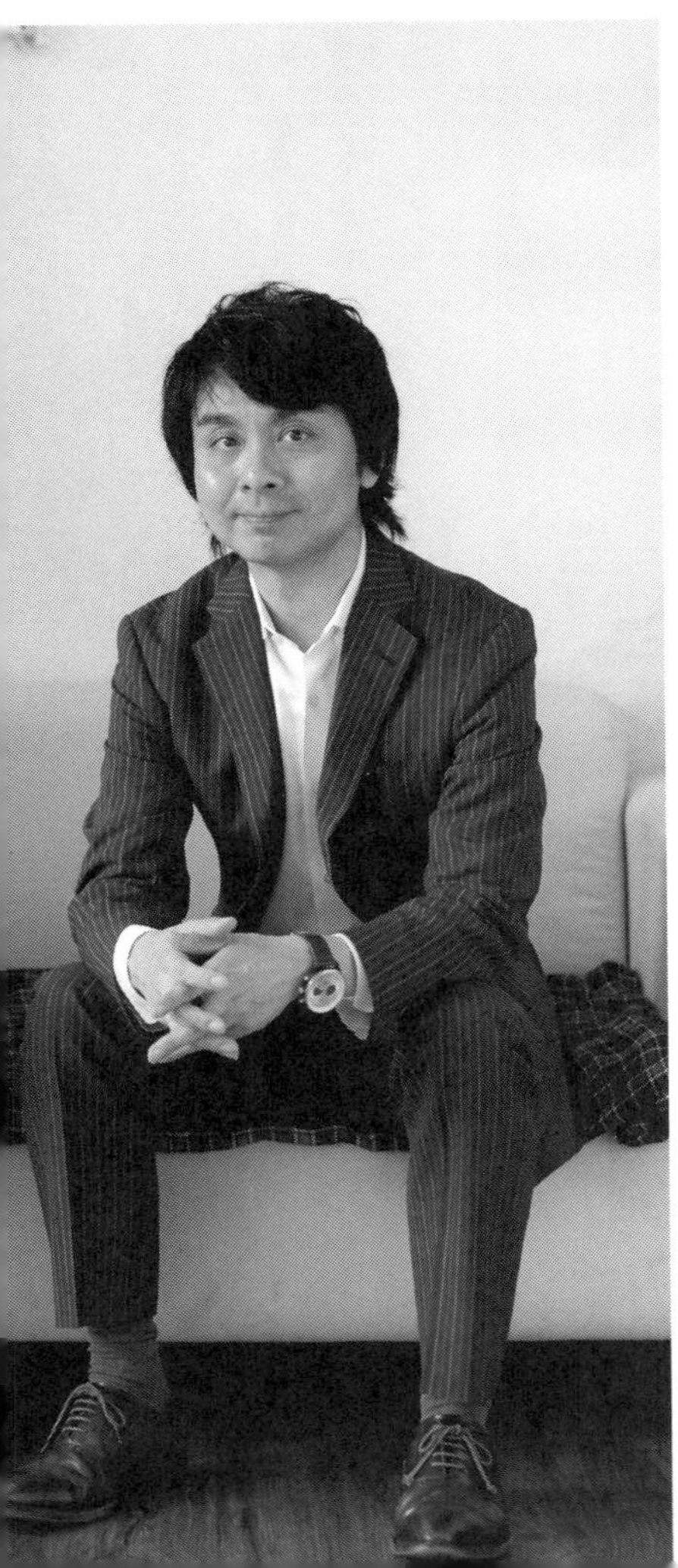

Profile

占星術研究家、翻訳家。英国占星術協会、英国職業占星術協会会員。国際基督教大学卒業、同大学院修士課程修了。高校時代から各種メディアで占星術に関するコンテンツを提供、従来の「占い」のイメージを一新する。専門的な研究の翻訳からソフトなものまで幅広く活躍。英国、オーストラリアなどの学会でも講演するなど国際的に活動。名実ともに日本を代表する占星術家。現在、京都文教大学、平安女学院大学にて、客員教授として教鞭をとるなど、多岐にわたる活躍をしている。主な著書に『占星術の文化誌』(原書房)『タロットの秘密』(講談社現代新書)、翻訳に『ユングと占星術』青土社)など多数。

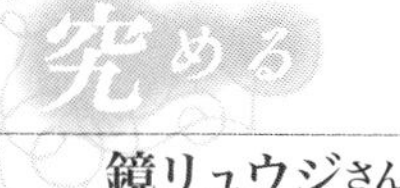

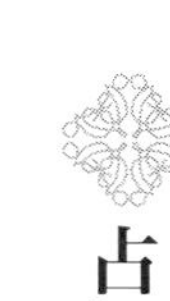

占いの世界は10歳の頃、購入したタロットカードから

佐々木薫さん（以下、**佐々木**）　鏡さんが占いの世界に入ったきっかけはどんなことだったのでしょうか？

鏡リュウジさん（以下、**鏡**）　僕が占いに興味を持ったのは10歳の頃。70年代はちょっとしたオカルトブームで、当時流行っていたタロットカードが欲しくて、買ったのがきっかけです。その後、占星術の本を読むようになり、よく登場する心理学者のユングに興味を持ちました。

佐々木　ユングですか？

鏡　彼は近代的で合理的な側面と、オカルトのような古典的な面、2つのパーソナリティが自分の中にいると語っていて、それは自分にもある……と、とても共感したことで、占いの世界にのめり込んでいきました。それは、ちょうど15～16歳の頃でしょうか（鏡さんはユングをテーマに大学院を修了。関連著書・訳書も多い）。

佐々木　そんなに若い頃から占星術の世界に入っていったのですね。ところで、占星術と聞くと、私はハーバリストでもあるニコラス・カルペパーがすぐに浮かぶのですが、鏡さんはカルペパーのホリスティック理論を記した『占星術とハーブ学の世界』を翻訳してらっしゃいますね？

鏡　はい。カルペパーは、17世紀ロンドンで活躍した薬剤師にして占星術家。伝統的な医学と占星術に関する知識を英語で書いたんです。それ以前はラテン語でしか読めなかった知識を広く公開した意義が大きいのです。薬を高額で買わずとも、道端に生えている植物が薬であり、それを誰もが利用できるようになったというのが素晴らしい。カルペパーの『薬草大全』は、この時代から一度も絶版になっていないんですよ。近代医学が主流になってからもカルペパーの知識は継承され、今また大きく注目されています。

佐々木　近代医学の影に隠れたものが、時代を経て再注目されるというのは、アメリカのハーブブームの歴史と似ていますね。私が「生活の木」（前身は陶器メーカー「陶光」で、のちに社名変更）に入社する少し前、社長がアメリカに渡り、ハーブに出会ったのが70年代前半。アメリカはベトナム戦争の反戦

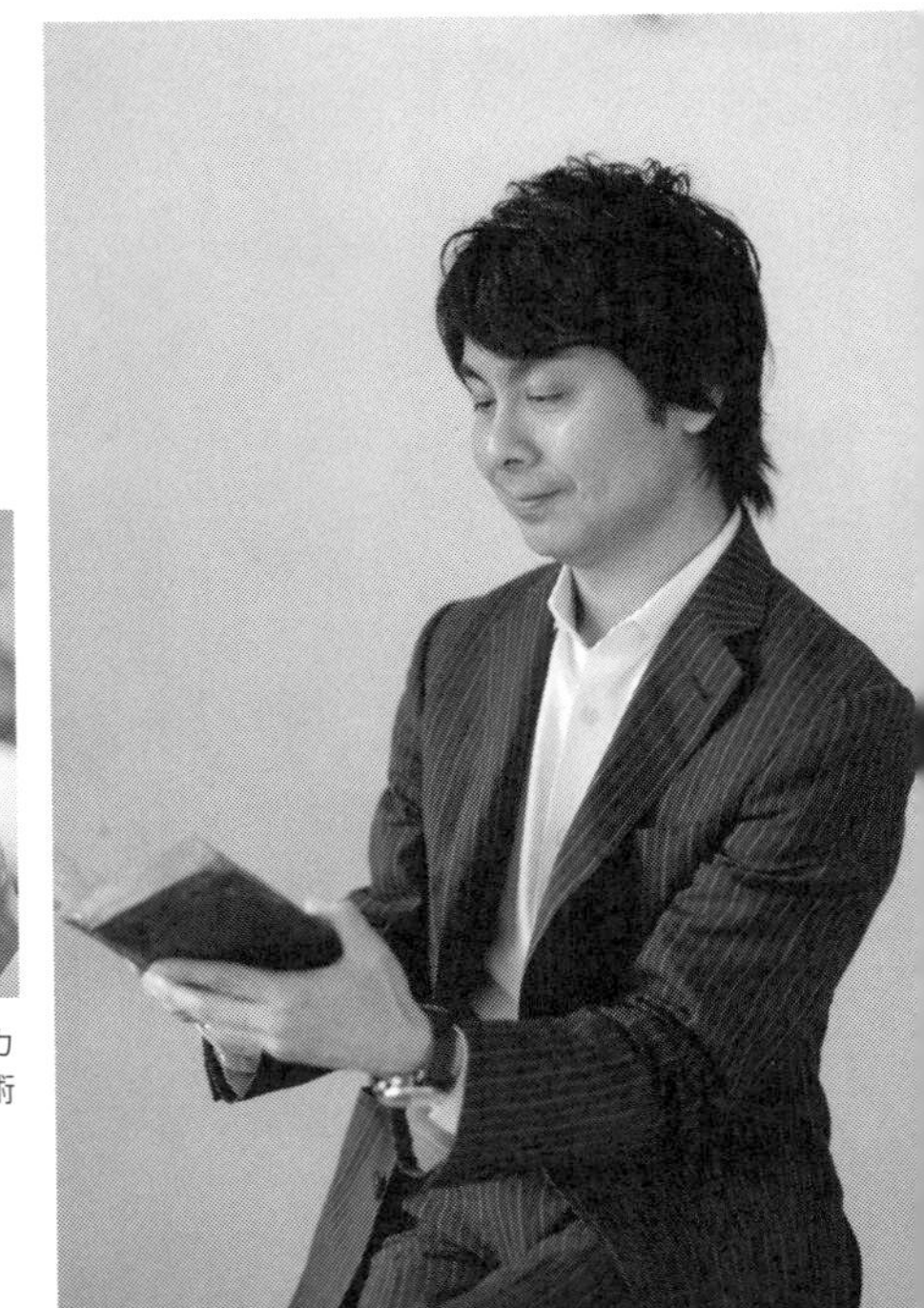

古書蒐集が趣味だという鏡さん。ニコラス・カルペパーの貴重な原書を読みながら、占星術とハーブの世界に思いをはせる。

運動、ヒッピーを代表とした自然回帰の思想家から、薬草としてのハーブの使い方を教わったそうです。

鏡　まさにカウンターカルチャーの時代ですね（※）。実は、占星術が一般に広がったのもこの時期なんです。今では、日本人のほとんどが自分の星座を知っていますが、50年代のアメリカでは、自分の星座を知らない人がいっぱいいたのです。みんなが知るようになったのは、このカウンターカルチャー時代以降なのですよ。

佐々木　そうなのですか？　それは驚きました。ハーブも占星術も、カウンターカルチャーによって広まったんですね。私がハーブにはまったのも、ただ植物を育てるだけではなく、その使い方の奥深さや文化的背景を探ることに魅力を感じたからです。

鏡　アロマテラピーが日本に入ってきて根づいたのは、いつ頃ですか？

佐々木　最初に店頭に置かれたのはポプリなどのハーブ。その後、精油の販売を本格的にはじめたのは85年頃でした。日本のアロマテラピーは最初はマスコミ先導のイメージでしたね。たとえば、「イランイランの香りで彼のハートをゲット！」といった、芸能人などのカリスマ的な人の発言で、若い世代が飛びついた感じもありました。

鏡　映画「時をかける少女」のラベンダーの香り、杏里の曲「オリビアを聴きながら」のジャスミンティーのくだりなどが、その普及に一役かったかもしれませんね（笑）。

※カウンターカルチャーとは主流文化に対抗する文化という意味で、60後半～70年代にかけてよく使われた。

佐々木　まさにそうですね。イギリスで体系化された資格を取得して帰国した人たちが、リラクセーションとしてのアロマテラピーを提唱したり、データやエビデンスを重要視する医療の世界でも研究されるようになったのです。これを受けて、日本でも1996年にアロマテラピーの協会が設立されます。これが現・（公社）日本アロマ環境協会の前身です。

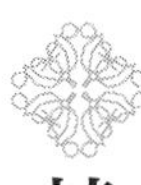

植物には天体の力が秘められている

鏡　でも、エビデンスが重要視される前は、もっとオカルトサイエンス、スピリチュアルな側面がありましたよね？

佐々木　そうです、そうです。データに基づく、科学的根拠の追求も進んでいますが、もっと違うスピリチュアルな世界を求める人も増えています。

鏡　カルペパーの時代には、病気の診断や治療に占星術が使われていました。当時は四体液論という、4つの体液のバランスで健康が保たれていると信じられていました。4つとは血液、粘液、黒胆汁、黄胆汁。どの体液が優位かで、人の気質や体質に大きく影響し、その状態は年齢、季節、食物、生まれたときの星の配置によって支配されているという考えです。

佐々木　アーユルヴェーダの理論と少し似ていますね。

鏡　人間の考えることですから似ていて当然ですね。たとえば、ジンジャーが身体を温める作用があるのは、熱い天体である火星の力が込められており、黄胆汁とつながっているといった具合。ほかには、カモミールは太陽、ラベンダーは水星、ローズは金星とつながっています。さらに、その患者が病気になった瞬間、占星術家を訪れた瞬間の、星の状態で診断や治療を行っていたのです。

佐々木　悪魔祓(ばら)いで病気を治す……ではないけれど、そうした医療の歴史を知ることは、とても勉強になりますね。最新医療は素晴らしいものですが、副作用やアレルギーを引き起こすなど、少し限界を感じはじめている気がします。現代も改めて、自然療法の良さが見直されています。

鏡　確かにそうですね。僕が英国にホームステイをしていた頃、風邪をひくとカモミールティーが出てきた。都会であるロンドンからも、30分車を走らせたら、野生のハーブのある自然があります。カルペ

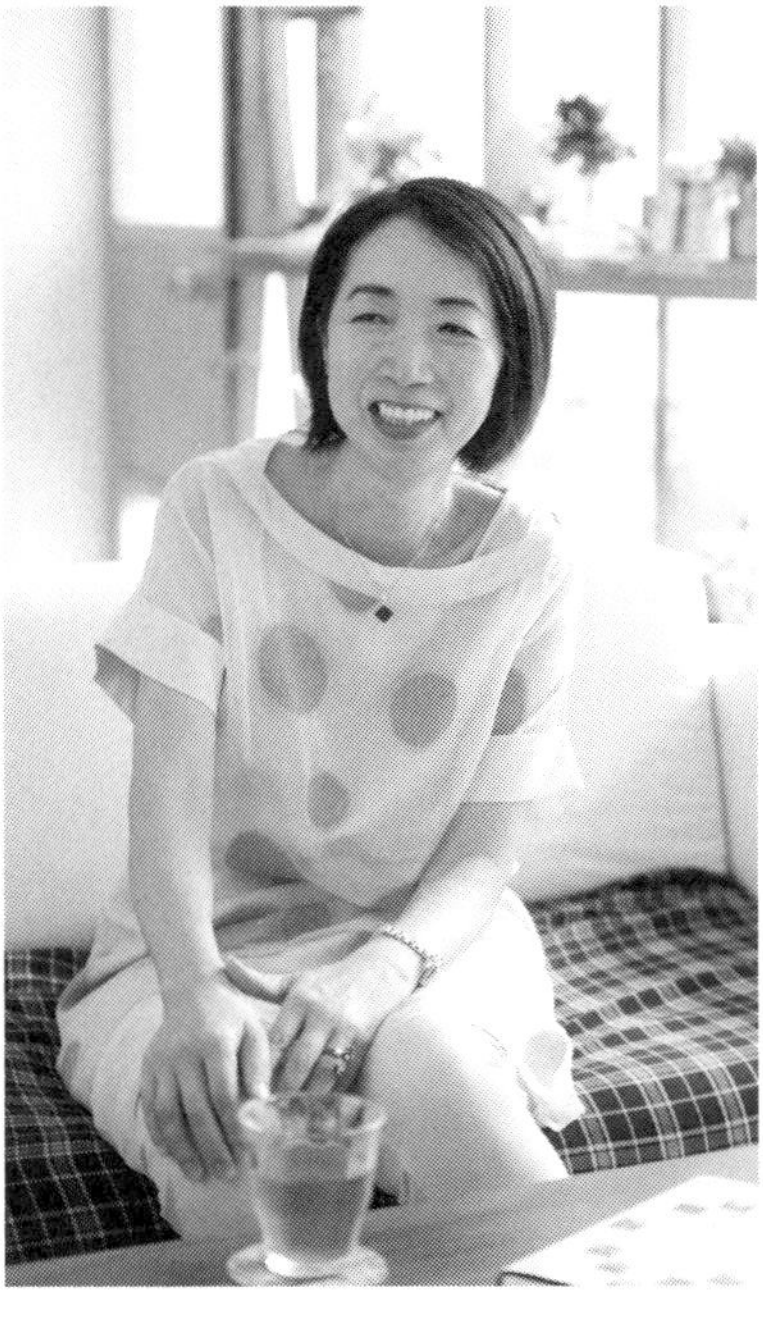

パーが説いたのも、そんなどこにでもある野草で、庶民が簡単に不調を治す知恵だったのです。

佐々木　私は最近、ホーリーバジル（トゥルシー）のお茶にはまっていますが、これはインドでは魔除けとして寺院や家の周辺に植えられています。

鏡　もともとハーブはその土地に自生して、どこでも手に入る野草ですからね。

佐々木　イランのイヴン・シーナが活躍したという町に行ったのですが、やはりそこは薬草が自生する土地。今のように外国の植物を空輸するなんてできませんから、そうした土地で薬草研究が行われ、発展していったのですね。

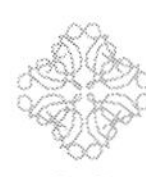

植物の力、セラピストの役割とは？

佐々木　私は先日、手首の骨にヒビが入る怪我をしてしまったのですが、このとき、骨芽細胞を修復するのは、自らの治癒力しかないと実感しました（笑）。そのサポートとして、頭に浮かんだのがハーブのコンフリーです。コンフリーはラテン語で「骨を強化する」という意味があります。日本では肝臓へのダメージが懸念されることから、厚労省より使用を控えるお達しが出ているのですが……。

鏡　コンフリーは土星のエネルギーを持ったハーブです。土星は身体の部位でいうと、骨に対応していますから、きっと素晴らしい力を発揮したと思います。僕は喘息のときに、ユーカリ精油にとても助けられました。手足口病のときにはラベンダー精油、足裏にできたウイルス性疣贅（ゆうぜい）はレモン精油に助けられた気がします。

佐々木　結局のところ、病気や不調を治すのは自分自身でしかない。その自然治癒力を高めるサポートをしてくれるのが、ハーブや精油であり、セラピストの手の力なのだと思うのです。

鏡　セラピストさんの心のあり方として、知っておいたほうがいいと思うのが、癒やしの星「カイロン」の話です。カイロンは「傷ついたヒーラー」と呼ばれ、深い癒やしを象徴する星。カイロンは神話では、上半身が人間、下半身が馬という、いわゆるケンタウルスの一族のうちの一体です。このカイロンは優れたヒーラーであったのですが、自分自身が戦いの中

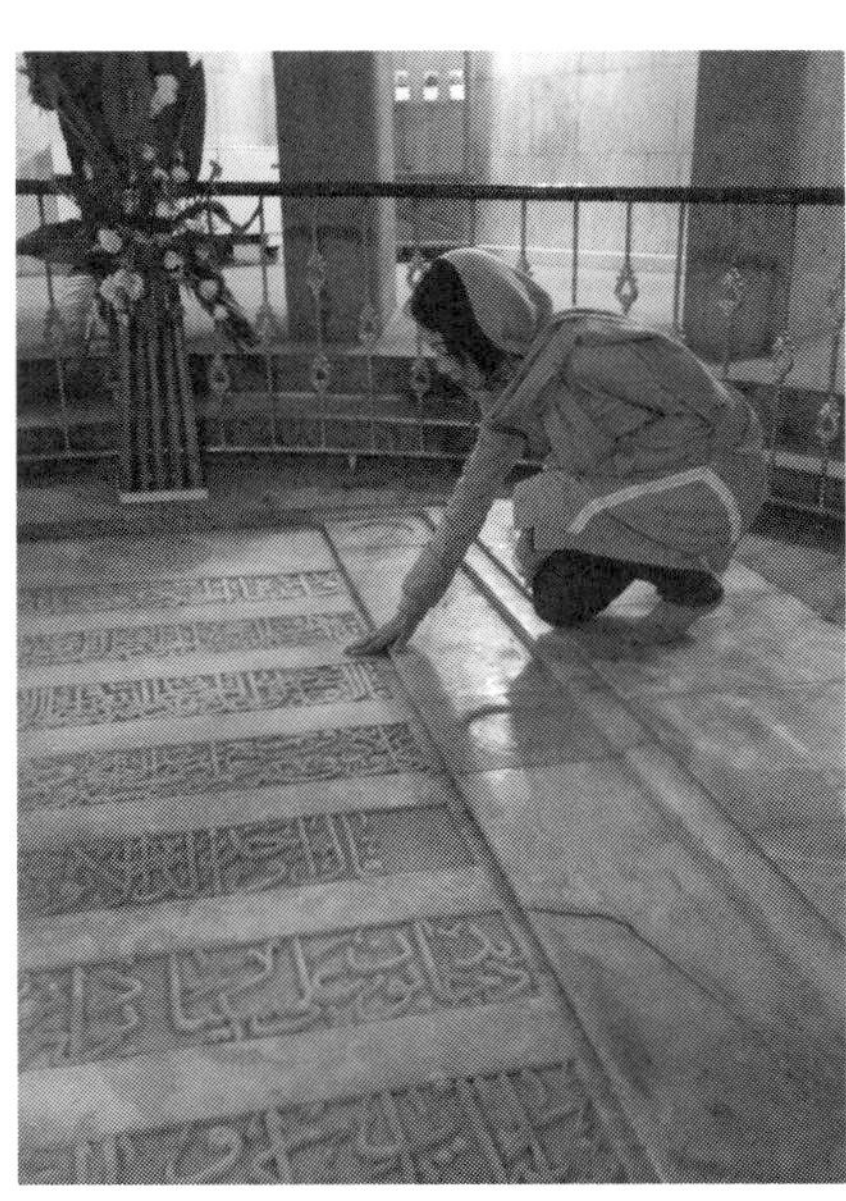

2014年5月にはイヴン・シーナが活躍したイランを訪ねた。その地はさまざまな薬草が育つ環境に恵まれており、ハーブ文化が育ったことがよくわかったという。写真はハマダーンという街にある、イヴン・シーナの功績を讃えてつくられたお墓。

で受けた毒矢の傷だけは癒やすことができませんでした。ものすごくかいつまんでしまうと、どんなに優れたセラピストやヒーラーでも「癒やせない傷がある」ということ。どんな人も癒やせるわけではないということを忘れないでほしいですね。その痛みや傷があることで、人間としての深みが増したり、成長できることもあると思います。

佐々木　セラピストやヒーラーも、自分の病や不調をきっかけに、人を癒やしたいと思うようになる人が多くいます。でも、すべてをケアしようと思うのは無理がありますね。治すのはあくまで本人なのですから。

鏡　そう。傷ついたものにして同時に癒やし手である、ということが大事。

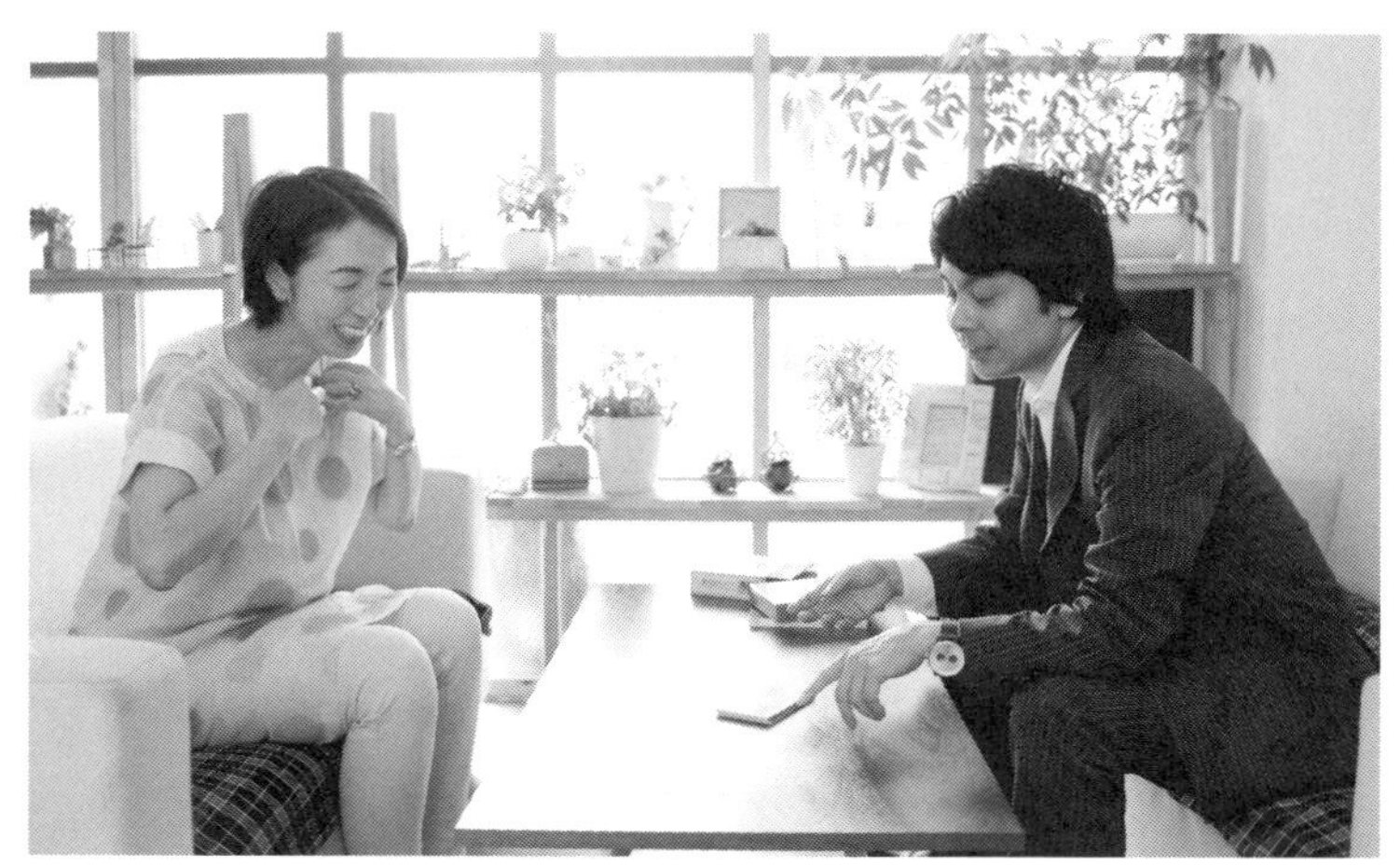

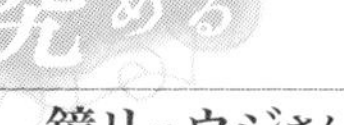

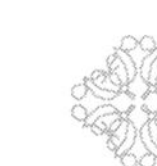

早朝のオーラを浴びる……自然体の生活が活力の源

鏡　佐々木さんの最近の健康術って何ですか?

佐々木　毎朝、早朝に起きることです。できれば日の出前、まだ世の中の人は寝静まっている時間に起きていると、「世界は私だけのもの」って気分になります（笑）。空に残る月は本当に美しく、そして太陽のオーラを浴びると、1日が充実して、体調がとてもよくなります。

鏡　うわあ〜、僕がそんな時間に起きているのは、徹夜したときくらいだな（笑）。

佐々木　そして、やはり植物や自然に接することが、心身の健康に役立っています。私はレモンの木を鉢で育てているのですが、育てはじめてすぐに何かの卵がつきました。それが蝶になったのを見たとき、すごく感激して……。それから虫も愛おしくなり、今では蝶が産卵に来るのが楽しみです。幼虫はちょっと攻撃すると、怒って粘液を出すのですが、これがレモンの香りがするの。レモンの葉ばかり食べてるのだから、当然ですね、これもアロマと思うと、また世界が広がります。

究める

登石麻恭子さん

Akiko Toishi

西洋占星術を、体、心、魂を統合するツールとしてとらえ、ハーブやアロマと結びつけたセラピー占星術を開発されています。さまざまな見聞をひとつに集約し、掘り下げていく面白さをうかがいます。

Profile

西洋占星術研究家 。英国ＩＦＡ認定アロマセラピスト。早稲田大学教育学部理学科生物学専修卒。大学時代に両生類の嗅覚を研究したことと、体調不良時に精油の効用を実感したことに関連して、アロマテラピーに興味を持ち、アロマテラピーを学ぶ。占星術研究家、神秘思想家の松村潔氏に師事し、プロフェッショナルの西洋占星術師として活動。アロマテラピーやハーブ、フラワーエッセンスといった植物療法や パワーストーンなどをフューチャリングしたセラピューティックアストロロジーを実践。著書に、『スピリチュアルアロマテラピー事典』（河出書房新社刊）『魔女のアロマテラピー』（INFASパブリケーションズ刊）ほか。

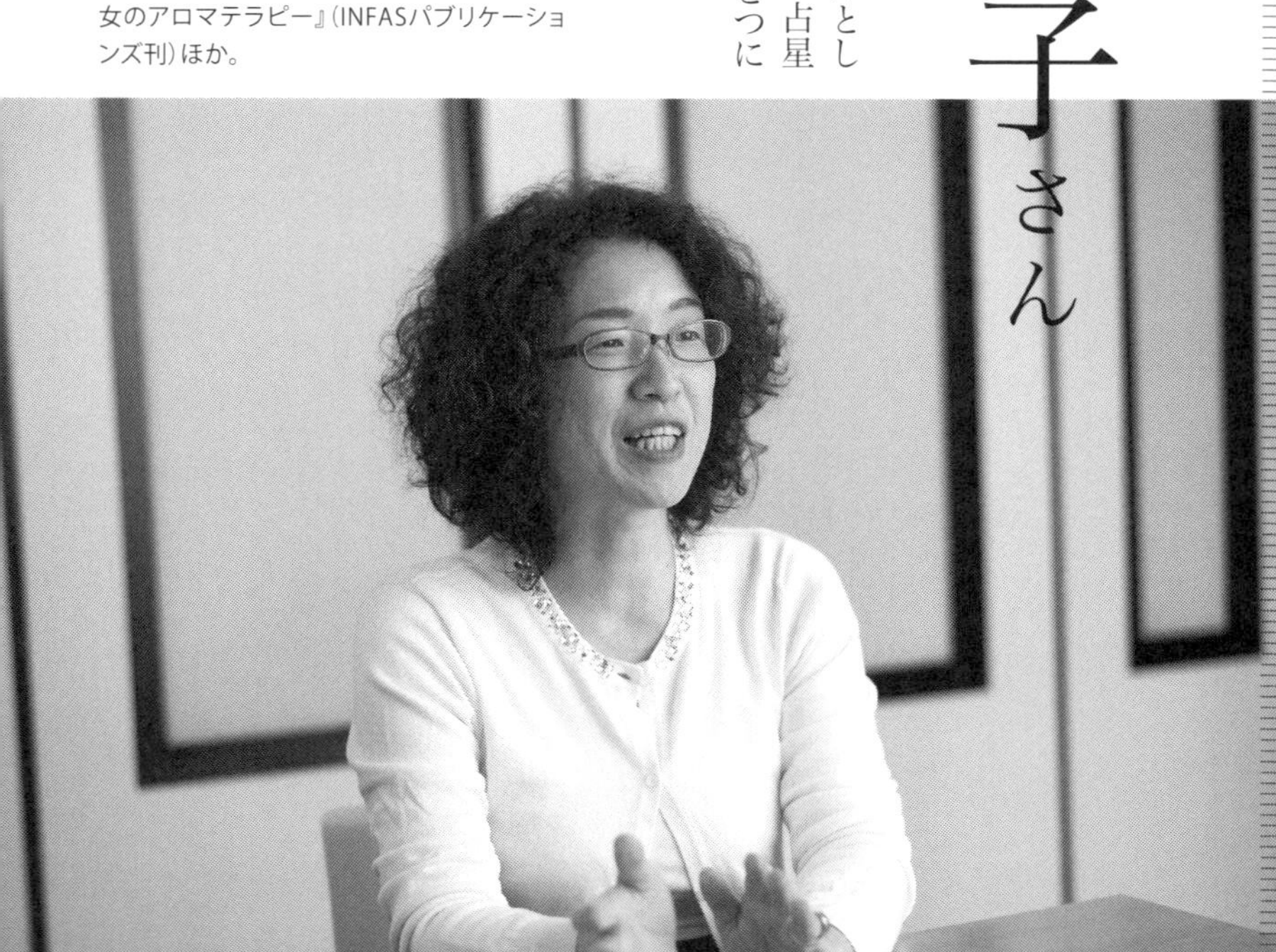

アロマ占星術でみる佐々木薫さんはこんな人

佐々木さん（以下、佐々木）　登石さんは西洋占星術とハーブやアロマテラピーを組み合わせたセラピー占星術をされておられるのですよね。占星術とハーブやアロマとは、どちらから入られたのでしょうか？

登石麻恭子さん（以下、登石）「星占い」という形からですが、小学生の頃から占星術に興味を持っていました。でも、当時はアロマという言葉もなかったので、独自にハーブを潰して発酵させたりしながら触れていきました。あるとき、星と植物との関連について書かれた海外の文献を読み、「この2つはつながるんだ！」と思って、学生の頃は気が向いたときに独学で調べるという感じだったのです。

佐々木　そこから早稲田大学で生物学を学ばれたのですよね。具体的にはどのようなことを学ばれたのですか。

登石　大学での研究テーマが、蛙の嗅覚だったのです。蛙の嗅覚と生殖活動が密接に関連しているなど、いろいろと調べるうちに、子どもの頃から好きだったハーブやアロマと星の関連づけがさらに深くわかってきて、気づいたら今の仕事をしていたという感じです（笑）。今日は佐々木さんのホロスコープも見せていただきました。

佐々木　どのような結果になっているのかドキドキしますが……。どうぞお手柔らかにお願いします。

登石　生きる希望や勇気が出るような形でお伝えしているので、ご安心ください（笑）。佐々木さんの太陽星座は射手座です。射手座の方は向上心の強い方が多いので、ご自身が勉強するのも好きですし、みんなをよりよく幸せに啓蒙していくという目的をお持ちの方が多いのです。そこに、生き方や魂のあり方なども入れ込みたいと思っているので、興味を持たれるジャンルも、かなり幅広いのではないでしょうか。

佐々木　そうかもしれません。ひとつのことを突き詰めるというより、自分の皮膚感覚に合ったものをしなやかに取り入れたいというか。

登石　それをお仕事に活かされているのが素晴らしいと思います。たとえば、お腹をすかせた人がいた場合。その人に魚をあげるというのもありますが、佐々木さんの場合は魚の釣り方を教えて

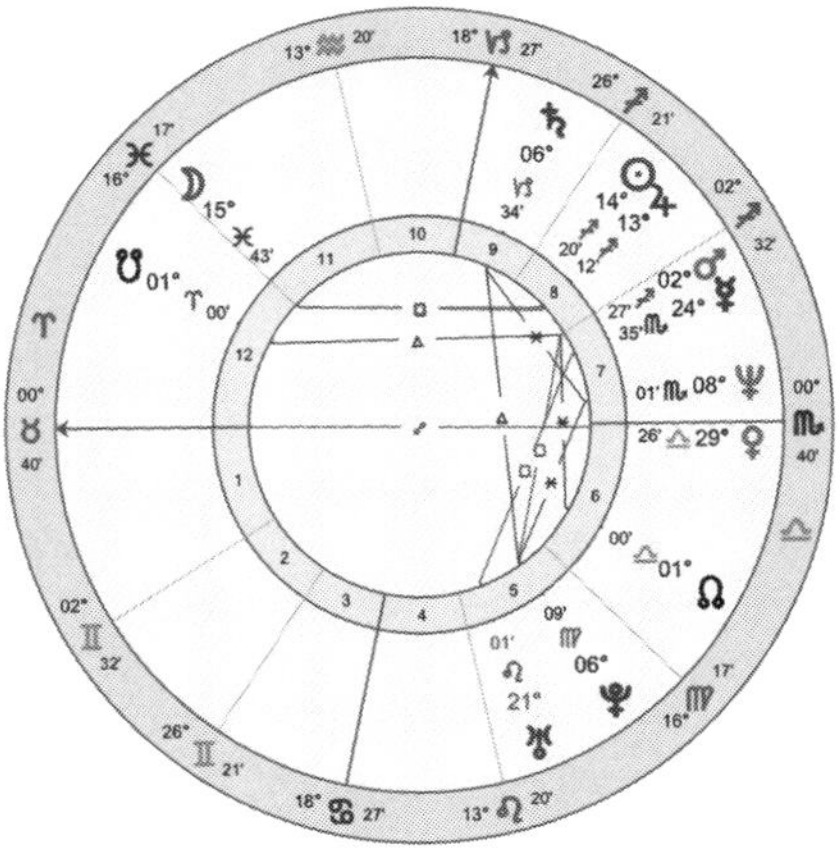

登石さんが用意した、佐々木さんのホロスコープ。登石さん曰く、「佐々木さんは向上心が強く、勉強が好きで、みんなをより幸せへ啓蒙するという目的を持っている」とか。

あげるというスタンスが強いのです。そんな形で、多くの方を引っ張っていく。1人でやるというより、組織の中でいろんな人と組んで、何かを形にしていくことが上手だと思います。

佐々木　人がよいといったものは、とりあえず試してみるタイプです。これは寛容とかではなく、どちらかというと欲張りだから。それでいいなら、私も得したいという感じなのです（笑）。〝魚の釣り方を教える〟というのも好きな考え方です。

登石　「来るもの拒まず」な方なので、一度キャッチして吟味しつつ、それを飲み込むかどうかはまた別で考えているのだと思います。それがご自身の成長にもつながっていくタイプといえるでしょう。自分の知らないことに出会うと、ワクワクしませんか？

佐々木　まさに、です。何、何？という感じでのめり込み、さらには、周囲にも「知ってる？　知ってる？」と広めたくて仕方ない。ある程度長く生きているので、ひと通りのことは知っているつもりになっていますが、まだまだ知らないことも多くて、未知なことに出会うと「わあ、知らないことを見つけちゃった」と、ワクワクするのです。

すぐに役立たなくても、自分が学んだことにむだはない

登石　昔読んだ本を今読むと、全然違う印象を受けるんですよね。アロマテラピーの本とか、学び

の初期に読んだものを読み返すと、印象がまったく違う。こんなことが書かれていていたの!? と。新しいことを知るというより、脳の回路がつながることで新たな発見があるという感じ。私もそうしたことに、ワクワクするタイプなんです。

佐々木　著者が何を書いているかよりも、受け手がそこから何を読み取るかですよね。本を読んで「よくわからない」「つまらない」と感じるときって、こちらがその本の魅力を読みこめていない場合が往々にしてあると思います。何年か経って読み返すと、意外と違う部分が見えたり、理解が深まったりすることもありますし。

登石　ハーブについても、何科の植物なのかとか、効果・効能だけで覚えるよりも、この地方はこういう気候だからこういう植物が育つなど、ハーブについて包括的に見られるようになると、より楽しさが増すように感じます。

佐々木　私自身、大学で解剖生理学などを習ったわけではないので、仕事でアロマやハーブについて教えるとなったとき、独学で学んだことをベースにテキストをつくり、生徒さんにお伝えしてきました。この内容でよいのだろうかと不安に感じても、もう前に進むしかない。そうやって得た知識は、意外と身についているのを実感します。

登石　私の場合、大学で生物学を学んでいましたが、当時は「やらされた」という感じでした。でも今、大学の教科書を読むと「ああ、わかる!」となります（笑）。ですから、学びというのはどの時点で何が役に立つか、わからない。「この資格を取っても仕事にならない」と思ったとしても、実はその後のどこかでその勉強が役立ったり、「あのときのあれは、こういうことか！」とすべてつながったりするときが来ると思うので。

佐々木　自分が学んだことの中にむだなことというのは、実はひとつもないのでしょうね。

登石　クリスマスの時期になると、3人の博士がイエス・キリストの元に、フランキンセンス（乳香）、ミルラ（没薬）、黄金を持って行ったという話が出てきますよね。この3つは太陽が支配星なんです。それが日本だと冬至になり、柚子やカボチャを使います。実はこれらも太陽を象徴しているんです。東洋も西洋も天体の動きや季節を感じて考えることは同じなのだな、と。こういう発見があるから、学ぶのがまた面白くなるんですよね。

佐々木　ある文献で読んだのですが、冬至の少し前のハロウィンはケルト文化が起源で、11月1日がケルトの人たちにとっての新年だそうです。これから厳しい冬がはじまる時期を新年とする発想がすごいなと思って。だんだんと寒さが厳しくなるところをスタートにするって、すごく強さを感じました。

登石　生きるというのは、つらいことをいかに乗り切るか、ということでもあり、乗り越えられるからこそ、生きるにつながる。そう考えると、ケルトの知恵や感覚にハッとさせられますね。
今は人が死ぬことのほうがレアケースですが、昔はもっと命は軽く、子どももたくさん死んで

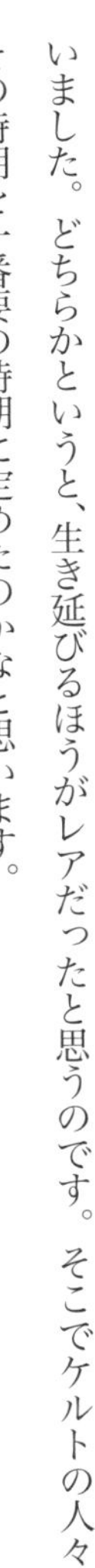

いました。どちらかというと、生き延びるほうがレアだったと思うのです。そこでケルトの人々は、その時期を一番要の時期に定めたのかなと思います。

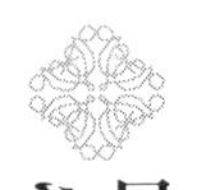

星、アロマ、ハーブ、季節、宗教……さまざまな点がつながる面白さ

佐々木　古代ギリシアから中世錬金術、近代科学までを研究されてきた、明治薬科大学の名誉教授でおられた大槻真一郎先生はご存知ですか？

登石　お会いしたことはないのですが、先生のお話は一度聞いてみたいと思っていました。

佐々木　私は、大槻先生からギリシア・ラテン医学史を学びました。そこから親交が深まり、天体の星やハーブや香りはすべてつながっていると教えていただきました。そうした幅広い世界を知って「さぁ、あなたは何をやるんですか？」と。これからあなたは何を学ぶのか。どう生きるのか。そういうことを気づかせてくれた恩師の一人でもあるのです。

登石　本で触れただけですが、私にとっても大槻先生は心の師匠という感じです。先生の本を読んでも感じましたが、最初に知識が頭に入ってきて、次第に生活に出るようになり、最終的にはその人の生き方や考え方に出てくる。そうしたことも、大槻先生の本から学んだような気がします。

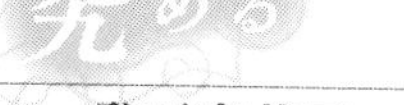

今のお話で感じたのは、多くの知識が点として集まり、それらが映像のように、実を結ぶという感覚。ホロスコープからいっても、佐々木さんはこういう体験が多いのではないでしょうか。

佐々木　そういうことは、たくさんありました。すべてのことがつながり、そこから新たな世界が開けていく。そのせいか、何にでも興味が湧いてくるのです。だからこそ、衣食住すべてにつながるアロマやハーブの世界は本当に面白く、自分にぴったりだと思います。先ほど、3人の博士や乳香の話がありましたが、そのあたりから聖書やキリスト教、イスラム教とイメージが広がっていくと「宗教ってなんだろう?」に行き着くのです。何のために人間が宗教をつくり出したのか。そこが一番気になるところでもあります。

登石　信仰という気持ちはどこから生まれるのか。それを考えると、根源的な部分に行き着くような気がします。私たち日本人は、島国という生きづらい土地に生まれて、それ

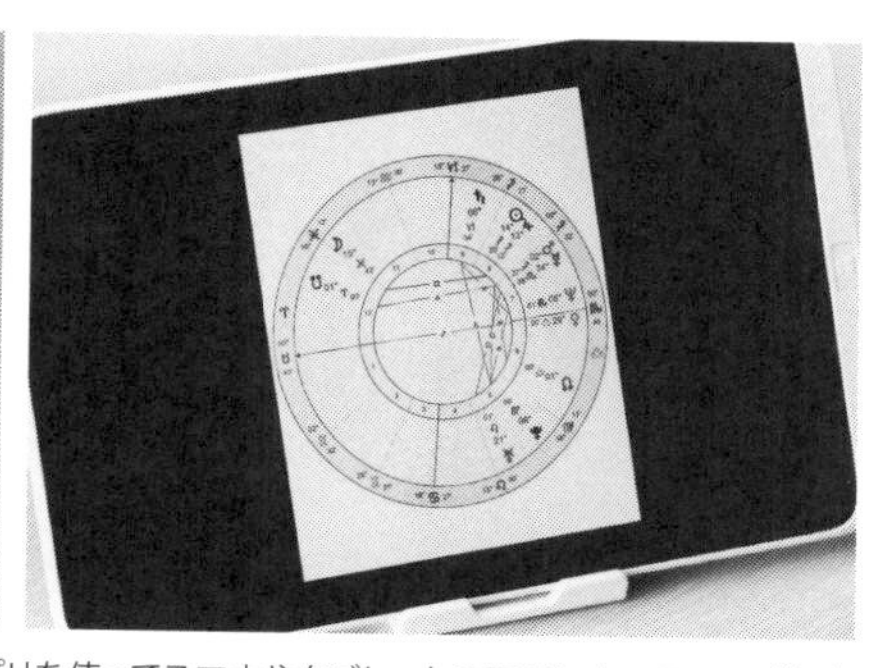

写真右：最近は占星術もIT化が進み、アプリを使ってスマホやタブレットの画面にホロスコープを表示させることができるそう。　写真左：登石さんが大学時代に使った教科書や読んだ本。さまざまな学びを経てバラバラだった知識がつながると、深い理解ができるようになったという。

でも生き抜くための力として八百万（やおよろず）の神をつくり出してきたのかな、と。あとは、そうした大きな力に接近したい、恵みをもらいたいところもあると思います。

佐々木　宗教に興味はあるものの、私自身は無宗教ですが、昨年ローマ教皇が来日されたとき、その存在感の温かさや偉大さを感じ、これまでとは受けとめ方が違っていると思いました。

登石　射手座というのは宗教とも関係が深いんですよ。射手座自体に宗教、宗教観というテーマがあるのです。いかにして人を高めるか、よりよく生きるための教えを啓蒙していくという思いがあるから。

出版というのも、その書物に書いてある内容によって、読む人に「自分はどのように生きていこうか」などと考えさせ、よりよい自分になってもらうという役割があります。ですから射手座の方は、出版業界と縁が深い方や、お坊さんや神主さんも多いのです。

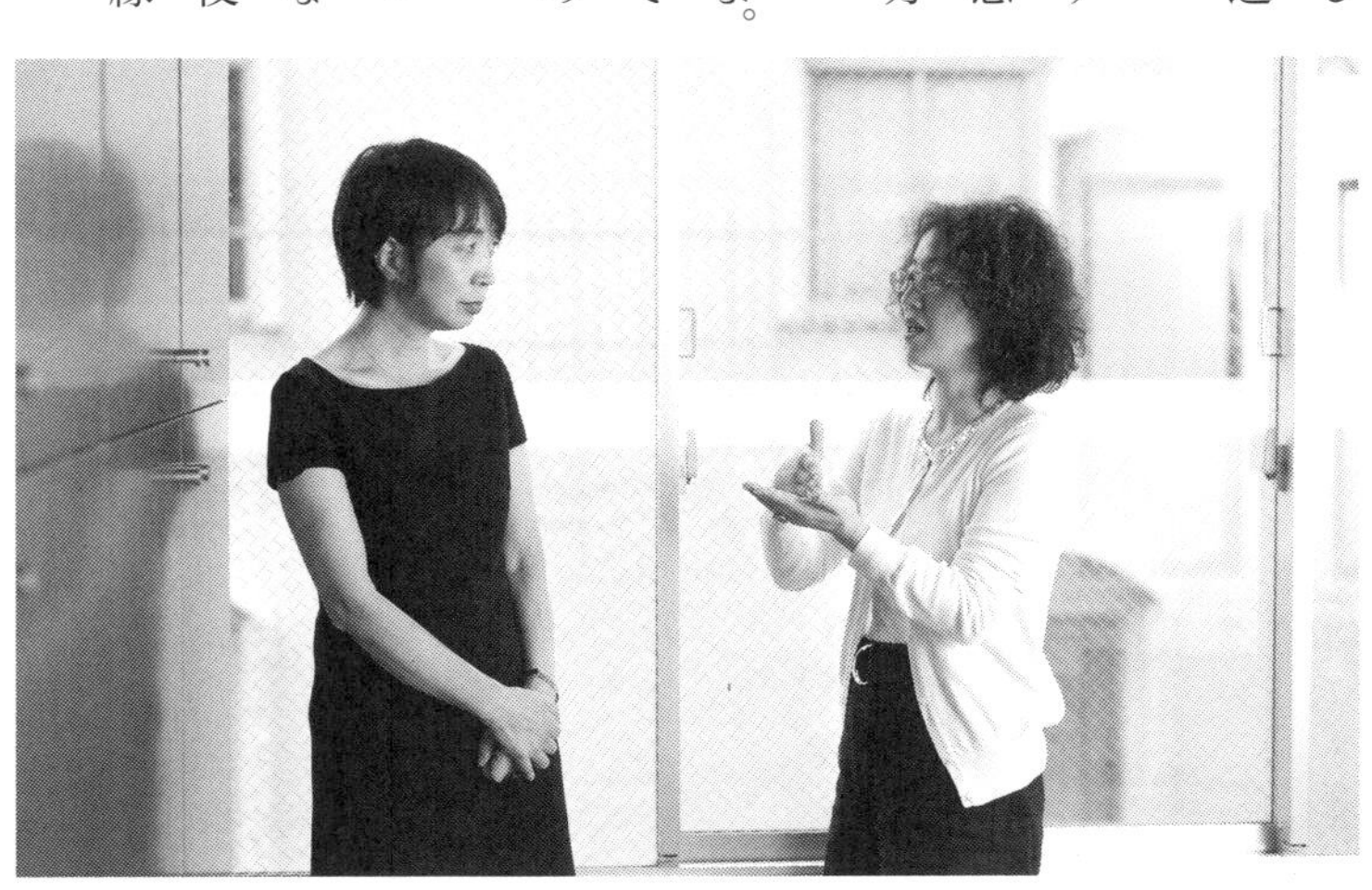

佐々木　そうなんですね。実は最近、日本神話に興味が湧いてきて、その流れで神社検定の3級を取得したのですが、これがまた楽しくて（笑）。

登石　そうなんですか⁉　うちは母方が神社の系列で、父方がお寺の系列なんです。だから、子どもの頃から、宗教行事のお手伝いをよくさせてもらっていました。

佐々木　子どもの頃からいろいろな宗教に触れてきたんですね。

登石　日本人は割とそのあたりが寛容ですよね。

佐々木　当時、神奈川県の場合は、神社検定の試験会場が鎌倉の鶴岡八幡宮の中にありました。そのせいか、試験自体がとても清々しくて、心洗われる神聖な感じでした。ところで登石さんは、これから学びたいことはありますか？

登石　最近、身体が変化の時期を迎えていて「これが不定愁訴か！」と、新しい発見がものすごくあるのです。ゼラニウムを使ってみると、その香りがとても心地よく感じたり、「ああ、なるほど！」と気づくことが増えたりしています。これまで知識でしか知らなかった更年期について、実体験することで、生きた情報を得ている感じがしています。それによって、今まで知識として持っていたツールの新しい使い方を学んでいる気がしているんです。

佐々木　知識だけでなく実体験が伴ってくると、より深い学びになりますものね。占星術は深い部分でさまざまなものにつながっているということが、今日のお話からもすごくよくわかりました。

究める

西畠清順さん

Seijun Nishihata

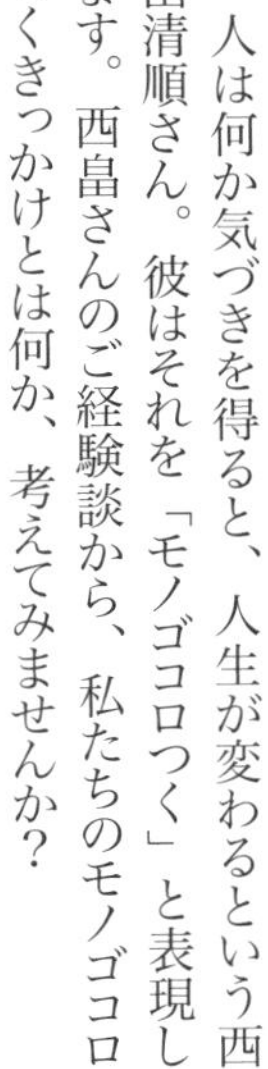

人は何か気づきを得ると、人生が変わるという西畠清順さん。彼はそれを「モノゴコロつく」と表現します。西畠さんのご経験談から、私たちのモノゴコロつくきっかけとは何か、考えてみませんか？

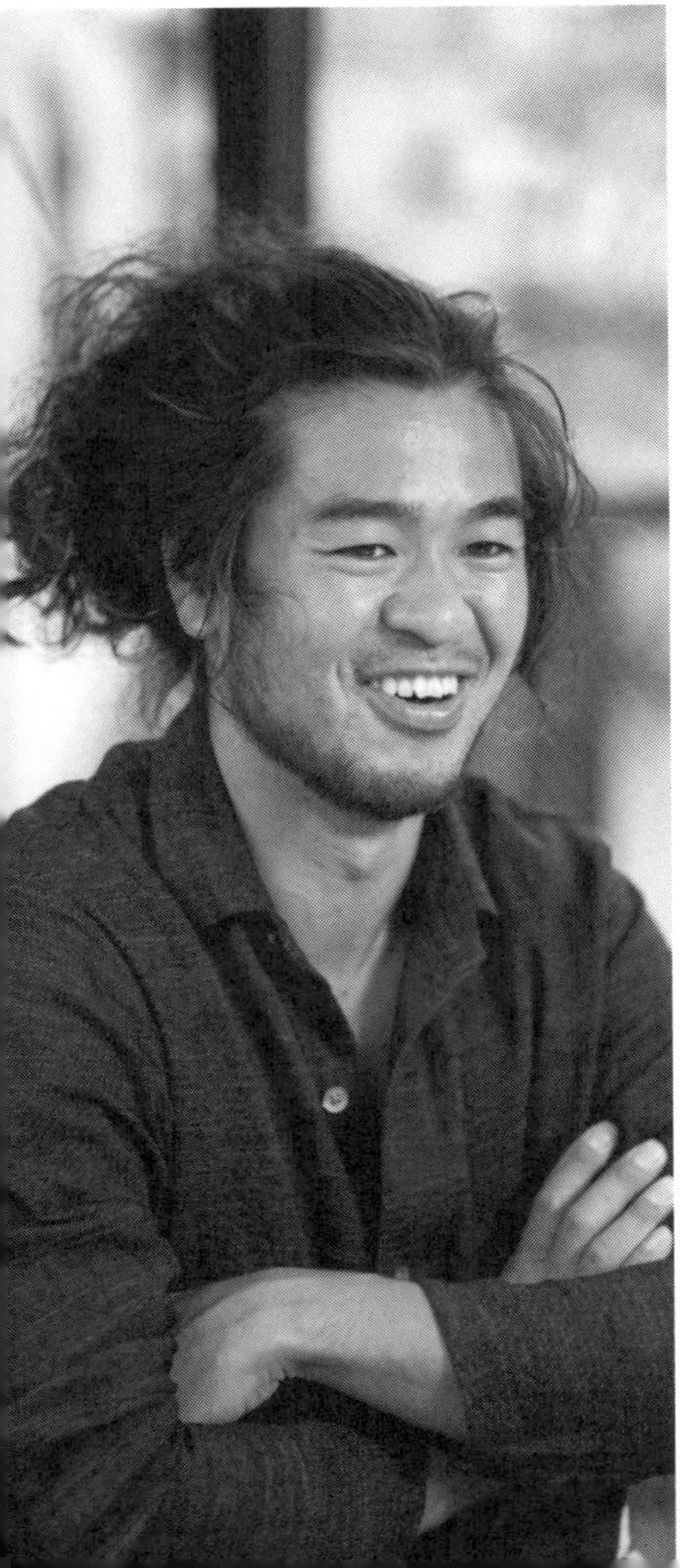

Profile

そら植物園株式会社代表取締役。日本各地、世界各国を旅してさまざまな植物を収集し、依頼に応じた植物を届けるプラントハンター。2012年、「ひとの心に植物を植える」活動を行う、「そら植物園」を設立。「共存」をテーマに東京都心に世界の植物がひとつの森を形成する「代々木ビレッジ」の庭を手がける。ジャンルにとらわれないボーダーレスな活動が数々のメディアに取り上げられ、植物業界に革命を起こし続けている。年間約250トンもの植物の国際取引を行い、植物に関するイベントや緑化事業、コンサルティング業務など、植物の可能性を届けるプロジェクトを世界中で進行中。著書に『教えてくれたのは、植物でした』(徳間書店)など。

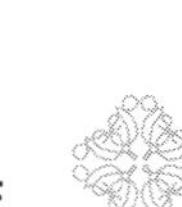

プラントハンターとして人々に植物を届ける

佐々木薫（以下、佐々木） 西畠さんが植物を用いて空間プロデュースをされた百貨店や施設に、生活の木の直営店が入っていることが多く、実際にお会いする前から、植物を通じてお会いしていたような気がして、とてもご縁を感じます。まずはプラントハンターというお仕事の内容から、教えていただけますか。

西畠清順（以下、清順） ありがとうございます。それはうれしいですね。プラントハンターというのは昔からある職業で、王侯貴族に頼まれた植物を世界各地へ探しに行き、見つけて届けていた人たちを指します。僕自身、世界の貴族や王族に頼まれて植物を運ぶこともあれば、企業と契約して、まだ世の中に出回っていない植物を探してきたり、僕らが持つ植物の知識を提供したり、さまざまな企画のコンサルティングをしたりしています。21歳から10年間は、頼まれた植物を調達して、届けるという現場作業をずっとしていました。

佐々木 植物を見事に活かしたイベントや空間プロデュースなどは、そのあとはじめられたのでしょうか。

清順 10年過ぎた頃に転機があり、それまでプロや業者さんとしか仕事をしていなかったのですが、多くの人の声にもっと応えたいと、その垣根を外したんです。問屋業とは別の仕事になるので、こちらは「そら植物園」という名前で2012年からはじめました。

佐々木　「そら」は「空」ですか？

清順　宇宙の「宙」になります。「宙」は限りなく続く時間という意味らしいんです。自分たちが植物と仕事をさせてもらうなら、人の心に植物を植えるように、永く記憶に残る仕事をしていきたい。そんな願いを込めて、名づけました。

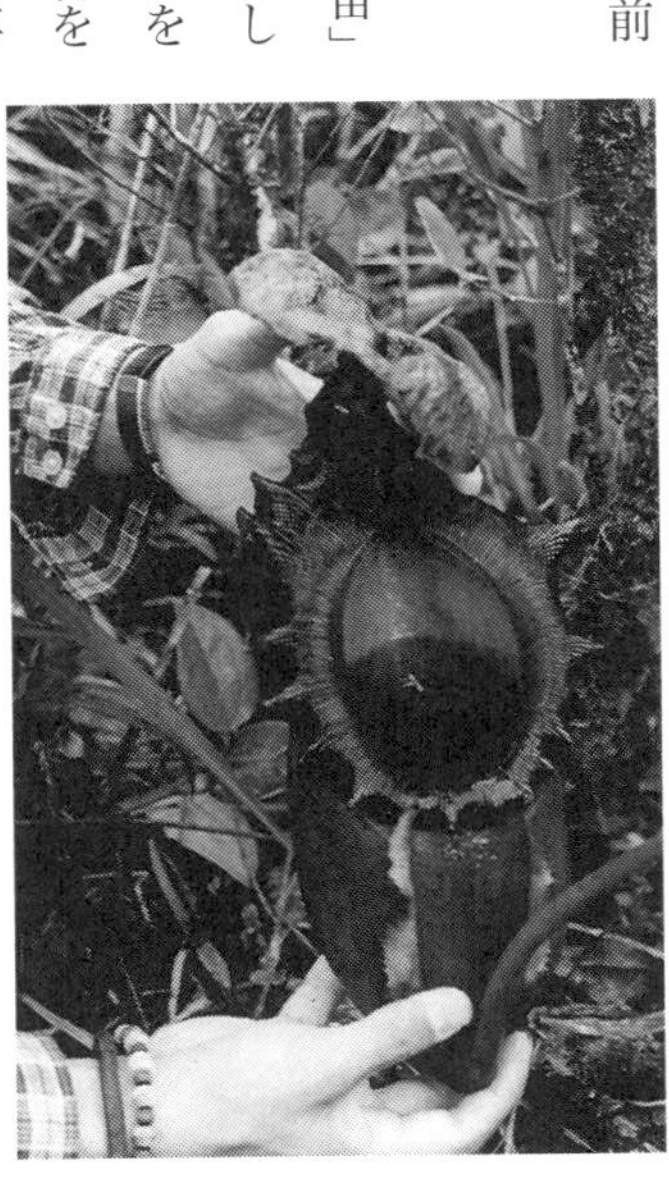
清順さんを植物に夢中にさせ、プラントハンターになるきっかけとなった世界最大の食虫植物「ネペンテス・ラジャ」。

〝モノゴコロつく〟と人生が変わる

——お二人は植物に直接関わる仕事をしていますが、植物に魅了された瞬間というのは覚えていますか。

清順　明確に覚えています。実は、若い頃は植物に全く興味がなかったんですよ。ところが21歳のときにたまたまマレーシアのボルネオ島に行って、キナバル山（4095ｍ）に登ったとき、世界最大の食虫植物ネペンテス・ラジャに出会ったんです。圧倒的な存在感に「うわー！　植物の中には、こんなすごいやつがおるんか！」って。そこから植物に関わる仕事に価値を見出せるようになり、魔法がかかったように、いろんな植物を好きになり、この仕事に夢中になりました。

佐々木　私はもともと小さな植物が好きだったんです。でも、育てるだけではつまらないと思っていた頃に、ハーブと出会いました。人とハーブとの関わり、その背景にある歴史的、文化的な出来事を知るにつれ、これは面白い！　と。そのうちに原産地を見たくなり、より多くの人にハーブに興味を持ってほしいという思いで、広大な畑の風景や精油の蒸留の様子などを紹介させてもらっています。これまでの活動の中で、西畠さんにとって印象深かった植物はどのようなものでしたか。

清順　精油にも使われるティートゥリーってありますよね。僕ら植物卸問屋からすると、常緑で手入れが簡単。きれいな花が咲き、いい香りがするので、造園向きの素材なんです。でも、ニューカレドニアで、沼地に生えている荘厳な姿を見て「なんじゃこりゃ！　メラレウカ（ティートゥリーの属名）か？」とガイドに言ったら「そうだよ。メラレウカは白と黒という意味なんだよ」と。そのとき、山火事や！　ってピンッときて、聞いたら「そうだ」って。ニューカレドニアやオーストラリアは乾燥地なので、山火事がよく起きます。すると、ティートゥリーの白い幹が黒く焼けて、そのコントラストがくっきり見えるようになる。もう、自分自身で「へえ〜！」ですよ（笑）。植物の姿に感動し、ローカルな話や文化といった背景を知ってさらに驚く。こういう体験をすると、確実にその植物が好きになるし、ほんまに印象深いものになっていきますね。

佐々木　私もオーストラリアでティートゥリーを見て、イメージがガラリと変わりました。ティートゥリーが自生するのは湖沼のようなところで、アボリジニの伝説では、そこはマジカルラグーンと呼ばれ、「出産前や長旅で疲れたときなどに心身を癒やす特別な場所なんだ」と。香りや効能だけで植物を見ていると、好き・嫌いで分けてしまいがち。でも、実際はもっと奥深い存在ですし、その背景を知ることで、もっと大切にしたいと思えるようになりますよね。

清順　そういうプレゼンテーションをしてあげると、「そういえば、いつも使っている化粧品にもティートゥリーオイルって書いてあるな」と思う人が出てくる。そうすると、一気に植物との心の距離が近づくと思うんです。

佐々木　ちょっとしたきっかけで「ああ、ここにもある！」と思うことで、どんどん興味も広がりますしね。

清順　そうした気づきがすごく大切で、僕らは、それを〝モノゴコロつく〟と言っています。桜がまだ咲いていない時期に、イベント会場で満開の桜を見た人から「こんなに繊細な花やったんやな」とか、よく言われるんですよ。それまでいろいろなところで桜は見てきているはずなのに、モノゴコロついていないだけで、気づいていないことが多い。でも、気づくきっかけを見つけたら、その人はそこから違う人生を歩めるんです。だから、そら植物園では、いろんな方法を使って、植物にモノゴコロつけてもらうための仕事を日々させてもらっています。

――植物が人の心に与える影響について、どのように感じられていますか。

清順　植物を見て感じることと、その植物をどうとらえるかは、その人の現在を表しているんではないかと。以前、イエメンの砂漠で、アデニウム（別名：砂漠のバラ）がピンクの花を咲かせているのを見て、僕は「なんてかわいいんだろう」と感動したんです。でも、現地の人は「毒があるし、何の役にも立たない」と。内戦の中を生き伸びるのに精一杯だと、植物を愛でてなんていられない。そう考えると、植物を見てきれいだなと思えるのは、すごく幸せだし、豊かなこと。ありがたい生活をさせてもらっているんだなと、改めて思いました。

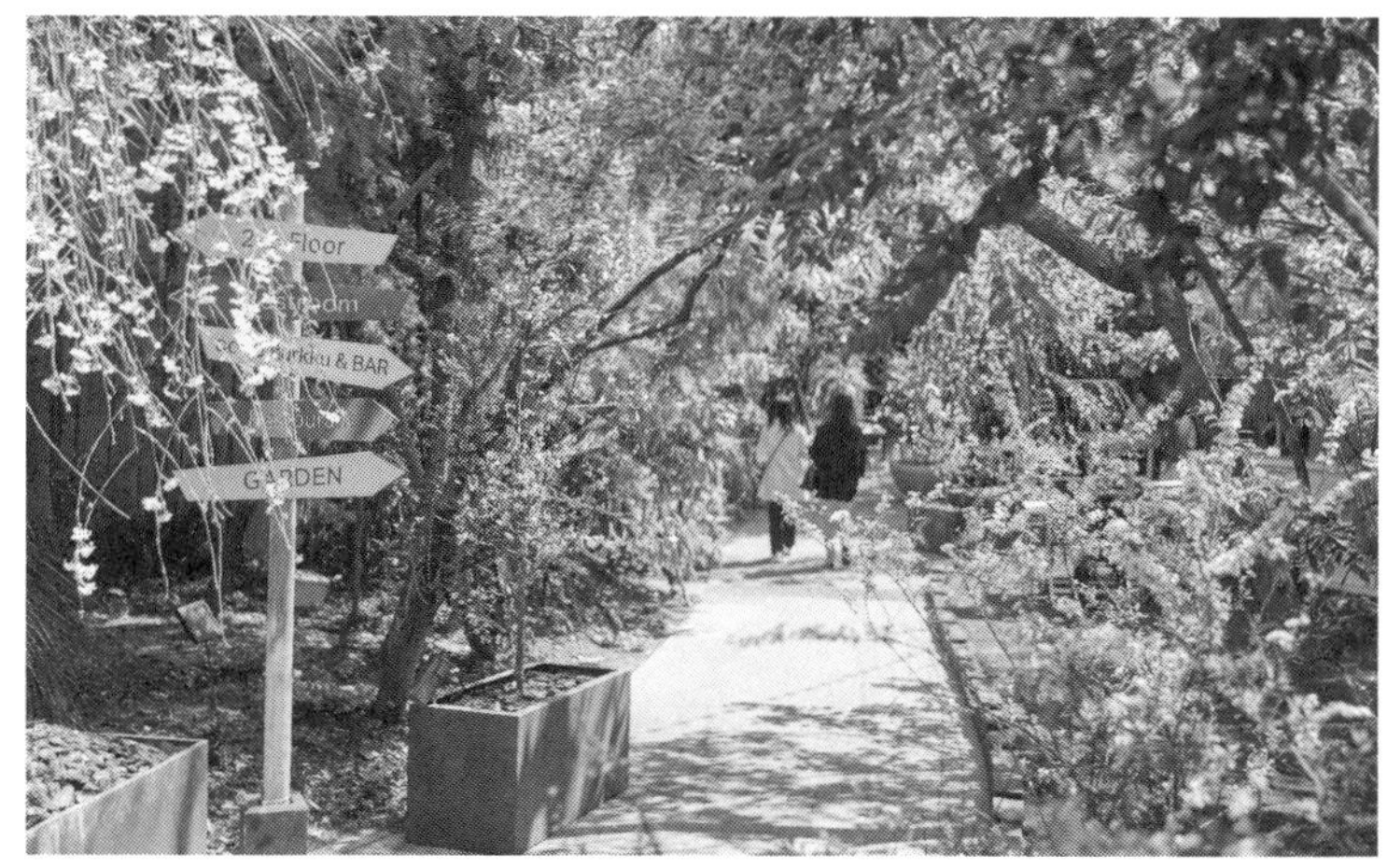

清順さんが世界中を巡り集めた、さまざまな生息環境の珍しい植物が、100種類以上共存する「代々木ビレッジ」。四季折々にその表情を変え、訪れた人を植物の魅力に誘(いざな)う。

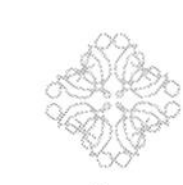
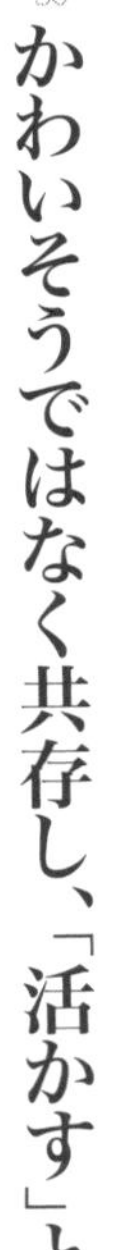

かわいそうではなく共存し、「活かす」といこと。

―私たちにさまざまな恩恵を授けてくれる植物に対して、お二人はどんな気持ちで接しておられるのでしょうか。

佐々木　人間はそう偉くはないという思いとともに、植物への感謝や畏敬の念を大切にしています。ただ、共生しているわけなので、植物を殺して精油を搾り取ってはかわいそうという考え方だと、いろいろなことが成り立たなくなってしまう。植物の命をむだなく、大切に使わせてもらうという姿勢が大切なのではないでしょうか。

清順　20代の頃から、活け花の家元に植物を届ける仕事をしています。活け花って「活かす花」と書くけれど、植物を殺すところ

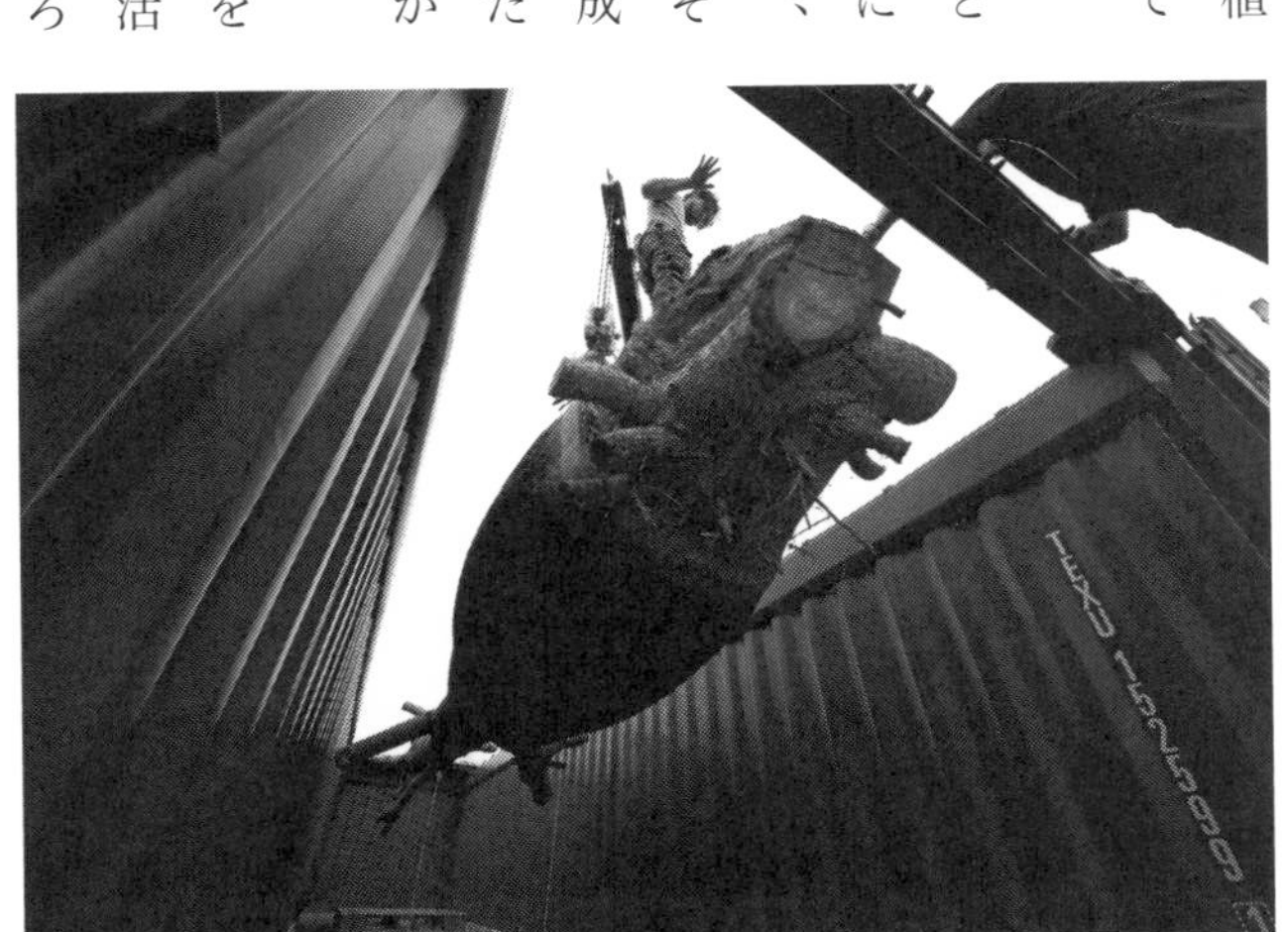

ボトルツリー（代々木ビレッジ内）の輸送風景。オーストラリアから日本へ、重さ4トンの巨木を輸送するために海上輸送用のコンテナに積み込む。扱いが難しいこの木の輸送、移植に成功したのは「そら植物園」ならでは。ボトルツリーの愛らしいフォルムは一度見たら忘れられない。“モノゴコロ”つかせる木だ。

からはじまるんです。ここで鋏(はさみ)を入れなかったら、このひまわりは秋まで咲いていただろう。でも、活けたときに、その美しさが一番ピークになるよう、僕らは切るわけです。だからこそ、残りの花の命をどれだけ輝かせられるか。真摯に向き合い、いかにリスペクトして扱えるか。活け花というのは、植物を殺すことからしか学べない学問でもあると思うんです。

佐々木　短い花の命をどれだけ輝かせられるか……。そう考えると、活け花に対するイメージも変わりますね。

清順　「活かしておいたほうがいい」とそのままにしていたら、植物と人間の距離が縮まらない。他方で、人間は植物を食べたり、衣類にしたり、材木にして使っているのに「かわいそうだから活け花をしない」というのは、違うのではないかなと思うんです。そのかわり、積極的に関わって、失礼がないように取り扱う。20代でそうした結論が出てから、迷いなくこの仕事にまい進できています。

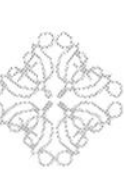

会いたい植物は、すべてに会いに行く！

佐々木　こちら（対談場所の代々木ビレッジ）の植栽も手がけられていますが、世界の植物たちが仲良く育つ風景というのは、非常に珍しいですね。

清順　ここの植栽のコンセプトは「共存」なんです。どこの国の植物かは関係なく、みんなでひとつの森をつくろうということで始めました。最初は多くの人に「絶対、枯れるわ」と言われていましたが、お陰様で今では森となり、みんな仲良く暮らしています。

最低限のメンテナンスや入れ替えは、ワークショップ形式で一般公募しているんですよ。毎回２００人を超える応募があって、抽選に当たった約40人が手伝ってくれる。そんなふうにして、たくさんの人に植物と触れ合ってほしいと考えています。

佐々木　素敵な取り組みですね。ところで、世界中の植物の中で、次に狙っている気になる植物はありますか。

清順　いっぱいありますが、ひとつはペルーのアンデス山脈にある、パイナップル科のプヤ・ライモンディ。１００年に一度、地表から約10ｍにもなる花茎を伸ばし、とんでもない高さの集合花を咲かせるんです。もうひとつは、マダガスカルのどこかにあるヤシ科のタヒナ・スペクタビリス。これも1枚の葉の直径が約５ｍと、とんでもなく巨大なんです。英名ではスーサイドパーム（日本名：自殺ヤシ）といいますがこの由来も面白くて。もう死ぬなという人生最後に、全エネルギー

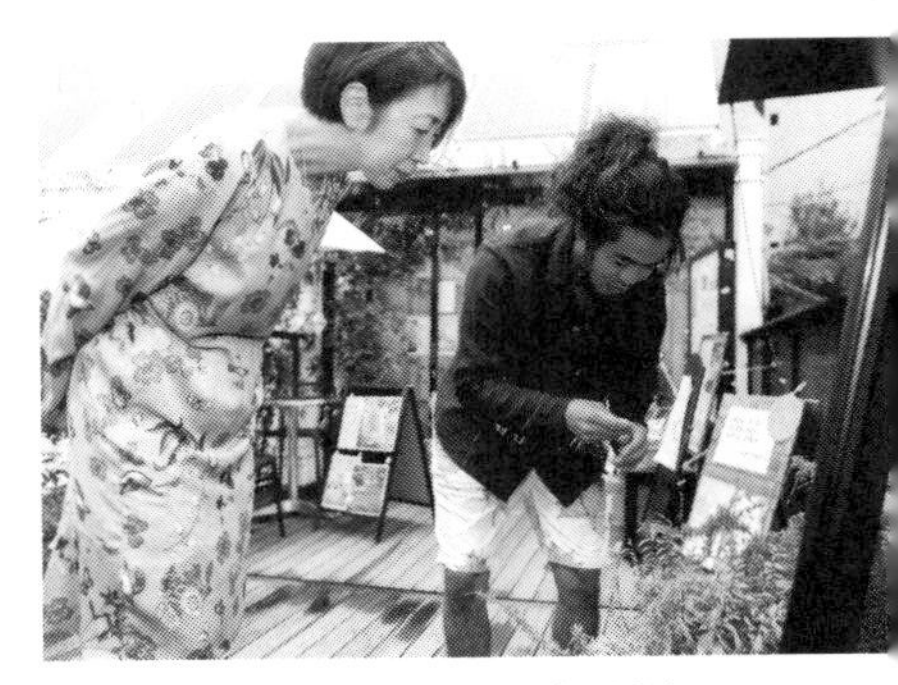

アゴニス・フレクスオサは、青リンゴのようなさわやかさと、甘酸っぱさを持つ素敵な香り。

を使って巨大な花を咲かせ、子孫を残して死ぬんです。人生1回きりなので、せっかく生まれたからには、会いたい植物すべてに会いに行きたいですね。

佐々木　私は精油の原料となる植物に会いに行くことが多かったですが、今後はガラパゴスやパタゴニアなどにも足を延ばし、どんな植物があって、現地の人たちの生活に、植物がどのように入り込んでいるのかを探ってみたいです。

清順　僕ね、香りでいうなら今、一番気になっているのがアゴニス・フレクスオサなんです。日本での知名度はまだ低いですが、さわやかでフルーティな香りがヤバい（笑）。

佐々木　（アゴニス・フレクスオサの葉の香りを嗅いで）本当にいい香り！　どんな形で世に出てくるか楽しみです。

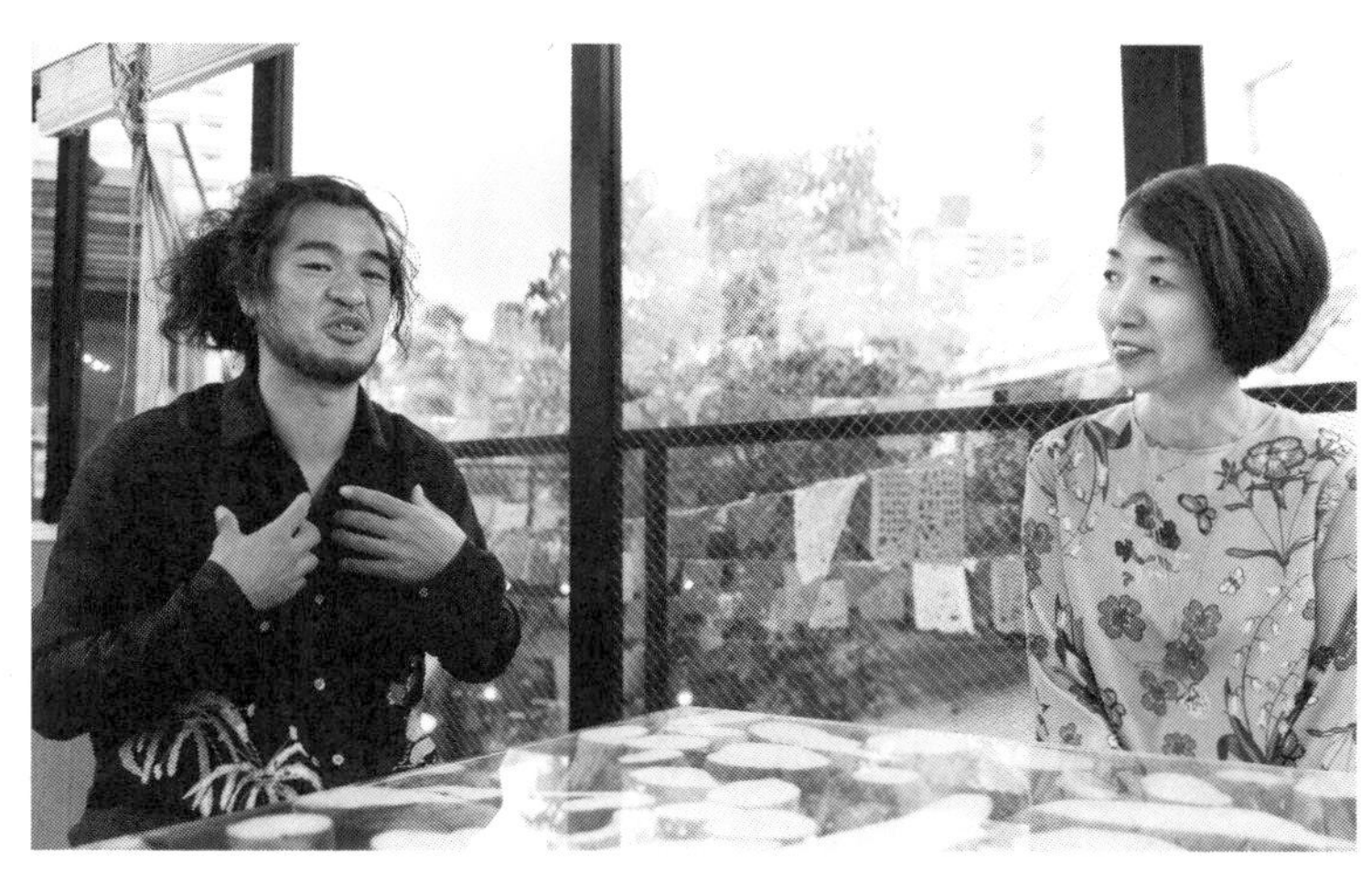

つくる

渡邉智恵子さん

Chieko Watanabe

「オーガニックコットンの母」としてその素晴らしさを広め、「ふくしまオーガニックコットンプロジェクト」など、社会起業家としても尽力されています。自身の使命、環境、自然、未来をうかがいました。

Profile

株式会社アバンティ代表取締役会長。北海道斜里郡生まれ。1985年株式会社アバンティ設立。日本のオーガニックコットン製品製造のパイオニア。オーガニックコットンの啓蒙普及と認証機関「ＮＰＯ日本オーガニックコットン協会（ＪＯＣＡ）」を設立、現在は理事。オーガニック・テキスタイルの世界基準（ＧＯＴＳ）づくりにも関わる。これらの活動が評価され、2005年オーガニックコットン繊維賞受賞をはじめ、数々の賞を受賞。一般社団法人「小諸エコビレッジ」代表理事、一般財団法人「森から海へ」代表理事、一般財団法人「22世紀に残すもの」発起人等、各分野で活躍。

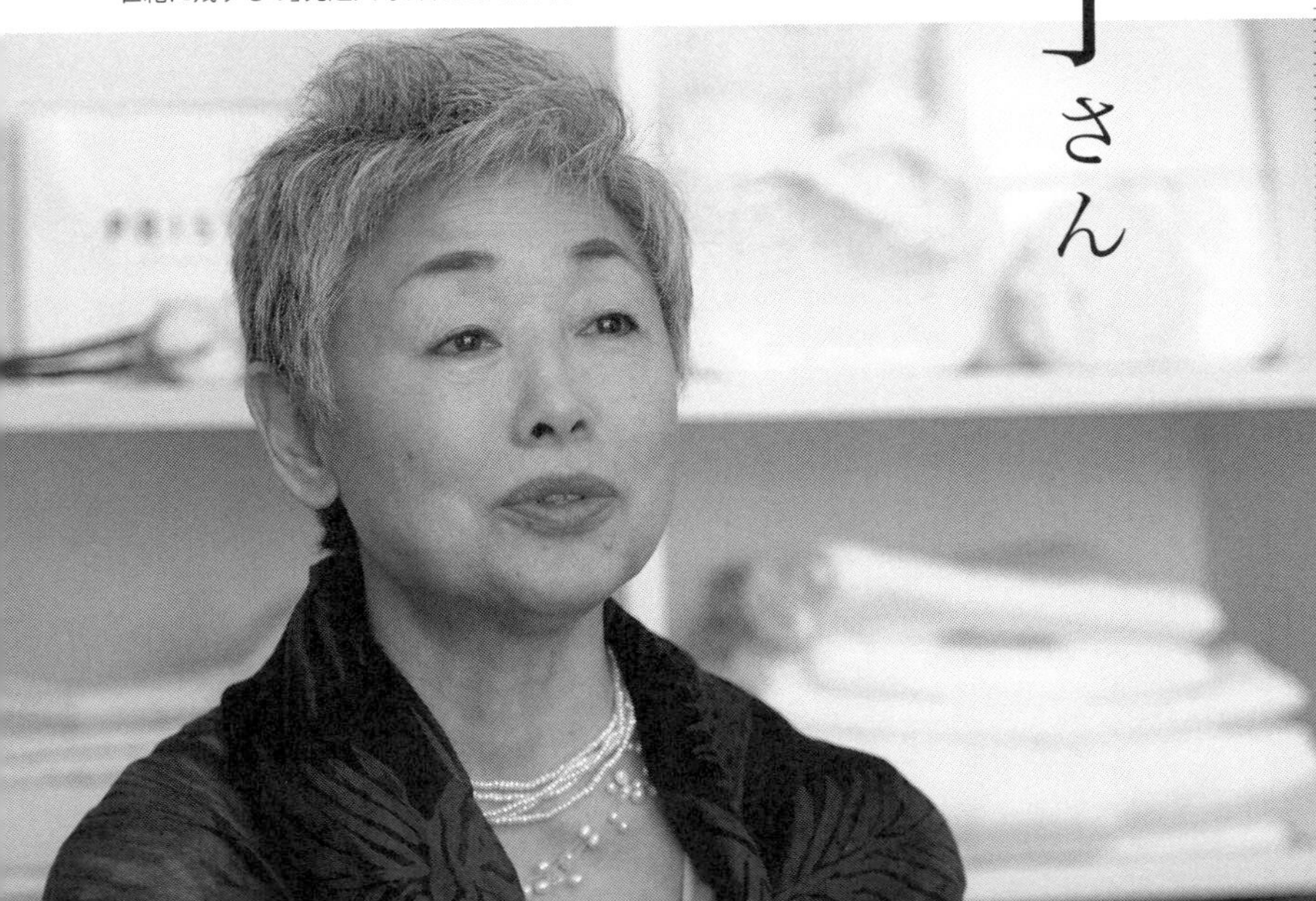

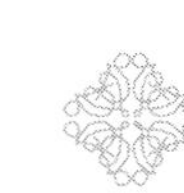

すべてを手にして湧いた「私は何のために生まれたか」という疑問

佐々木さん（以下、佐々木）　渡邊さんが会長を務める「アバンティ」では、バブル期の終わりともいえる90年に、オーガニックコットンの取り扱いをはじめたそうですね。その時代を考えるとかなり先に進んでいた印象を受けます。

渡邊さん（以下、渡邊）　当時、世界の全耕作面積の２・５％に綿が植えられ、そこに約16％の化学薬剤が使われているといわれていました。綿は食べ物ではないから、収量を増やすためにたくさんの薬剤が使われていたんですね。それによる生態系の変化や健康被害など、綿をとりまく世界はさまざまな問題をはらんでいます。それらを解決するひとつの方法として、テキサスやカリフォルニアなどの綿生産者の間で広がったのが、無農薬、有機的な方法で綿の栽培を行うオーガニックコットンの栽培でした。でもシェアとしては綿花生産全体のたった０・７％でした。

佐々木　あのバブルの時代に、環境のためという、まったく違う価値観を打ちだすというのは大きなチャレンジだったと思うのですが。

渡邊　当時、私は、ある会社の副社長とその子会社である株式会社アバンティの社長を兼務していました。２つの会社から給与をもらい、ぜいたくな暮らしをしていました。

そんなとき、ふと、なぜ私は命を授かったのだろうと考えてしまったのです。お金もあって、地位も名誉もあって、当時優しい夫もいて、こんな最大限に恵まれた境遇を自分のためだけに使ってはいけないのではないかと。そして親会社の社長に、申し訳ないけれど辞めさせてくださいと。せっかくつくってくれた会社ですから、自立させるために頑張ろうと考えたのです。そのときに出会ったのが、オーガニックコットンでした。

佐々木　ええっ！

渡邊　そして、何も後ろ盾のないまま、経験のないまま、朝から晩まで働いても給料は240万に激減。それでもオーガニックコットンで会社をやっていこうと決めてい

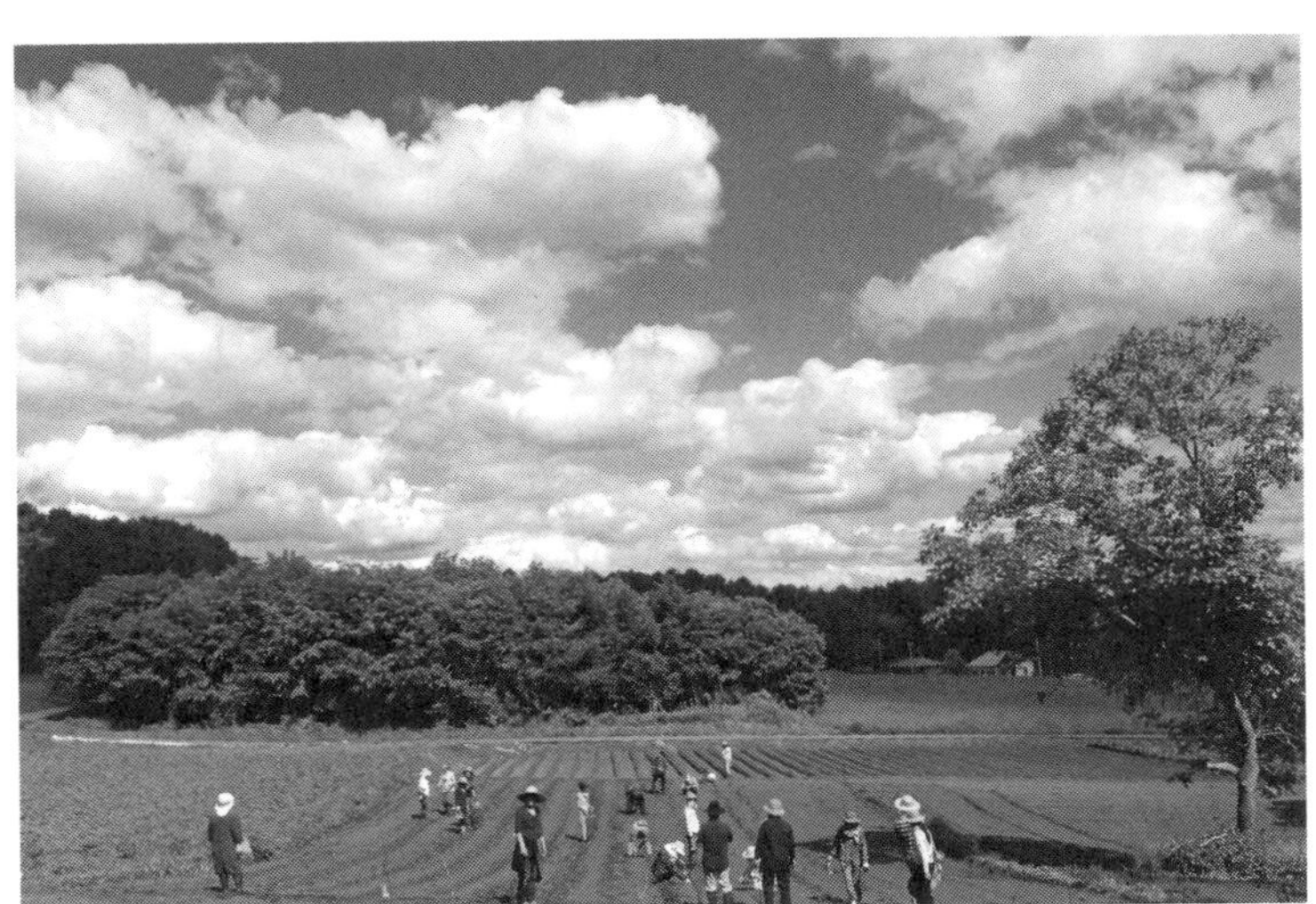

渡邊さんは、オーガニックコットンの普及や子どもたちにキレイな地球を残すための活動にも積極的に取り組んでいる。

ました。

佐々木　なるほど……。

渡邊　アメリカ・テキサスを中心とした生産者はみんな、この土地は自分たちが神様から一時的に預かっているものだ、我々は土地をきれいに戻して神様にお返ししなければならないんだ、という思いがある。クリスチャンであることも影響しているかもしれませんが、言葉に嘘がないんです。

佐々木　素晴らしいですね。高い精神性をもって、それを実践できる生産農家は、そうは多くなかったと思います。

渡邊　アメリカにとってコットンは国を挙げた一大産業。日本でいうお米のように、綿は国が買い取るのが普通です。でも、当社では、直接オーガニックコットンの生産者から買い取っています。だから、誰がそのコットンをつくったのか、生産者の顔がはっきりとわかるんです。

その綿には産地や品種によって個性があります。だから逆に、その個性をひとつずつ活かした製品作りをしていくんです。この綿を日本国内の、どの紡績工場でつくるか、どの織物屋さんでシャツ地をつくるか……。しかも薬剤を使わないやり方でお願いをするのですから、職人にとってはものすごく手間のかかる仕事でもあります。だから一軒一軒頭を下げてお願いして回るんです。できないよと言われたら、どうしたらいいのでしょう、教えてください、って。

佐々木　ハーブとアロマも一緒です。それぞれのハーブの個性や香り、品質を最大限に活かして、ポプリやハーブティーとして製品化しています。

今のお話をうかがっていて、綿のお話と同じように、自然の持つ個性はそれぞれ生きる道があることを考えると、人間もそうだと思いました。みんな同じ規格にはめよう、はまろうとしてしまいますが、そもそも同じであるわけがないのに……。あたりまえのことだけど、みんなが忘れかけていますよね。それを思い出させてくれるのが自然だと感じます。だからハーブやアロマに限らず、自然とともに生きるのが一番いいんですね。

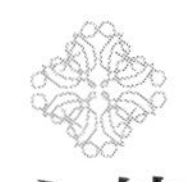

娘を身ごもって、未来の地球を頭ではなく心で考えられるようになった

佐々木　東日本大震災で被害を受けた東北の女性たちのためにビジネスを行うなど、多彩なプロジェクトを手がけられていらっしゃいますね。弱い立場の人の気持ちをわが子や自分のことのように感じ、行動する姿勢は、豊かな母性愛を感じます。

渡邊　それはうれしいですね。私は43歳で、シングルマザーとして娘を生んでいるんですが、身ごもったときに、なぜこの子は私を選んだのだろうと考えたのです。

佐々木　大きな転機ですね。

渡邊智恵子さん

渡邊　娘が生まれた1995年は、阪神大震災やオウム真理教事件などの影響で、人々の価値観がドラスティックに変わった年でした。

ふっくらした頬を見つめながら、この子がどういう社会に生きるのかということを本気で考えなければならないと、頭ではなく、心で考えられるようになったのも大きな変化でした。そのために、オーガニックコットンの仕事だけではなく、社会全体のために、未来の子どものためにどのようなことができるのか、考えるようになりました。

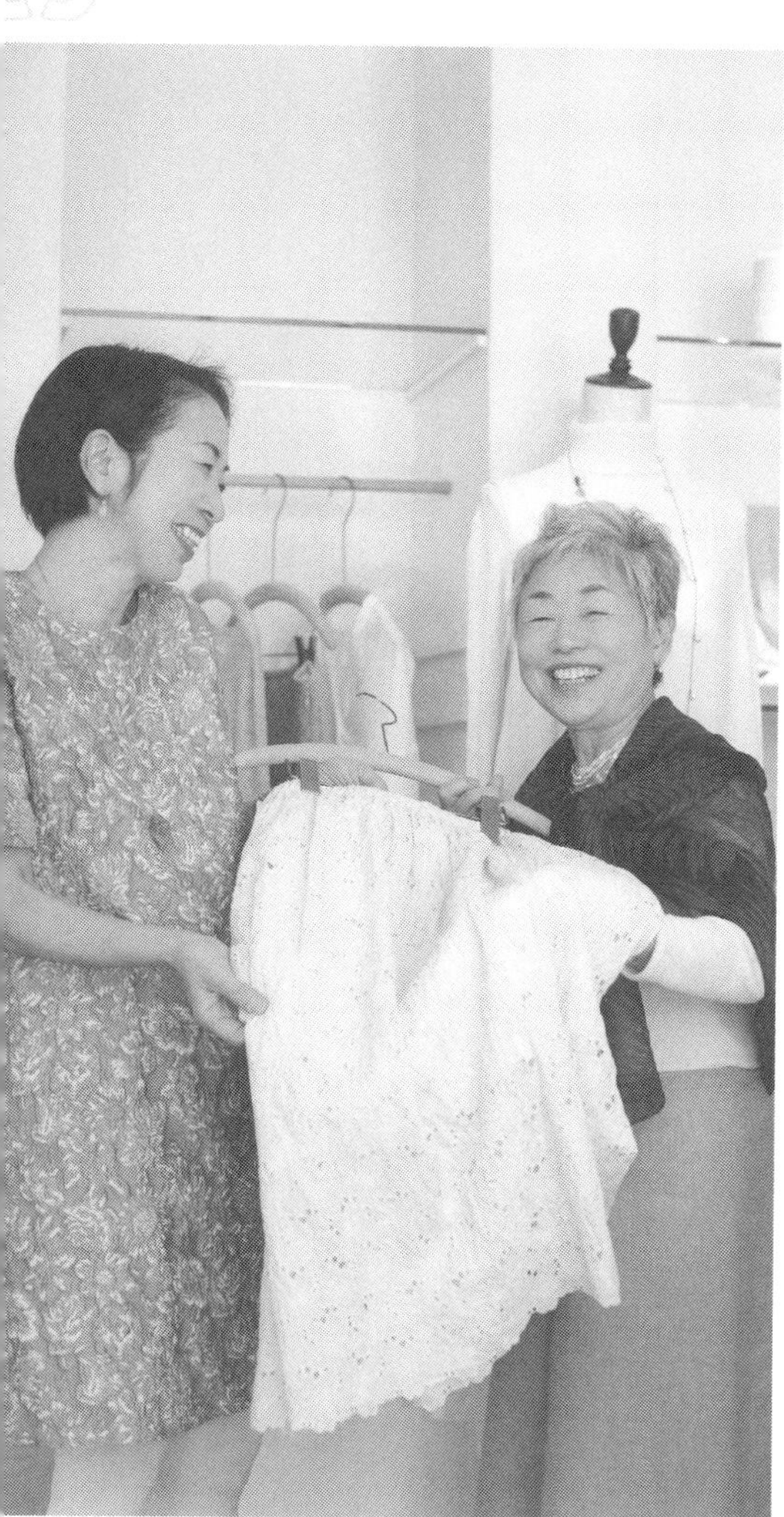

オーガニックコットンのレース地のロングスカートなど、着心地良くデザイン性の高いものを提供する。

佐々木　素敵なお話です。

渡邊　オーガニックコットンとの出会いで知った言葉があります。それは「セブンスジェネレーション」。自分たちが今行っていることは七世代先にまで影響することを忘れてはならない、という意味です。目の前の石ころじゃない。七世代先を見て行動しなければいけない。先日立ち上げた「22世紀に残すもの財団」はそこから来ています。七世代、３００年先といわれてもピンとこないけれど、22世紀、あと80年後なら想像がつきますよね。あなたの孫はどんな世界に住んでほしいか、考えてみようって。

佐々木　確かに、今の時代と22世紀は、今を生きる私たちがつないでいかなければなりませんね。

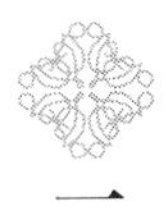

一定にとどまらず、はかないのが自然。だから愛おしく、美しい

――渡邊さんがオーガニックコットンを広めはじめてから30年。世の中にも「オーガニック」という価値観が広く受け入れられていますね。アロマの現場ではいかがですか？

佐々木　意識がずいぶん変わっていることは強く感じます。バブルの頃は、自然というと、古くさい地味なものととらえられがちでしたが、いまは違います。「なぜ、この商品はオーガニックではないのか」と、聞かれるほどオーガニックが身近になり、自然志向の人がぐんと増えました。価値観は時代でここまで変わるんだというのは、肌身で感じています。

香りにしてもそう。合成香料は強く、長く香らせることができるけれど、果たして香りは強ければいい、長く香ればいいというわけでもないのでは？という思いは、実際にアロマをやってみて気づくことだと思うんですね。さらに植物の香りの強さや柔らかさ、余韻も千差万別。同じ植物でも環境によって微妙に香りが異なります。それも魅力なんです。香りは種類も多彩です。

渡邊　そうですね。いつも同じ匂いでは、トイレの芳香剤と一緒ですもの。

一同　（笑）

渡邊　自然は個性があり、はかなさがあ

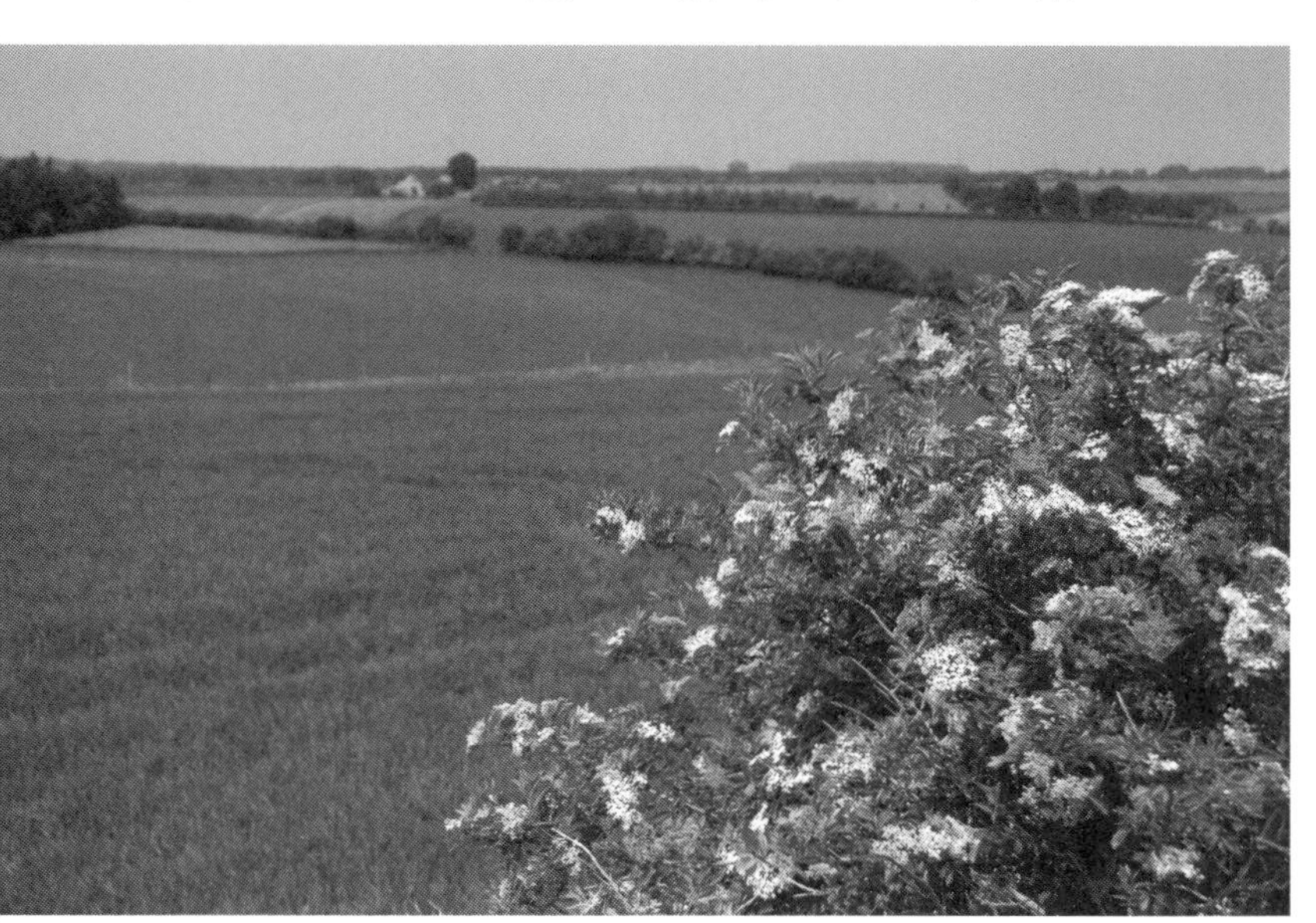

英国コッツウォルズ地方のエルダーフラワー。

る。だからこそ愛おしさがあるのだと思います。

佐々木　確かにそうですね。

渡邊　老いを受け入れるというのもそういうことかもしれません。手のシワも自分の生きてきた証だと思うと愛おしいんです。香りもハーブも、サーッと消えていくときに、もう少し香ってほしかったなと感じる。この気持ちが自然のよさだと思います。

佐々木　はかないから美しくもある。オーガニックコットンも、使い込むと柔らかくなったり、風合いが変わったりと育てる楽しみがあると聞きます。ものを大切にする心を取り戻せる、そんなところも自然ならではですね。ハーブやアロマも、生活に絶対必要なものというわけではないけれど、使うことで癒やされたり、元気になったりするるんです。私はそういう生活を提案できればと思うんです。

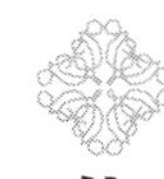

仕事が人生を豊かにしてくれる

渡邊　私も佐々木さんも、長年、第一線で仕事をしてきましたよね。

佐々木　そうですね。

渡邊　私にとってはやはり仕事が人生ですし、希望でもあり、夢へとつなげてくれるんです。仕事が人をつくるんですよね。これまでの私の仕事や活動は「女だからできたこと」という自信があります。

佐々木　本当ですね。私自身も、今の仕事をしていなければどんな人生になっていたのかと思います。

渡邊　斜に構えていると、斜に構えた人しか集まらないんです。仕事を一生懸命することで、まわりもついてくるんですよね。

私は、すべてにおいて成功する秘訣は、感謝、素直、明朗の3つにあると思っています。中でも大切なのが明朗、つまり明るさ。この言葉を読者のみなさんに贈りたいと思います。

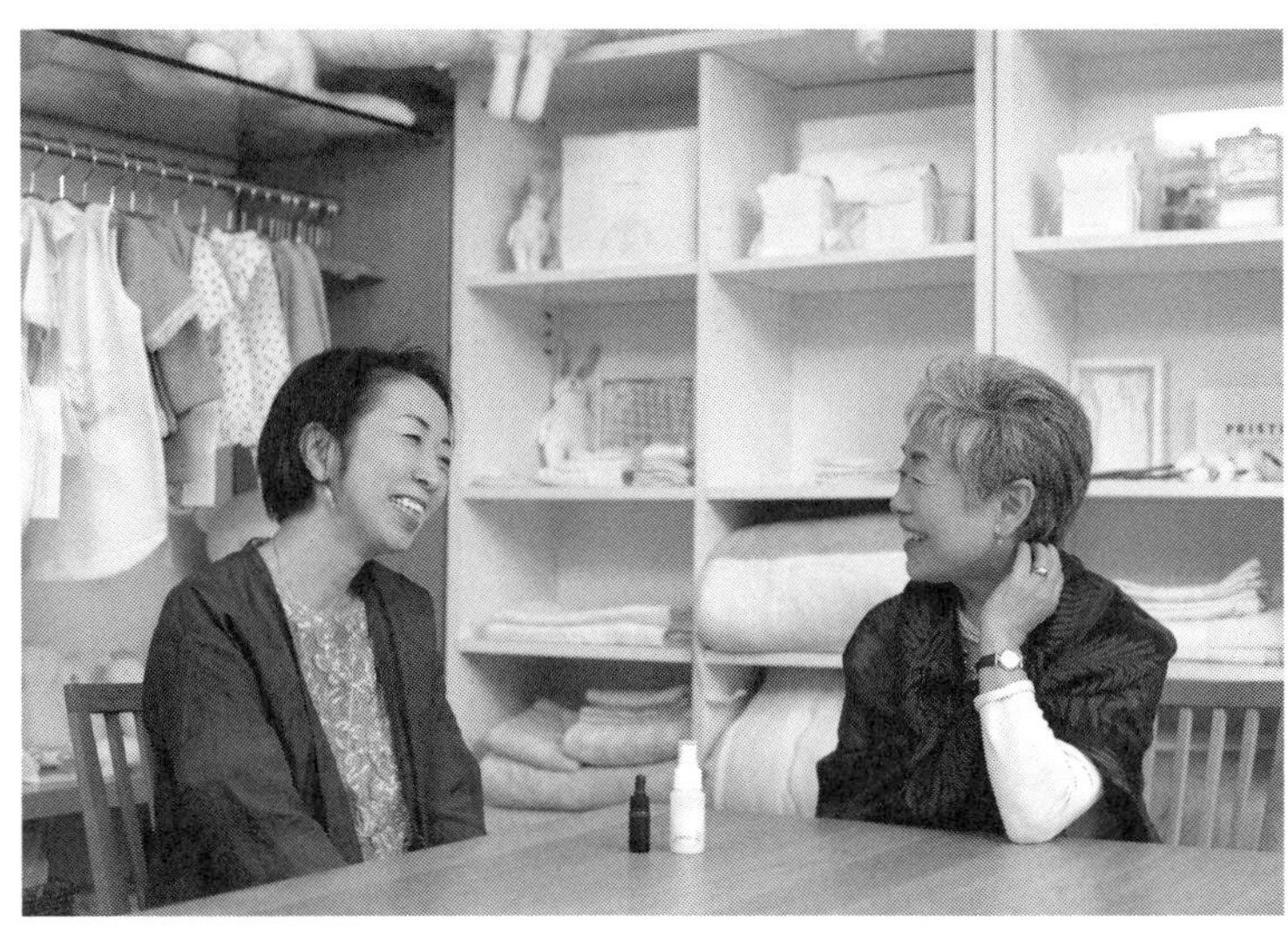

つくる

箕輪直子さん

Naoko Minowa

生まれも育ちも東京・神田。都会しか知らない少女が染織に魅せられ、やがて染織家として自然の美しさを形にしていく。庭木やハーブなど身近な植物の色の美しさ、草木染めのコツについてうかがいます。

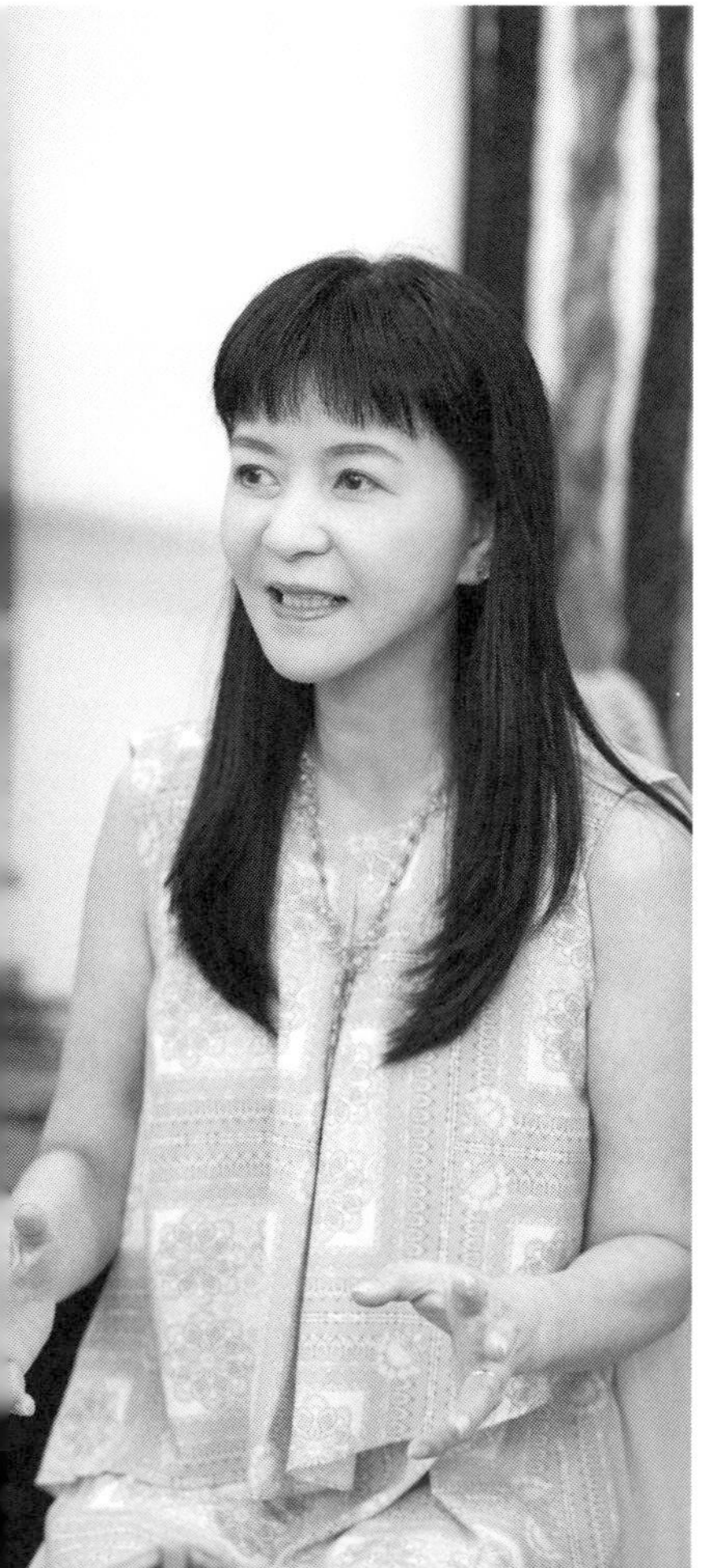

Profile

染織家。日本染織協会会長。Studio A Week（スタジオ　ア・ウィーク）主宰。共立女子大学家政学部美術学科染織専攻卒業。自身の造語「庭木染」は、庭にある、つつじ、南天、つわぶき、きんもくせい、ばら、くちなし、柿などを用いて、誰でもどこにいても染めを楽しむものとして名づける。染織家としての活動は幅広く、作品の展示、販売や講座の開講で後進を指導するほか、NHK大河ドラマ「八重の桜」の機織りシーンで染色技術全般の監修、同局の連続テレビ小説「花子とアン」で糸を紡ぐシーンなどの監修を行う。著書に『草木染め大全』、『手織り大全』、『手織りを楽しむ　まきものデザイン200　増補改訂版』（いずれも誠文堂新光社）ほか多数。

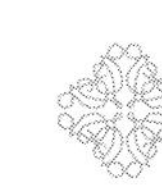

中学2年で目にしたある光景から染織家の道へ

佐々木薫（以下、佐々木）　染織家としてさまざまな活動をされていますが、箕輪さんが染織の世界に入ったのは、どんなきっかけからだったのですか。

箕輪直子（以下、箕輪）　共立女子中学校の2年生のとき、演劇部で『夕鶴』を上演することになりました。大道具担当だったので、機織り（はたお）の音を録音させてもらおうと、同じ敷地内にある共立女子大学に出向きました。染織コースの教室で見た光景が鮮烈で、そのときに「大学にいったら染織を学ぼう」と、どこかで決めていたのだと思います。

佐々木　そのとき、どのような光景を目にされたのでしょうか。

箕輪　キレイな女子大生のお姉さんが、原始的な機織りをしている。その姿にまずびっくりしました。そして、その向こうの窓の外には、首都高が走っている。そんな近代的な環境の中で機織りをしているというのは、「何だかかっこいいな」と思ったんです。その学生が、機織りの音を録音する中学生の私に、とても親切にしてくださったというのもうれしかったですね。

佐々木　それでは、そのときの思いを胸に、そのまま大学へ進学された？

箕輪　はい。当時習った先生は、しっかりした色を出すために、まずは化学染料を使い、それだけだとキンキンした色合いになってしまうので、草木染めを多少かぶせ、色に落ち着きを出すという「染め」の方針の方でした。最初に染めたのは、ヤマモモ。ジャムなどにもなる赤い実のなる木で、その木片チップで染めました。煮出すと鮮やかな黄色になって、「こんな見た目なのに、こんな鮮やかな色になるんだ！」と、意外性を感じたのを覚えています。

佐々木　もともと草花などに興味をお持ちだったのですか。

箕輪　その逆で、生まれも育ちも大手町に近い神田なのです。庭がある家に住んでいる友だちは1人もいない環境だったので、植物そのものが珍しくて。その後、結婚して千葉県の市川に住んだことがあるのですが、江戸川のススキ野原を見て「畑だ！」と思ったくらいでしたから（笑）。

佐々木　実は私も染織には興味があって。20代前半から、自然のものを使って、何かをつくるのが好きでした。着るものも天然繊維のものしか身につけたくないと思うくらいだったのです。その頃、長野の山の中で、草木染めのワークショップに参加したことがあります。ススキやヨモギを刈り取り、釜戸で煮立てて毛糸を染めたのですが、一番たいへんだったのは、薪で火を焚くことでした。ようやく上手に火をつけられるようになったら、もう帰る日になってしまったのが、残念でしたね。

箕輪　そういうことがお好きだったから、生活の木に入社されたのですか。

佐々木　草木染めは完全に自分の趣味でした。織りなどにもとても興味があったのですが、やはり機織り機がないと、なかなかできなくて。それで、独学で編み物を楽しむようになったのです。そのうちに、会社で扱う商品が陶器からハーブに移行し、オリジナル商品を開発するようになっていきました。その過程で、ハーブ染めにも取り組むようになり、仕事が趣味になったのではなく、趣味に仕事がついてきた。これは面白い展開でしたね。

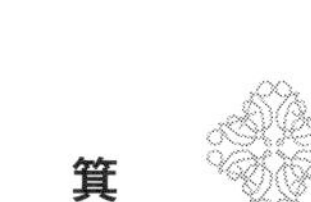

草木染めのサンプルづくりから縁あってハーブ染めも開拓

箕輪　私も学生時代は、作家さんのアトリエに通い、そこで行われる染織の夏合宿に参加したり、友だちの別荘のまわりに生えている植物で染めをさせてもらったりしていました。ただ、卒業してすぐに結婚してしまったので、さすがに旦那さんを置いて山籠もりするわけにもいかず（笑）。市川のほうの古い一軒家に住むことになったので、庭にあるものを1つずつ染めてみようと、南天やススキなどの庭木染めをはじめたのです。

佐々木　それはいいですね。私は山里で草木染めを体験してから、通勤電車で窓の外を眺めながら、このへんにはススキ、あの辺にはセイタカアワダチソウがある、あそこではもう花が咲いているなどと植生を見るようになり、新しい視点をもらった気がしました。

箕輪　市川では庭の木を切ってくださる庭師さんに「どこかにクルミの木は生えていませんか？」と尋ねて、教えてもらったりしていました。今は催事場の展示などから、お花をいただくこともあります。初春になると、さまざまな桜のアレンジメントが置かれたりするので、設営している花屋さんに「お花の展示が終わる日に行くので、ください」とお願いして、最終日に遠慮なくいただいたり（笑）。ですが、一般的に植物を染めるのに一番いい時期は、中にエネルギーが宿っているとき。桜なら、これから花を咲かせるという開花の直前が一番いいんです。でも、もうすぐ咲く桜の枝を切るというのは、普通はできないですからね。

佐々木　やはり、タイミングを選ぶのも大事ですね。ススキは穂が開く前がいいとか、きれいな黄色に染まるセイタカアワダチソウも、花が咲く前がいいと聞いたことがあります。草木染めはまさに植物の命をもらってできるものですね。ところで、ハーブ染めをはじめたのは、どのようなきっかけからだったのですか。

箕輪　まだハーブがそんなに一般的ではない頃に、ハーブの輸入業者さんから連絡をいただいたんです。その会社の意向としては「お茶を飲んだり香りを楽しむ以外に、ハーブを染料として使うことを検討しています。現物を提供するので、実際に染めてみて、その結果を資料にまとめてくださいませんか？」と。

佐々木　それは面白いお話ですね。

箕輪　その前から、市川の家の庭の植物で、いろいろと染めていたのですが、染めたものがどんどん溜まってしまって。それらを使って材料費くらいは稼ごうと思ったとき、染織資料やサンプルを売るのはどうかと思いついたのです。毎月1つの植物をテーマに、媒染剤や濃度を変えながら、

10色くらいに原毛を染め分けた資料と、その染め方を書いたサンプルを毎月送ります、ということをはじめました。その後、雑誌『月刊染織α』から「原稿を書きませんか」と声がかかり、その記事を見て、先ほどのハーブ輸入業者さんからの問い合わせがあったというわけです。

佐々木　ハーブで染めるサンプルは、どのような感じでつくられたのですか。

箕輪　ハーブで染めた100色を「ハーブファイル」として、限定300冊くらいで販売しました。当時はそうしたものが珍しかったのか、一か月くらいで売り切れてしまい、そこからいきなり〝ハーブ染めの箕輪さん〟ということになってしまったというか（笑）。

佐々木　ハーブというと、お茶で飲むものと思われがちですが、草木染めに使う植物も、ハーブです。「アイ」のように、染める前に葉を発酵させたり、複雑な工程があったりするものもあります。ベニバナは染料の印象がありますが、

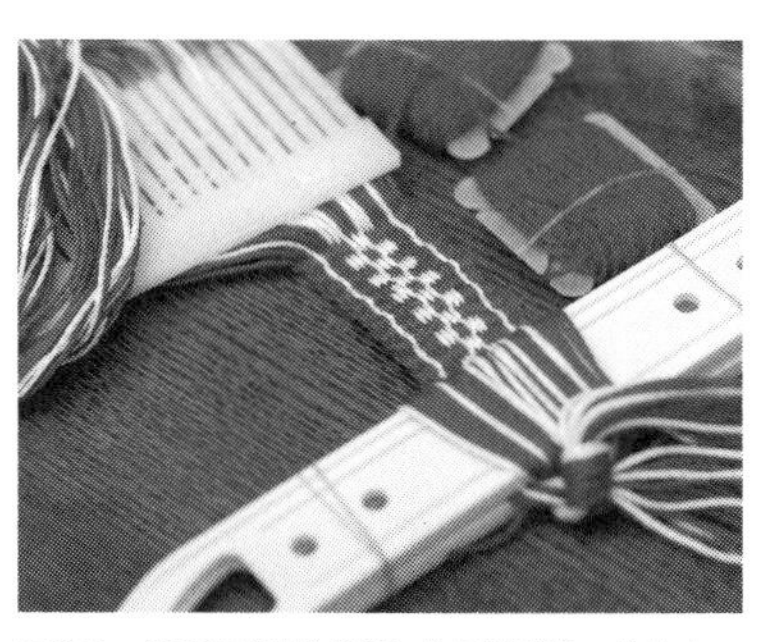

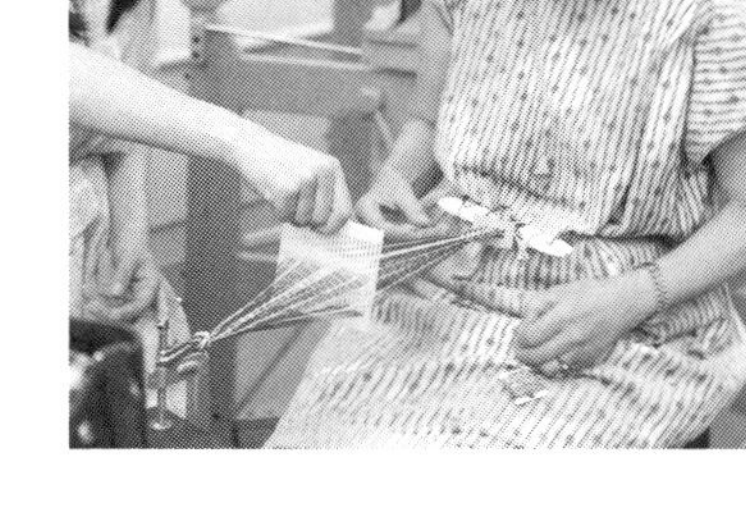

写真左：場所を選ばず楽しめる織機「ヘドルルーム」。艶やかなスーピマ綿での市松模様織りに佐々木さんも挑戦。写真上：実際に佐々木さんが織ったもの。ベルトや犬のリードとして使える。

これもハーブです。

箕輪　藍の生葉染めなら、まだいけるかもしれません。藍はベランダなどでも、けっこう簡単に育つんです。葉を水の中に入れてゴシゴシ揉むと、水が緑色になり、その中に布を入れると、夏の空くらいのブルーにはなりますよ。

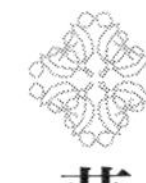

草木やハーブ染めをもっと手軽に楽しんで

――草木染めをやってみたいという初心者の方向けに、おすすめの方法はありますか？

佐々木　ハーブティーとして買ったけれど、口に合わなかったものなどを活用してみるといいと思います。そのお茶を煮出して、それで染めてみる。カモミール、ペパーミント、レモングラスなどはきれいに染まります。ティーバッグ２、３個でも、小さな物なら染められます。植物で染める繊維は、絹やウールなどの動物性のものがおすすめです。

箕輪　そうですね。木綿は意外と染まりにくいので。手荒れやかかとのひび割れ予防に使う、シルクの手袋や靴下などが良いのではないでしょうか。あとは花びら染めなどもいいですよ。花びらを酢水の中で揉んで、シルクのハンカチや和紙を染めたりするのは、気軽に楽しくできてよいかもしれません。

佐々木　煮出さないので、花の色をそのまま活かせますね。どのくらいの量の花びらを使われますか?

箕輪　スカーフを染めるとすると、15～20gなので、その3倍の50g前後の花びらが必要になります。両手に山盛り一杯くらいですね。母の日にもらったカーネーションなどをビニール袋に入れて、冷凍させておくんです。それで、ある程度溜まってきたら、染めに使う。冷凍しておくと、花びらが簡単に崩れて染めやすいというメリットもあります。

佐々木　いわゆる伝統的な方法とは別に、そういうやり方を知っていると、初心者でも気軽に手を出せますね。長年、染織に携わってこられた箕輪さんですが、草木染めには、どのような魅力があると思われますか?

箕輪　化学染料と比べると、草木染めのほうが、染めている工程が楽しいというのはあるかもしれません。特にハーブ系のものは香りがするので、染めながらアロマテラピー効果も得られますし。

佐々木　化学染料と草木染めの違いって、合成香料と天然香料の違いと同じだと思

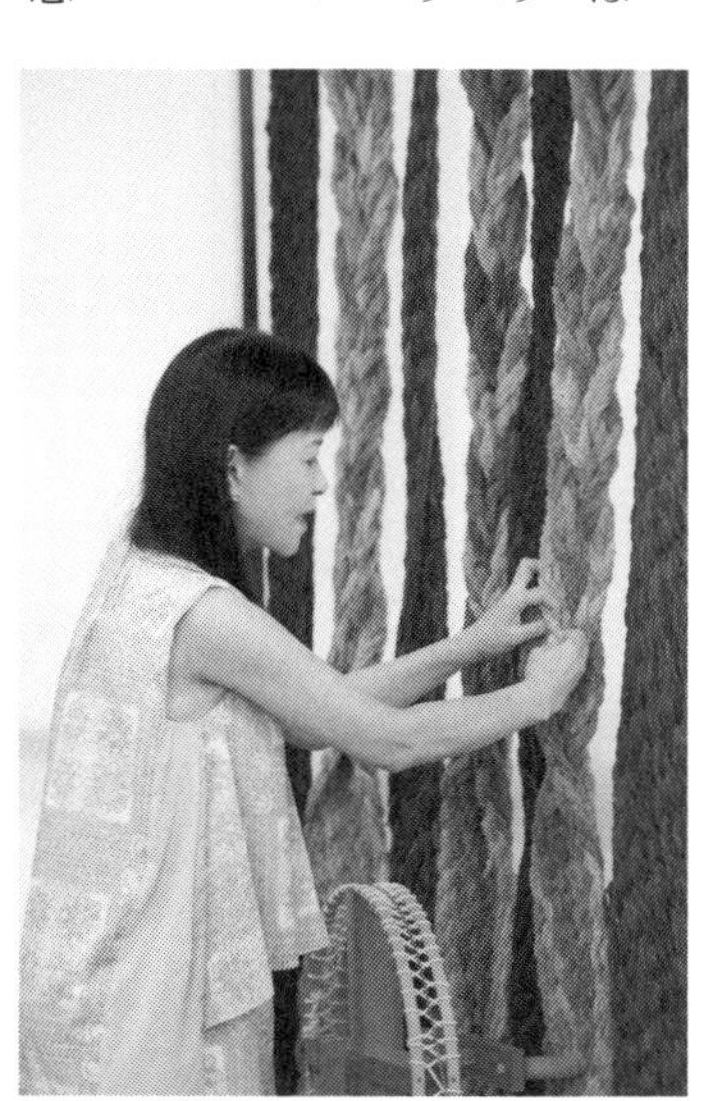

ゆび織りでつくった2mを超えるタペストリー。染色も箕輪さんがすべて手がけている。

います。草木からもらった色というのは、化学染料の均一な色ではなく、ひとつの色の中にスペクトルがあり、いろいろな光が混じり合ってできた色。だから、すごく優しい色合いになるのだと思っています。

箕輪　そうですね。ハーブ染め同士の色味は、合わせやすい。ぶつかり合わないという特徴もありますものね。

佐々木　私にとって、植物を材料として染色をするというのは、すごく衝撃的なことでした。志村ふくみさん（※）の本を読んだりしながら、植物の命の輝きのようなものを染色の中に感じるようになり、自分の意識が、より植物に近づけたように感じています。

箕輪　私の中での衝撃というと、やはり学生のときにはじめて染めたヤマモモですね。たんなる木片から、こんなに鮮やかな黄色が生まれるなんて！と。

佐々木　染める人によって、色の出方が違うというのも、個性的で面白いなと感じています。タマネギの皮は、とても強いオレンジや黄色になりますが、ある方が染めたものを見たら、あまりにも柔らかな色合いで。同じ濃度で同じように染めても、染める人によって色の出方が違うというのは、興味深いですね。

箕輪　イランにはギャベという毛足の長い手織り絨毯がありますが、イランだとタマネギはピンクに染まるそうです。赤タマネギを使うこともあるようですが、一か月ほど発酵させるそうなんです。

（※）染織家。紬織の重要無形文化財保持者（人間国宝）。
草木染めの糸を使用した紬織の作品で知られている。

佐々木　その土地の水によっても、仕上がる色は違うのでしょうね。北欧の草木染めなども、本当にきれいで見とれてしまうくらいですし。

箕輪　ひと口に草木染めといっても、いろいろなタイプがあるのが面白いですね。

佐々木　志村さんの本にもありましたが、私たちが目で見ている、その植物の外側に出ている色は「出してしまった色」。染めることで出るのは、その植物が「もっている色」。だから、目に見える「出ている色」とは違うんです、と。植物による染めには、やはり植物の神秘的な部分が潜んでいるように感じますね。本日は楽しいお話をありがとうございました。

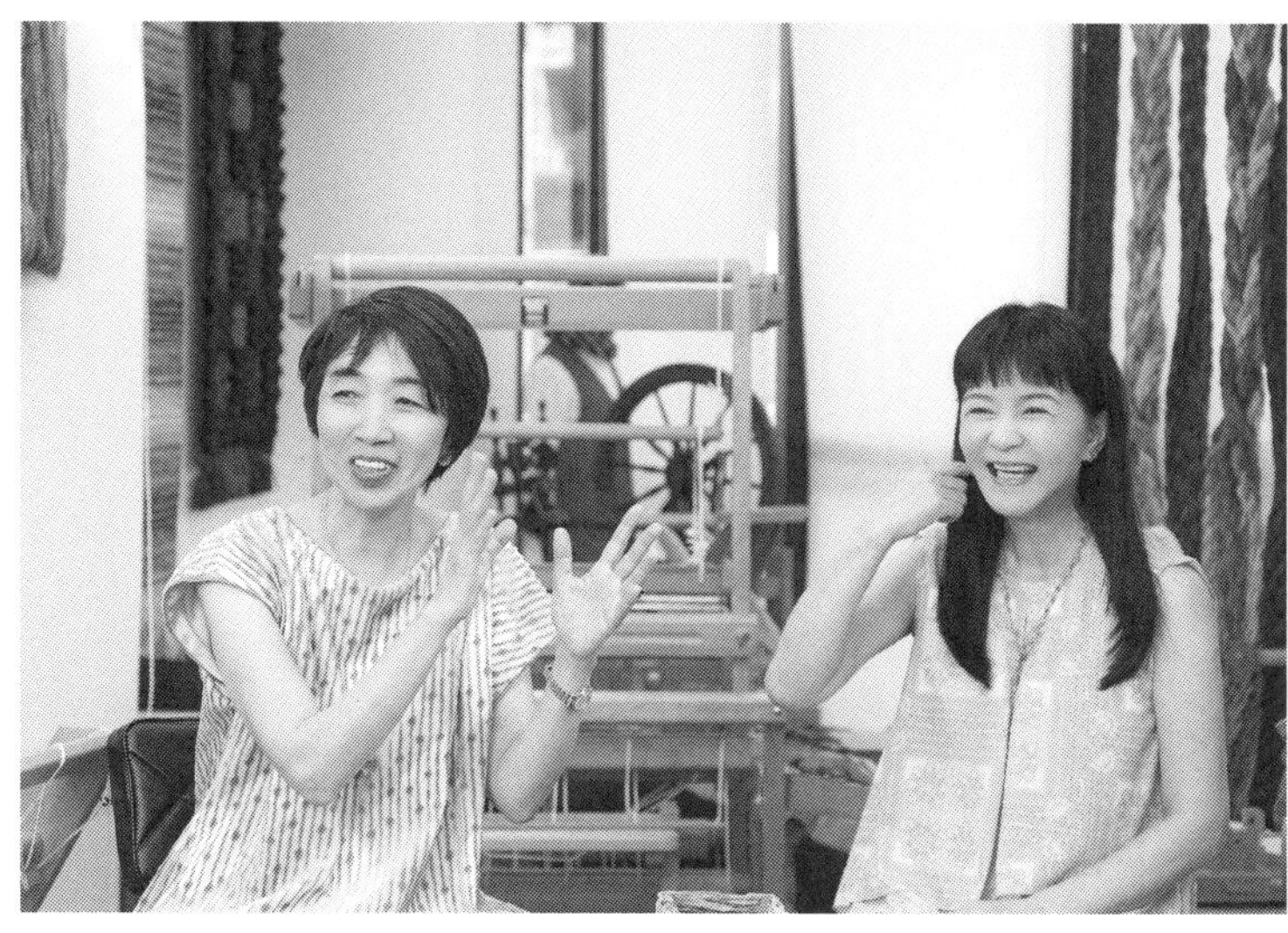

つくる

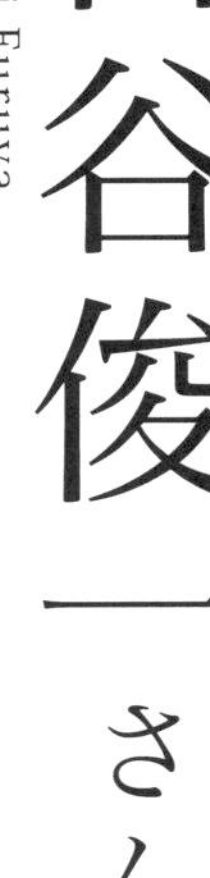

古谷俊一さん

Shunichi Furuya

建築と植栽とを融合させた、数多くのランドスケープデザインを手がける古谷俊一さんに、居心地のよい空間づくりとは何か、植物を生活に取り入れる知恵や魅力について、大いに語っていただきます。

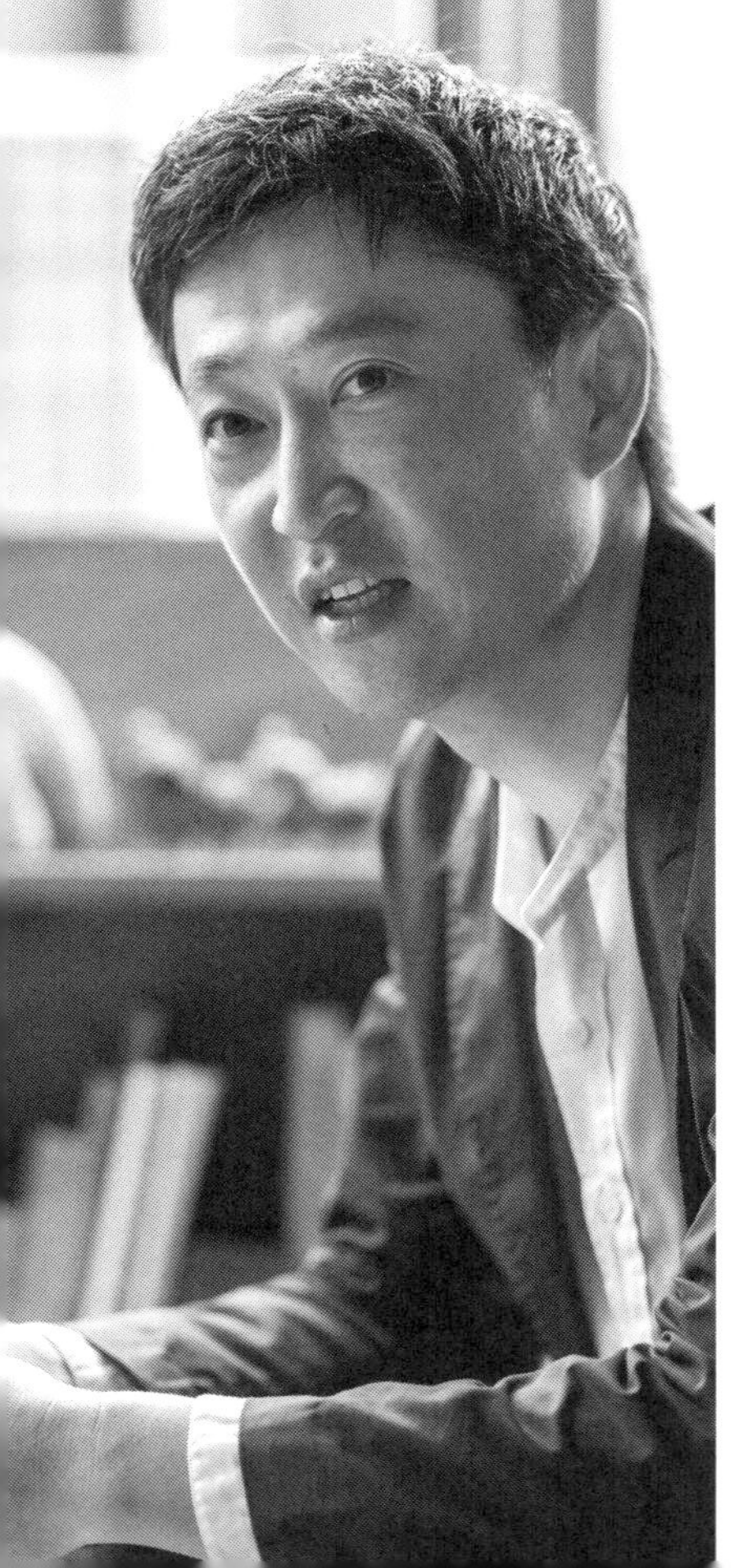

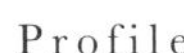

Profile

一級建築士。1974年東京都中央区生まれ。明治大学理工学部建築学科、早稲田大学大学院石山修武研究室を経て南青山に本社を持つイデーに入社。個人、法人クライアントのオファーによる建築、インテリア、ガーデンデザインを多数行う。その後、建築のコンサルティングを行う都市デザインシステムを経て、2009年古谷デザイン建築設計事務所を設立。グリーンを主軸に住宅や商業施設の建築設計、ランドスケープデザインを多数行う。「東京クラシックの２連作」では日本建築設計学会賞はじめ合計６賞を受賞するなど、受賞作多数。一女の父。好きな言葉は「過ぎたるは及ばざるがごとし」。著書に『みどりの建築術』(柑出版社)。

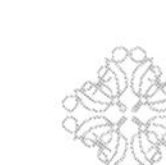

植栽を含めた建物・都市づくりに注目！

佐々木薫（以下、佐々木）古谷さんは一級建築士であり、造園家でもありますが、ガーデンデザインを含めた建築設計を行うようになった、キッカケはどんなことだったのでしょうか？

古谷俊一（以下、古谷）僕は独立前に南青山に本社を持つ、「IDÉE」という会社にいたのですが、そこは家具を中心に花や緑を含めた、インテリアデザインを行う、生活提案型のショップでした。

佐々木　まさにライフスタイルショップのはしりでしたね。

古谷　そうなんです。そのショップでは花屋を併設していたこともあり、いらっしゃるお客さまによく「このままの雰囲気の部屋にしたい」と言われることが多く、自然とグリーンを含めた、建築空間・都市空間を考えるようになりました。あ、もっと昔にさかのぼると、僕は千葉の緑の少ない新興住宅地で育ったので、緑欲求があったのです。そこで20歳の頃、はじめて小さな観葉植物を買い育てたことで、グリーンが好きになったことも影響しているかもしれません（笑）。

佐々木　どんな植物だったのですか？

古谷　スパティフィラムです。実はそのときのものが、株分けなどを繰り返し、今でもあるんですよ！　これがそうです。もう20年以上も健在です（と、オフィスにあった鉢を見せてくれる）。

佐々木　わあ、かわいらしいグリーンですね。20年以上とは、素晴らしい！　植物の育て方や植栽について、特別な勉強をされたのですか？

古谷　イヤ、ほぼ独学です。この鉢以降は、いろいろな植物を何度も枯らしつつ、徐々に植物との接し方がわかってきた感じです。

佐々木　もともと、そうしたセンスがある方なのですね。

古谷　建築をしていてよくあるのが、建物は素敵なものができたのに、植栽を含めたエクステリアまで、お金がまわらなくなってしまうことです。それなら、最初からそこまで予算をとって進めたほうが、結果として満足度の高いものになります。建築と植栽を一緒に請け負うメリットは、そんなところもあると思います。

佐々木　古谷さんが手がけた代表作で、グリーンが印象的なものといえば「渋谷ＭＯＤＩ」

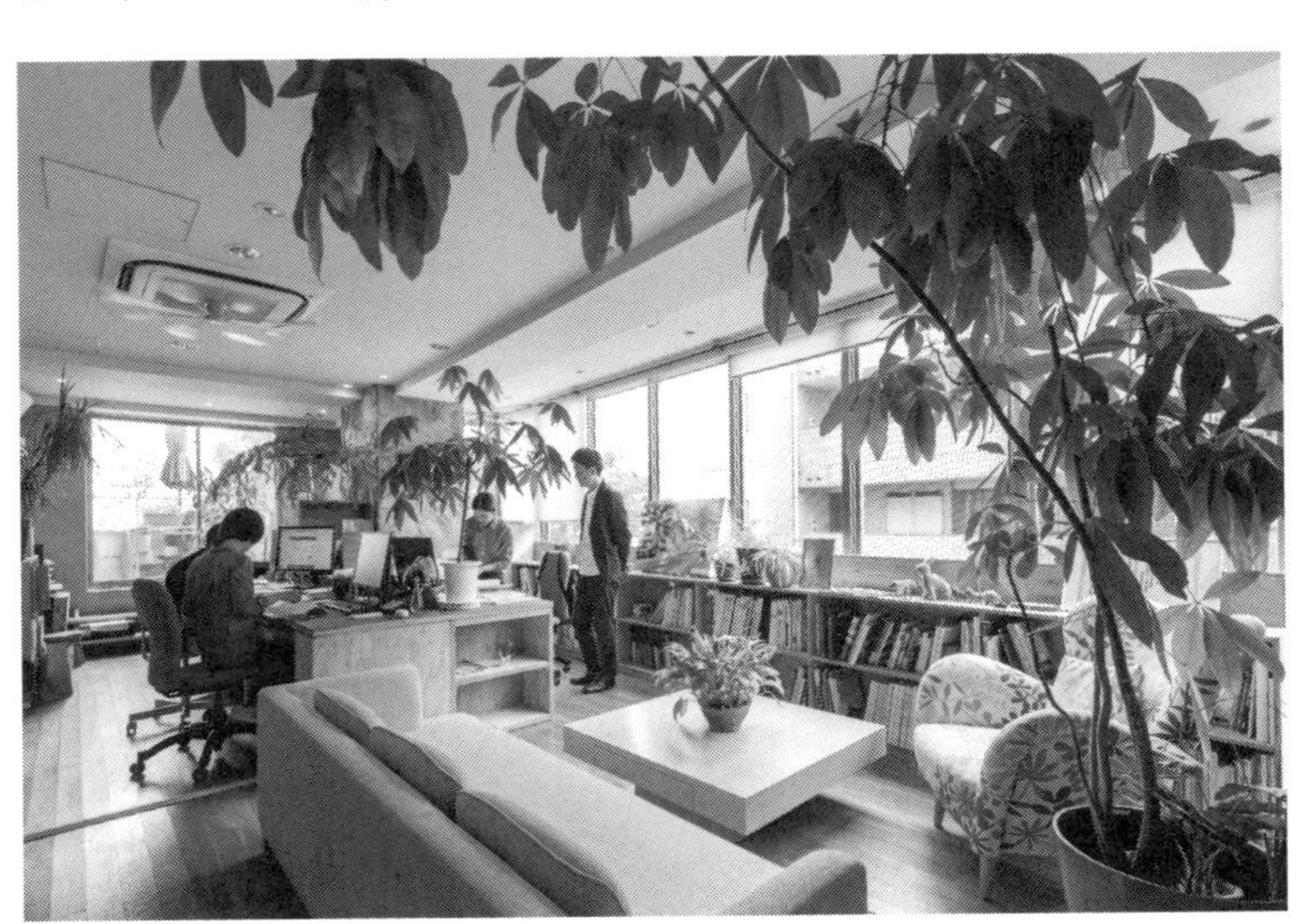

目黒区の閑静な住宅地にある古谷デザイン建築設計事務所。随所にグリーンが配され、自然光が心地いい空間になっている。

があります ね。あそこは緑が本当に心地いい空間になっています。

古谷　ありがとうございます。あの場所は神南エリアの南端に位置します。そこで、壁面に本物のグリーンを配し、都会のクールスポットになるように考えました。

佐々木　何種類くらいの植物が植えられているのですか?

古谷　130種くらいです。ちょうど人の身長くらい、目線の高さに、花や実がなる植物を植えてあり、四季を感じる演出をしています。

佐々木　ベンチもあり、都会の憩いの場になっていますね。

古谷　渋谷は広告の街なので、ファサードの内側から見ると、グリーンの合間にデジタルサイネージも配していて、それ越しに都会の街並みが見える……という景色にもこだわりました。

佐々木　今度、意識して観察し

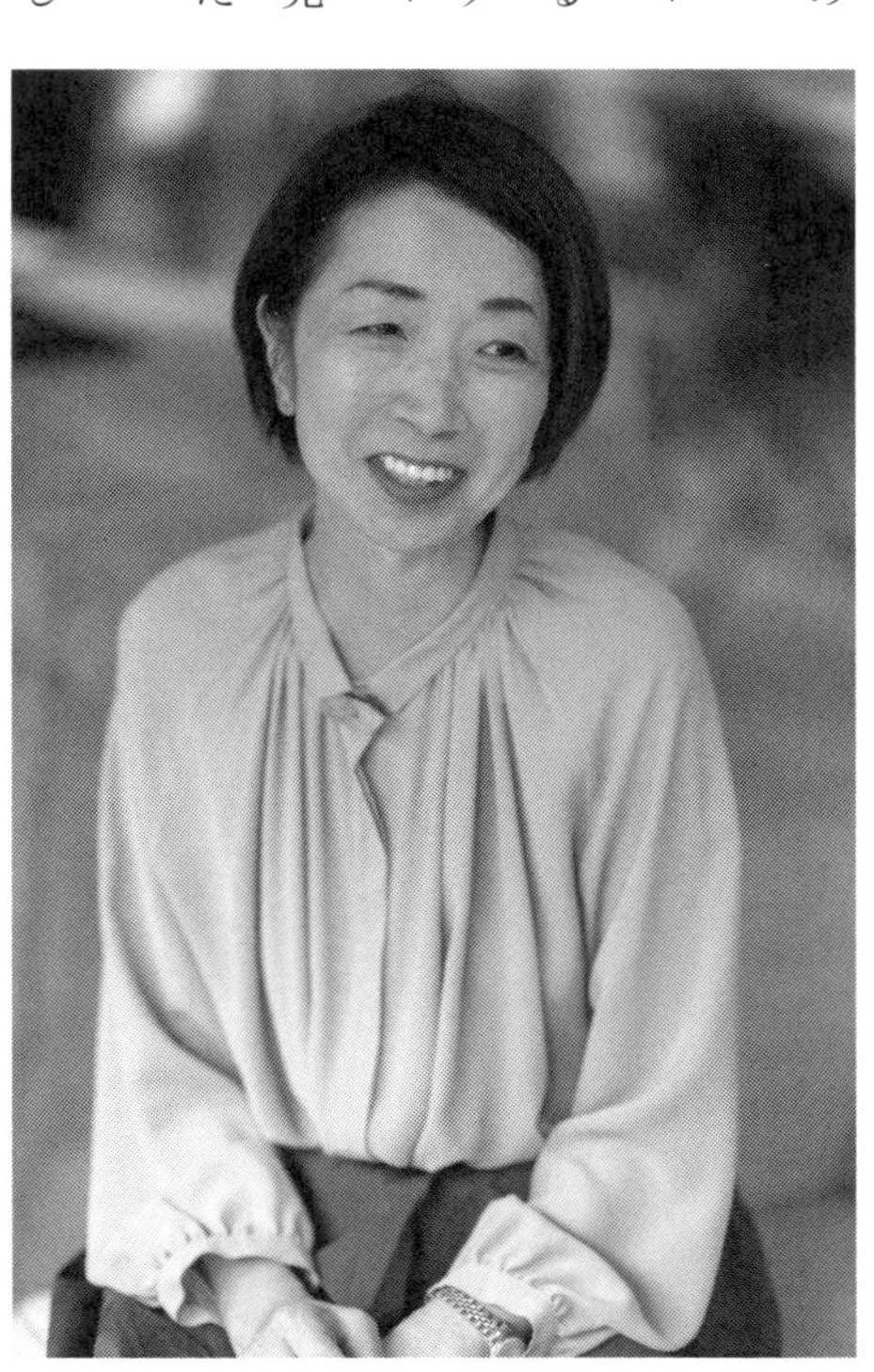

てみますね。都会にあっても、自然を感じることってすごく大切だと思います。私自身がそれを痛感したのは、３・11の大震災のときでした。私はそのとき、オフィスにいて、帰宅できなくなり、そこに1泊しました。オフィスは窓も開かず、外の空気も入らず、照明は蛍光灯で、とても無機質な空間です。そこに一晩いたら、具合が悪くなってしまって……。

古谷　今のオフィス建築は、高気密・高断熱で、外気を入れずに、空気をまわすことが多く、乾燥もしていますからね。

佐々木　そこで、壁にＥＭ珪藻土（けいそうど）という自然素材を用いている生活の木の原宿表参道店ビルに移動したら、空気が全然違うんです。自然素材があるだけで、こんな

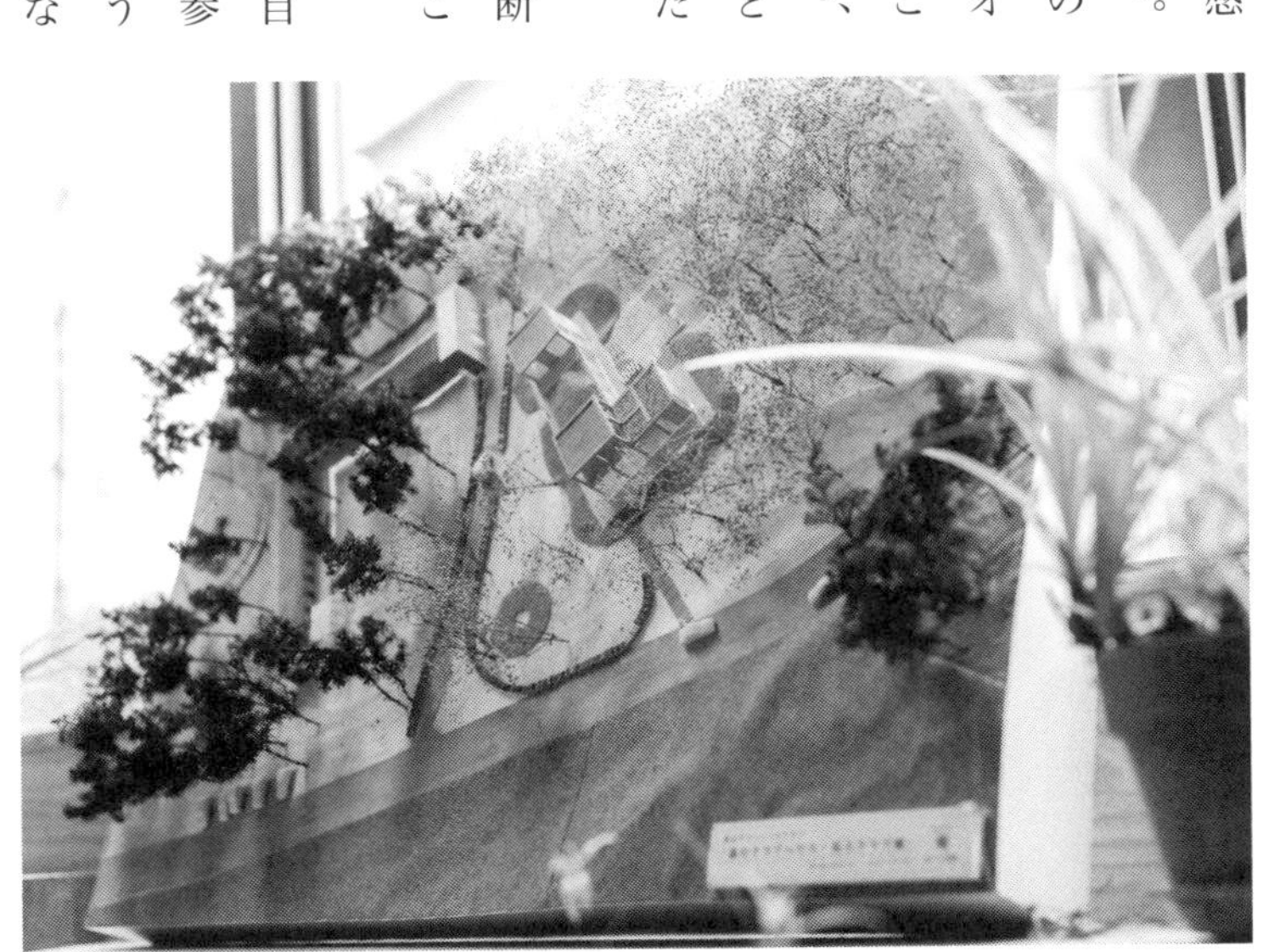

古谷さんが手がけた「東京クラシック森のクラブハウス」の建築模型。
厩舎の屋根に芝生を敷き詰めるなど緑が多用され、自然に溶け込む。

に空気感が違うのだと、改めて驚きました。

古谷　やはり、珪藻土や漆喰（しっくい）などの壁は空気を浄化して、湿度もいい具合に保ってくれますし、ソファやカーテンの生地ひとつでも、自然素材があるだけで、心地よさが変わりますね。

佐々木　まさに、それを実感した出来事でした。

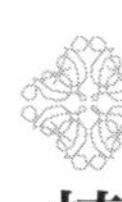

植栽が資産価値のひとつになる時代に

――佐々木さんはやはり、お仕事柄、植物を育てたりしているのですか？

佐々木　以前は庭でいろいろ育てていましたが、〝使える〟植物が中心になりました。だんだん自分に必要なものが絞られてきて、今はマンション住まいということもあり、バジル、チャイブ、大葉など。

古谷　料理に使えるものばかりですね（笑）。

佐々木　（笑）。それに、母がそうだったのですが、果物を食べたあと、その種を捨てられません（笑）。今、我が家にはアボカドの木があります。食べたあとの種を水耕にして発芽させ、鉢に移して3年を経て、天井に届くくらいの木に成長しています。

古谷　それはすごい。

佐々木　残念ながら実は成りませんが（笑）。生命が身近にあると、気持ちがなごみますよね。私にとっては、ペットのような存在です。古谷さんはハーブなどを植栽に使うことはありますか？

古谷　ありますよ。最近は集合住宅でも、植栽に力を入れる傾向にあり、「四季折々の植物が楽しめる」といったことを宣伝文句として打ち出すケースをよく見ます。共有部分にハーブなどの実用性のある植物を植えて、自分たちの庭、畑として、草取りなどにも参加してもらう形にしたり……。自分たちも楽しみながら、植栽が資産価値のひとつとなりうる時代です。

佐々木　植栽に使う植物にも、トレンドはあるのですか？

古谷　あります。育てやすいこと、手間がかからないことが前提になるので、花が咲くものは敬遠されま

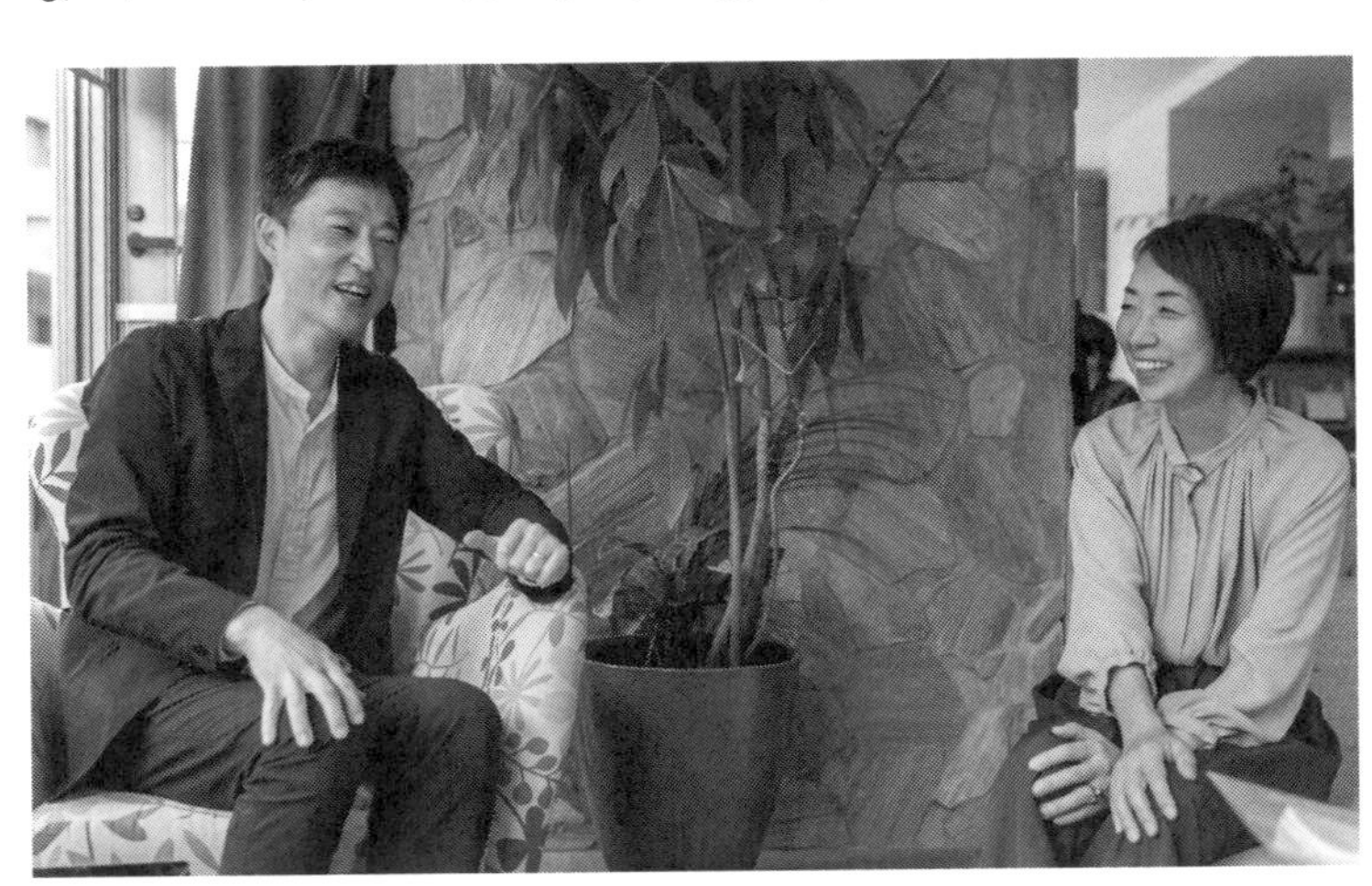

す。そこで、葉に色がついたもの、たとえば、ピンクっぽい緑色だったり、斑入りの葉（一部が白や黄色、赤色に変色したもの）などを加えて、華やかさを出すことが多いですね。

佐々木　確かに、最近よく見ますね。同じグリーン一色より、表情豊かになりますものね。

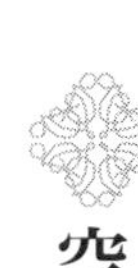

空間づくりにはそこに流れる空気が大切

――快適な空間をつくるには、何が重要だと思われますか？

佐々木　目には見えないけれど、やはり〝空気〟って大切です。その空気感をつくるためには、植物の存在や香りが一役買ってくれますよね。

古谷　最近はホテルや商業施設でも、香りを拡散しているところが増えていますね。

佐々木　そうなんです。品川駅の中にあるエキュートの化粧室は、オープン当時（２００５年）から、天然の精油を使った環境芳香が導入されていて、それが今でも継続しているのに驚きます。

古谷　空間づくりには、建築、インテリア、音楽といった、それぞれのプロがチームで取り組むことが多いのですが、最近では、その中に「香りの担当」も入るようになってきています。

佐々木　それはうれしい傾向です。もっとアロマセラピストや専門家が活躍する場があってほしいです。天然の香りは、芳香も強くなく、持続力も弱いので、コスト的にも効率は良くありません。

でも、それをあえて使うという、天然精油の価値観が受け入れられてきたことが何よりうれしいです。

古谷　天然のものは、やはり魅力がありますよね。

佐々木　古谷さんもご自宅で香りを楽しむことはありますか？

古谷　家ではアロマキャンドルを焚くくらいかな～。でも、自宅の集合住宅の中庭にシンボルツリーとして、泰山木（たいさんぼく）というモクレン科の木があります。これが6～7月に白い大きな花を咲かせます。顔を近づけるといい香りがするんです。

（自宅の写真を見せる）

佐々木　わあ、素敵なご自宅ですね～。

古谷　中庭には100種類以上の木々があり、それを取り囲むように住居スペースが建てられています。

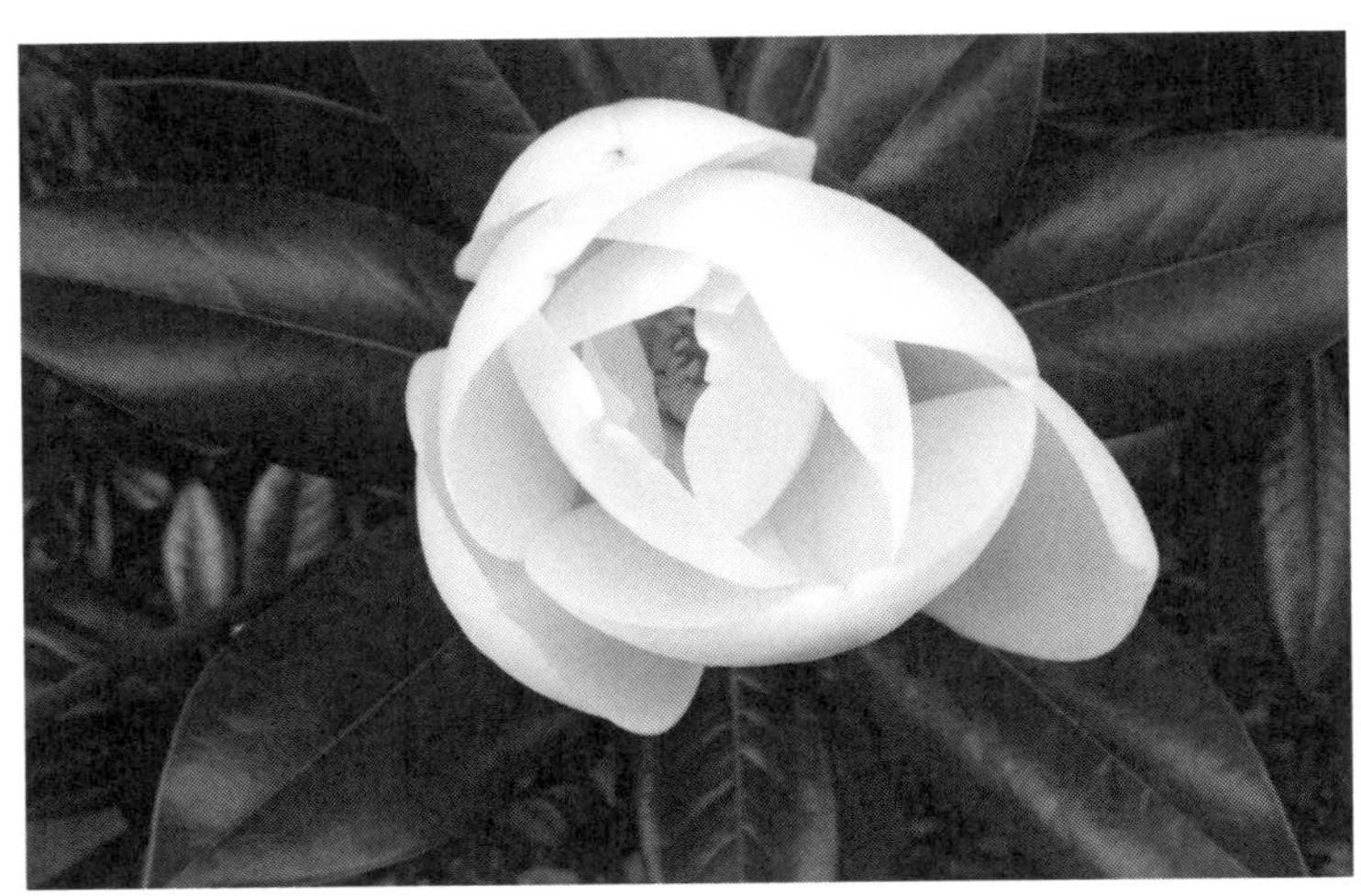

泰山木の花

佐々木　東京でこんなに緑豊かな植栽に囲まれた集合住宅があるなんて！　これはとてもぜいたくですね。

古谷　なかなか貴重です。

佐々木　先日、島根県の出雲に行ったのですが、田んぼや山、あんなに緑に囲まれた環境に身を置くことはなかなかできません。圧倒的な自然の世界でした。地元の方は「ここは田舎で、緑しかなくて……」とおっしゃるけれど、とてもうらやましい環境です。緑を見ることは、目と心にいいですね。

古谷　山に行けば、植物なんて道端に普通に生えているのに、都会ではその緑の鉢に何万も出す人もいる。なんか不思議な感じですね。

佐々木　そういえば、30年以上前ですが、「生活の木」でも、観葉植物をガラス容器に配したテラリウムなどの販売をしていて、すごく好評でした。都会の人には、やはり緑欲求がありますね。

古谷　特にアジアの人は自然に対して、畏敬の念があり、コンクリートのかたいものに囲まれた都会では、自然とその思いがあふれてくるのでしょうね。

佐々木　そうかもしれません。今日はありがとうございました。

つくる

吉谷桂子さん

Keiko Yoshiya

洗練された感性を活かす場を広告業界から庭園へと移し、箱根「星の王子さまミュージアム」など、英国で培った世界観をガーデニングで表現されています。美しい絵画を見ているような対談になりました。

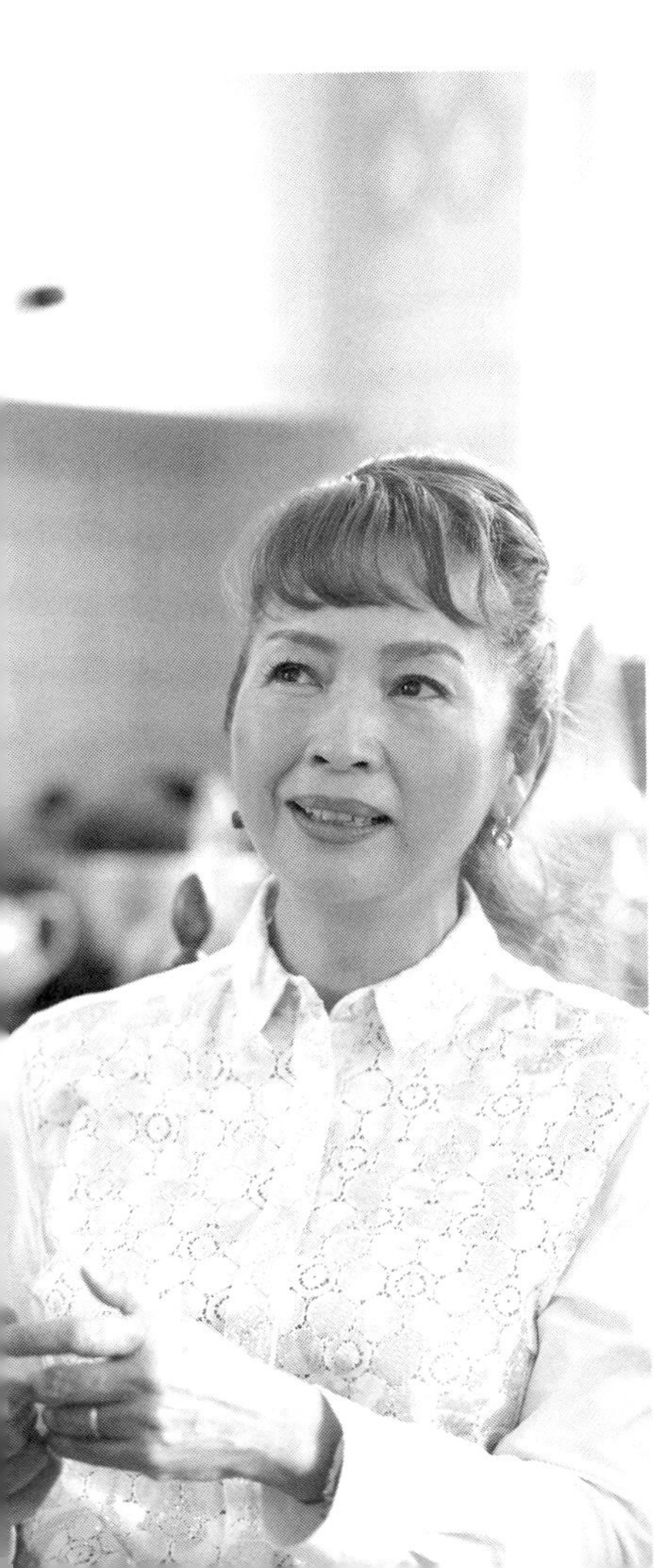

Profile

英国園芸研究家。ガーデン＆プロダクトデザイナー。英国に7年間在住した経験を活かした、ガーデンライフを提案。さまざまなイベントや雑誌などに出演するほか講師を務める。また国際バラとガーデニングショウやレストランなどの植栽デザインを担当。著書に『花の楽しみ　育て方　飾り方』、『寄せ植えの作り方・飾り方』(いずれも主婦の友社)、『吉谷桂子の小さな庭のためのガーデニング術』(ベネッセ)など多数。

ヨーロッパの生活を彩る美意識の文化に憧れて

佐々木薫（以下、佐々木） 現在は園芸研究家としてご活躍ですが、もともとは広告美術のデザインやディレクションなどをされていらしたそうですね。

吉谷桂子（以下、吉谷） 20代～35歳まで、広告業界でデザインの仕事をしていました。米米クラブ出演のＪＡＬのＣＭ「夏離宮」ではキラキラの舞台美術のデザインと制作を手がけたり、オペラの舞台や資生堂製品のパッケージ、有楽町西武のディスプレイなどフリーランスのデザイナーとして充実した日々を送っていました。ただ、35歳を前に、自分は本当は何がしたいのかわからなくなってしまった時期があって。

佐々木 それでイギリスに渡られた？

吉谷 先に向こうに行っていた夫から「一度仕事を辞めて、こっちに来たら？」とアドバイスをもらって。それもそうだなと、１９９２年にイギリスに渡りました。

佐々木 あちらはガーデニングが盛んなお国柄ですが、最初から園芸を学ぶというお気持ちではなかったとか。

吉谷 ヨーロッパは旅行で何度も行っていたのですが、その度に、古いものを大切にしながら、なんて美しい生活をしているのだろうと思っていました。生活を彩る美意識の文化に憧れて、「なぜ、素晴らしいのか。とにかく、ここで暮らす人たちの真似をしてみよう」と。そこで、まずは庭仕事をはじめてみたというわけなのです。

佐々木　なるほど。そこから園芸やアロマ、生活様式など、さまざまな方面に世界が開かれていったのですね。

吉谷　イギリスでは、中世絵画の古典技術も学びました。中世の時代と同じ材料で絵の具をつくるのですが、原材料は植物、土や鉱石など。その中にラベンダー、クローブ、ローズマリーといった精油も入れるんです。中世の画家たちは集中力を保つため、精油をそんな形でも使っていたということに、ものすごく驚きました。

佐々木　そういう使い方もあるのですね！　日本ではあまり知られていないと思います。

吉谷　植物があるからこそ、人は豊かで幸せに楽しく暮らせるんです。決定的だったのは、ウイリアム・モリス（※）の言葉で「人類にとって、もっとも重要でもっとも求められている芸術とは何か。答えは、美しい家である。美しい家は庭を纏(まと)っていなくてはならない。インテリアは庭のつながりになるように」でした。イギリス人はこれをさりげなく実践していています。建築とインテリアデザイン、そしてガーデニングと、興味を持ったことがすべて花と緑に帰結し、「私が実現したいのは、花と緑がある美しい暮らしなのだ！」と思うに至りました。

佐々木　アロマテラピーと出会ったのも、その頃だったのでしょうか。

※ 19 世紀の英国のデザイナー

吉谷　隣の家に住んでいた女性がアロマセラピストだったのです。彼女にはじめてアロマトリートメントをしてもらいました。英語が拙（つたな）かったので、そのときはどういうものか詳しくわからなかったのですが、良い香りでリラックスできるということは、よくわかりました。また、子宮筋腫の手術をして、退院時に先生が傷跡に塗る精油を処方してくれたのですが「あそこのニールズヤードに処方箋を持って行けばいいよ」と。医師も精油を処方するんだ!と、衝撃でした。

佐々木　私は、大学の卒業旅行ではじめて、イギリスを含めたヨーロッパに行きました。もちろん、海外も飛行機も初体験。そのときに印象的だったのは、「フランス庭園は自然を自分たちの思うとおりに整理する。でもイギリスの庭園は自然のままを活かした造り方をする」というガイド

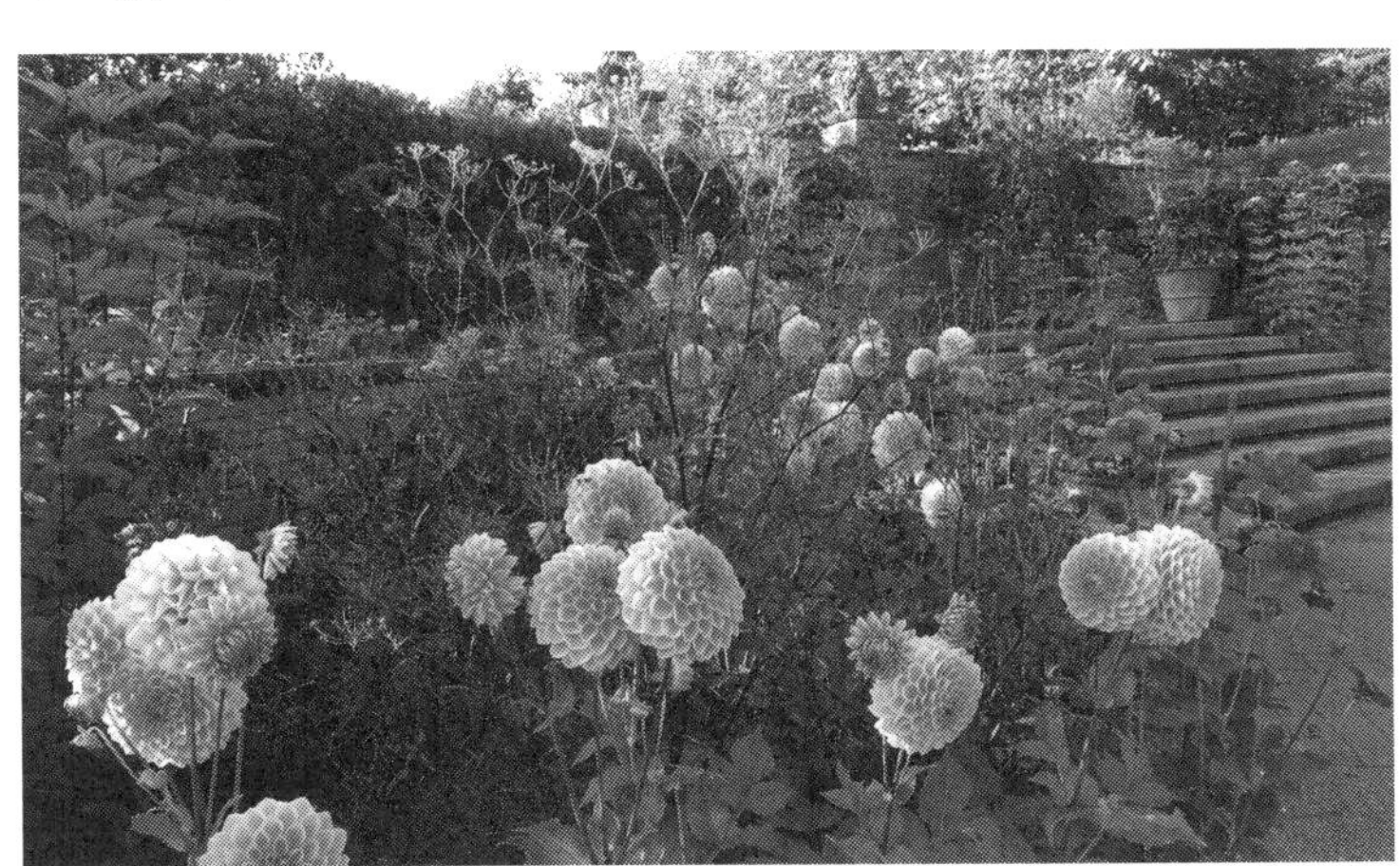

北海道 恵庭「銀河庭園」では、6月開催のイングリッシュガーデンの花フェスタ、7月のローズフェスタなどで、吉谷さんがデザインした美しいガーデンを見ることができる。

さんの言葉でした。その後、日本でもガーデニングブームが起きたときに、その言葉を思い出して、「ああ、なるほど」と。背景に思想や哲学的なものを感じました。

吉谷　やはり、実体験が大切ですね。ヨーロッパのことを知ったつもりになっているけれど、まだまだ知らないこともあるだろうなと思います。

佐々木　アロマテラピーでいうとロバート・ティスランド氏（※）の著書など、本から得る知識が多いのですが、多くの人が「ここに書いてあるからこうなんだ」と思いがち。それが悪いわけではありませんが、体験から吸収した知識とは違う気がします。

吉谷　私の場合、アロマを心地よく感じて、それが精神状態にも影響するということを経験したのは、プロヴァンスだったんです。

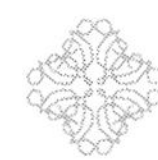

植物やアロマによって癒やされる感覚を開いていく

佐々木　それはどのようなご体験だったのでしょうか。

吉谷　プロヴァンスのラベンダー農家のマダムの元で、1週間くらい生活させてもらったことがあるんです。見渡す限りラベンダー畑の中にポツンと家があって、窓を開けると昼も夜も香りがブワーッと入ってくる。そんな環境にいたら、気分が高揚して、何をしていても楽しくて！

※イギリス出身のアロマテラピーの先駆者であり、パイオニア。

佐々木　それは極上の経験ですね。

吉谷　そうした環境にいたら、自分自身の感覚が開くというか。ところで、佐々木さんは霊感とかありますか？

佐々木　あまりないと思います。

吉谷　私は、そこに誰か立っているよね、と感じることが多いんです。イギリスの宿は高級か質素かは関係なく、ほとんどどこかに何かがいる（笑）。それを感じると眠れなくなってしまうのですが、ラベンダーのスプレーなどで香りのバリアを張り、「来ないで。私はもう寝るから」と言ってベッドに入るとよく眠れるのです。

佐々木　香りは、そうした浄化を目的に使われることもありますよね。私は、海外で防犯面や衛生面に不安がある場所に行くと、ここで寝るのは……!?というときもある。そんな場合もアロマスプレーをすると、香りのヴェールに包まれて、ホッとして眠れますし、アロマが自分を守ってくれているような気持ちになります。

吉谷　それと同様に、花にも人を癒やす力があると思うんですよ。日本でも交通事故のあった場所に花が手向けられたりしていますよね。ダイアナ妃が事故で亡くなったとき、１ｍくらいの花の山があちこちにできて、ロンドン中が花であふれていました。ユリなど香りの強いものが多かったのですが、そうした香りが充満する中で、みんなが悲しんでいるというのは、何か特別なことのように感じました。

佐々木　私も人生の随所で、花に癒やされたと感じたことがあります。単純なところでは、カサブランカ（ユリ）が大好きなのですが、ちょっと疲れたときなど、デパートを廻っていると、フッとその香りが漂ってきて。それだけですごく元気になります。

吉谷　それはすごい！

佐々木　それで、私にはこの香りが元気の源なんだなと気づかされました。

吉谷　私はバラの香りもすごいと思います。24時間のうち、バラ園が一番香り立つのは夕方。太陽の光がだんだん弱くなり、空気中に蒸気が立ち上ってバラの香りが充満する。そのとき、本当にバラの香りが身体中に降り注ぐ感じになるんですよね。すると、何でもできると思えるような、妙な自信に包まれるの。「なんだろう、この不遜な態度に出てしまいそうな気分は」って（笑）。すべてがOK！という気分になるのね。調べてみたら、バラは自己肯定の香りと知って、ものすごく納得しました。

佐々木　吉谷さんは、香りも本当に繊細に感じ取られているのですね。

吉谷　女性が仕事をするときの武器として、バラはすごく重要だと思います。時には、自信満々で臨まなければいけない会議やプレゼンってあるじゃないですか。そんなときは香りを嗅いだり、ローズの精油をどこかに付けたりして挑むこともあります。そういう香りの力って、絶対だと思うんですよね。

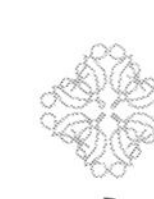

生きることの価値＝発見だからこそ自覚的に生きる

佐々木　園芸研究家やデザイナーとして、吉谷さんが興味を持たれているもうひとつの世界観は、フェアリーの世界だとか。

吉谷　はい。妖精は絶対にいると思っています。羽の生えた妖精自身が見えたとかではなく、「スピリット（精神）を感じる」という感覚。言い換えると、草花や精油のスピリットというか。バラの香りを嗅いで「あなたも頑張って」と言われているような気持ちになるのは、どこかにバラの精を感じたからだと思っているんです。「だから私は妖精の精神か魂のようなものからメッセージをもらった」と。

佐々木　フェアリー、いいですね。そういう世界は私も好きです。目に見えている世界は、実はすごく狭い世界だと思うので、それ以外のものも受け入れられる自分でありたいと思っています。植物というと、多くの人が静的なイメージを持っていますが、実は動物以上に動的なところがあるとも思いますし。

吉谷　植物の生命力は本当に強い。キャベツさえも切られるときに叫ぶと本で読んだことがあります。千切りにされるのが一番つらいって（笑）。それくらい、生命というのはきちんとある。何のためにあるかというと、互いに役に立つために。植物や水や土も、全部私たちが生きていくために役立ってくれている存在です。なんてありがたいのだろうと思うと、もう「フェアリーはいる！」と、思わずにはいられない！

佐々木　単なるものとして見るのではなく、そういう心持ちで周囲を見渡すと、また違った視点が持てますね。

吉谷　そのように思いをはせる対象が、人間ではなく草花というところにも、すごく救いがあると思います。家事や育児などの主婦業って、私がどれだけ頑張っても誰も褒めてくれない（笑）。でも花だけは、キレイに咲かせると「わあ、キレイに咲いている！」とみんなが喜んでくれる。それは私が褒められていることにもなるわけで。とてもわかりやすい自己肯定の体験になると思うんですよ。

佐々木　そういうときの「キレイ！」「素晴らしい！」の言葉には、嘘がないですものね。絵などは人によって感じ方が違いますが、花の場合はそういう面でもわかりやすいですよね。

吉谷　そうなんです。私の原点には、美学の追求がありますが、人によってわかる、わからないがある。でも、花はほとんどの人が「美しい」と共感してくれる。それによって人を幸せにできるのだとわかるだけで、とてもうれしくて。そういう部分にもっと気づいて、それを役立て、感謝し、さらに新たな発見をしていけたらと思うのです。

佐々木　大抵の人は「ヨーロッパってすごいよね。キレイだよね」で終わらせてしまうところを、吉谷さんは「なぜキレイなのだろう？」という探求心を持たれ、イギリスでの生活を通じて、自分にとっての幸せや心地よさを発見されてきた。常に、ワクワクする心を持ち続けることは大切だなと改めて感じています。

吉谷　生きることの価値というのは、いろいろ発見することにあると思っています。だからこそ、「自覚的に生きること」が大切。読者の方々は、すでに自覚的に生きているから、アロマや自然療法の素晴らしさに気づかれていると思うんです。「私はこう感じる」「私はこれが好きだ」という気持ちを大切にしながら、日々を幸せに彩っていってほしいと思います。

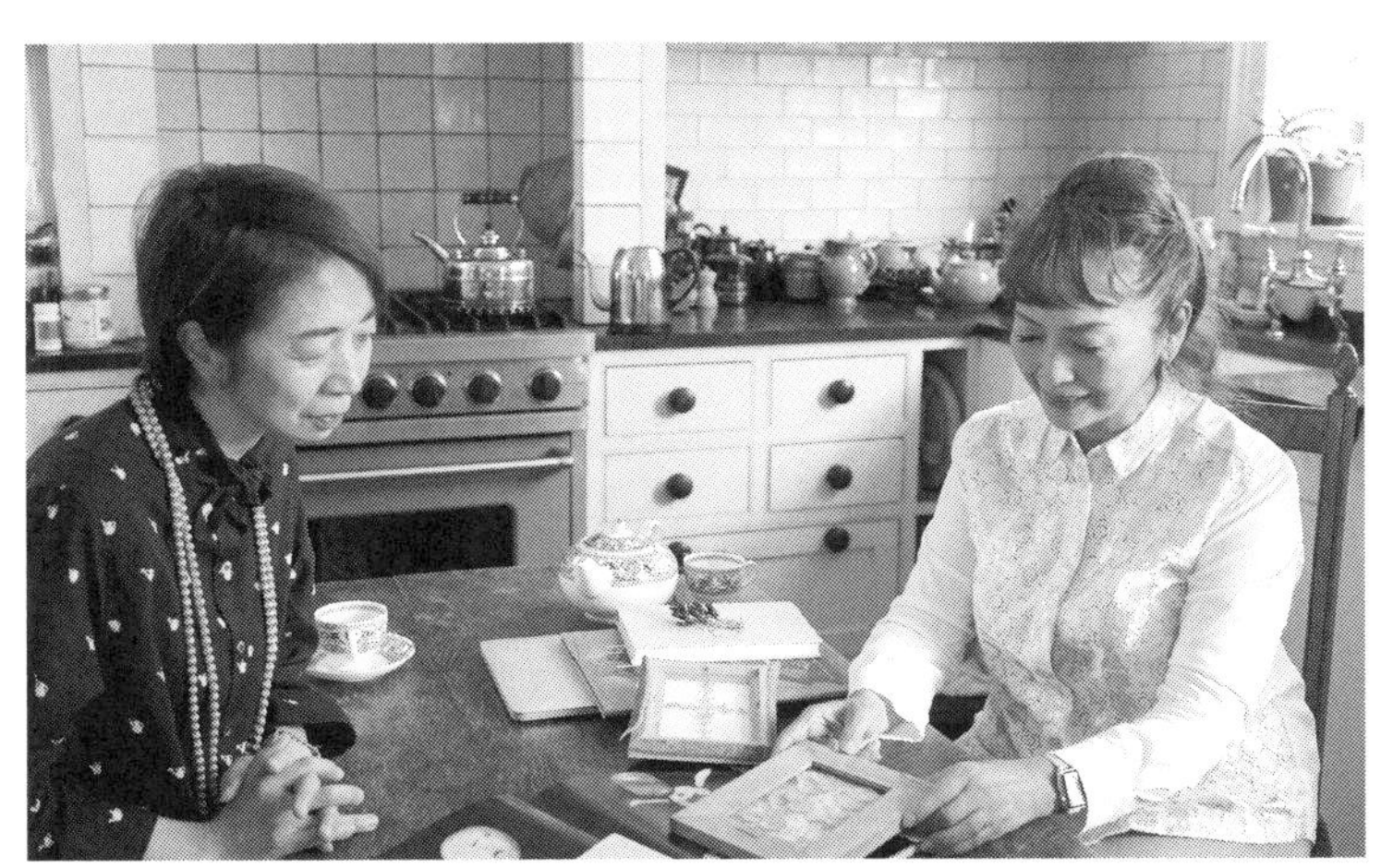

まるで、英国に来たかのような吉谷さん宅の素敵なキッチン。

つくる

新田理恵さん

Lyie Nitta

西洋の栄養学、東洋の薬膳を学び、両方の良さを融合させて生まれた薬草茶。日本にある昔ながらの薬草文化を、現代のテイストに「アップデート」させ、生産者も消費者も幸せにするお話になりました。

Profile

薬草使。TABEL株式会社代表。管理栄養士。国際薬膳調理師。食生活のアップデートを目標に、料理と、それに関連するものや文化も一緒にリサーチ・提案し、地域の商品開発やレクチャーを行っている。日本の在来ハーブである薬草と出会い、北海道から沖縄まで、全国へ出かけてリサーチをはじめ、2014年に伝統茶ブランド「tabel」を立ち上げる。2016年8月にTABEL株式会社へと法人化し、薬草のある健やかな暮らしを提案している。2018年初春、薬草大学NORMを渋谷で開校。東京と京都を中心に不定期に開校している。大学や企業、市町村とコラボし、各地で講演やワークショップ、商品開発・監修なども行う。著書に『薬草のちから』(晶文社)。

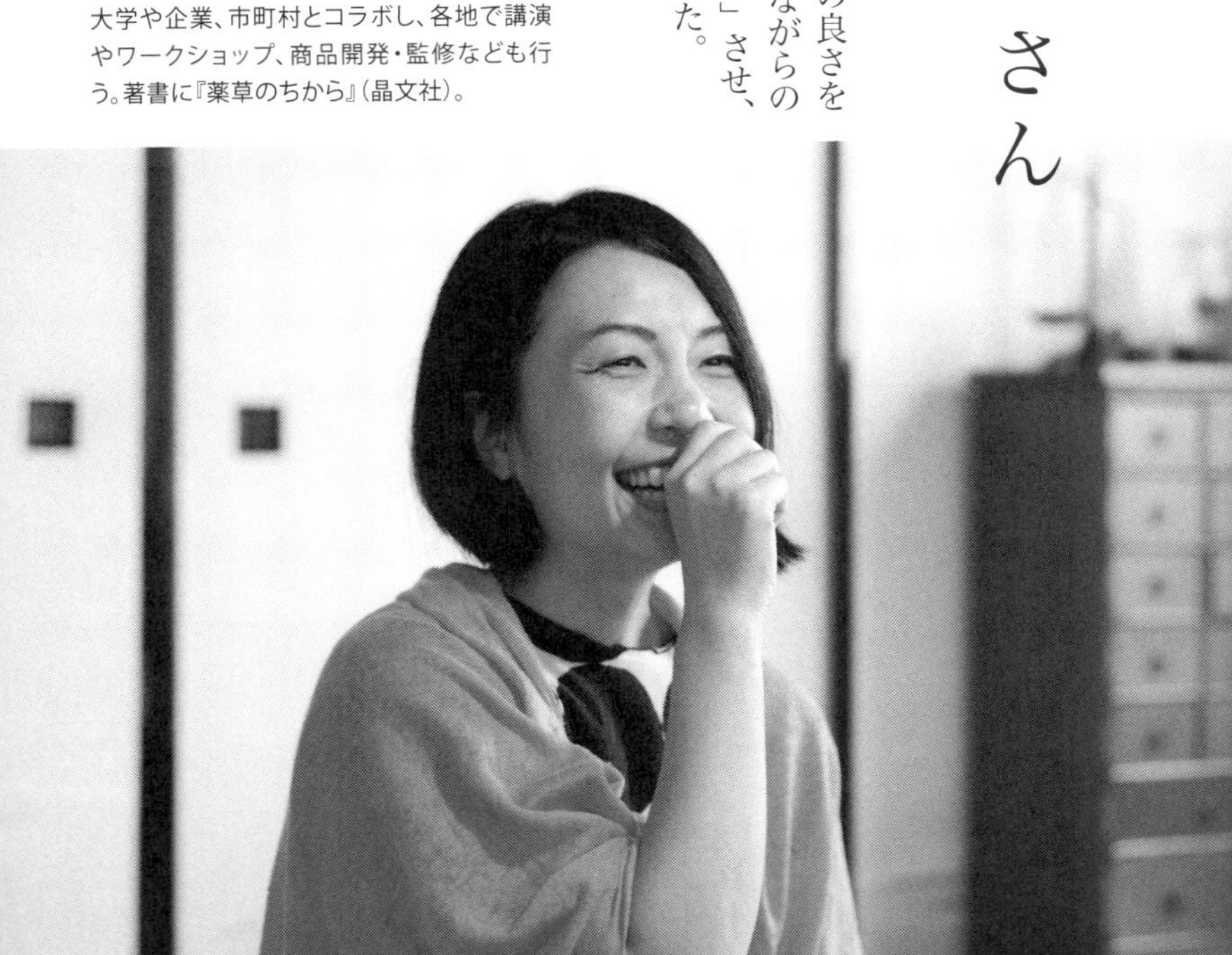

手軽でおいしく続けられる薬草茶の世界を追求

佐々木薫（以下、佐々木） 新田さんは管理栄養士を経て、現在は国産の薬草茶ブランドtabel（タベル）をプロデュースするお仕事をされていますが、もともと食に興味をお持ちだったのですか？

新田理恵（以下、新田） 食と健康の仕事をしたいと思ったのは、高校2年のときでした。当時、父が糖尿病になり、また、親友が拒食症に悩んでいる姿を目の当たりにし、食べ物は生きるうえで重要なものであると同時に、扱い方を間違えると凶器にもなると痛感しました。それと同時に、自分の無力さも感じて、管理栄養士の道に進むことにしました。

佐々木 栄養学だけではなく、他にもさまざまな学びを続けられ、なぜ薬草茶にたどり着いたのでしょうか。

新田 カロリーや数値だけで食事をみていくことに、何かが足りないという感覚がずっとありました。いろいろと学ぶ中で薬膳と出会い、その世界観に魅了されました。西洋の栄養学、東洋の薬膳学。この2つは対立するものではなく、合わせることでよりよいものが生まれるという感覚があったのです。

佐々木 なるほど。ベースには栄養学と薬膳の知識があるわけですね。

新田 ただ、私自身はもちろん、友人の相談にのったりする中で、食生活の改善は意外と難しいことも実感していました。仕事や育児などに追われていると、何かを実践し、それを続けることが難しい。でも、カップとお湯と茶葉があって、５分でできるお茶なら簡単にはじめられ、続けられるのではないかな、と。そこで２０１４年から、薬草茶に注目しはじめました。

佐々木　もともとご自身でもお茶をよく飲まれていたのですか？

新田　ハスの葉茶は、お腹の調子を整え、自分の体質にも合うので、すごく好きです。ただ、国産品がほとんどなく、「ハスの葉はこんなにあるのに、なぜお茶はないのだろう……」。そんな素朴な疑問から各地の生産者を訪れるうちに、薬草文化にひかれていきました。リサーチを進める中で「これをもっとみんなで楽しみたい！」という思いが強くなり、「伝統茶 tabel」を立ち上げたのです。

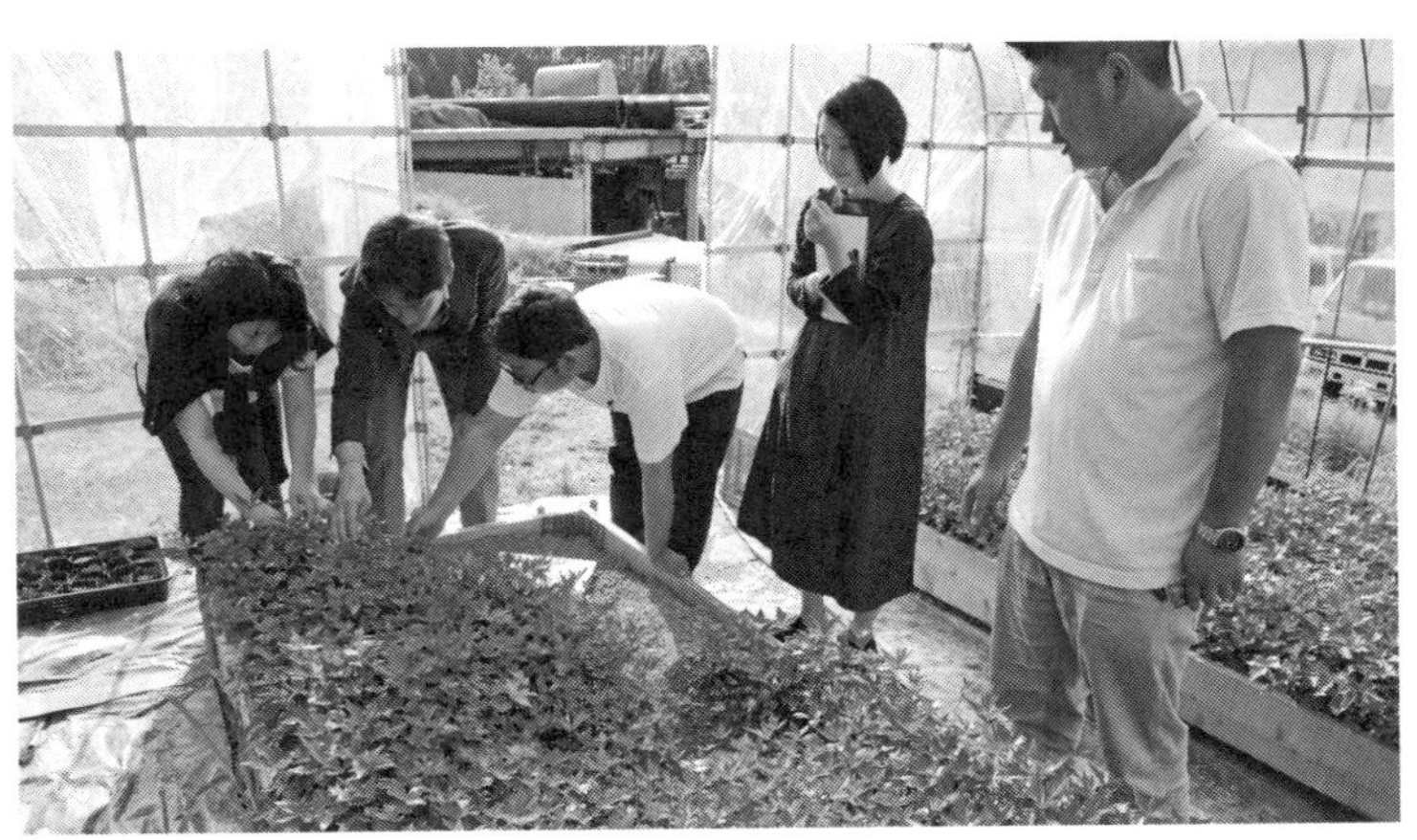

新田さんは、日本全国を飛び回り、各地に根づく薬草文化や歴史をリサーチしている。また、薬草の生産者と消費者がともに幸せになれるプロダクトを目指して話し合いを重ね、模索を続ける。

佐々木 心のままにどんどん追求し、「形」にされているのですね。素晴らしい。ハスの葉茶は中国、ベトナム、そして日本にもありますが、風土の違いがお茶の味わいに出てきたりするのでしょうか。

新田 全然違うなと思いました。日本のハスの葉茶はまろやかで、レンコンの甘みに近い、やさしい甘さがあります。「こんなにやさしい味だったんだ！」と、最初に飲んだときはびっくりしました。

佐々木 私もハスの葉茶は好きなのですが、海外のお茶というイメージが強かったです。日本のレンコン農家さんでも、お茶をつくるところがあるのですね。

新田 もともとはあまりなかったのですが、熊本の農家さんにお願いして、ハスの葉を買わせていただき、自分でつくるところからスタートしました。徳島、山口でもつくられていて、産地によって味が違うのも面白いところです。

佐々木 農家さん側にとっても、本来捨ててしまっていた葉が、お茶として使われるというのはうれしいですね。

新田 葉をとってしまうと根が育たなくなってしまうので、バランスを取りながら、という感じなのですが。

佐々木 オレンジの花から採れるネロリの精油と同じですね。この場合も、農家さんのほうで、花のオーダーがあれば、その分は別に育てて収穫するんです。同じ畑のビターオレンジでも、花の収穫用、実の収穫用と、うまくすみ分けて栽培しているんです。

日本に根づく薬草文化からその魅力を再発見！

佐々木　薬草は昔ながらの知恵が受け継がれ、文化として根づいてきたと思います。日本の薬草の歴史の面白さは、どんなところにあるのでしょうか。

新田　薬草の歴史には２つの潮流があります。ひとつは時の権力者や貴族など、国のトップの人たちのための最先端医療や学術として。もうひとつは、民間の人たちが生きるための民間療法として。薬草はそのどちらにも使われています。鳥取などに行くと、お祭りで薬草が使われていたり、春になればよもぎ餅を食べたり、暮らしの中に落とし込まれているのが、興味深いところです。

佐々木　そうした民間伝承を知るのも、また面白そうですね。

新田　世界遺産の白川郷の近くに、五箇山（ごかやま）という合掌造りの地域があります。ここでは、家庭ごとにつくられる薬草茶のレシピが違うんですよ。加賀藩から、この地に流されたお医者さんたちが人々を診て、「あなたの家系は胃腸が弱いから、この薬草を使うといい」など、各家庭に合ったお茶をアドバイスされたとか。今でも春先になると、薬草が玄関前などに干され、近隣の人たちも「あそこの家はああいう薬草を使っているんだ」と興味深く観察しているそうなんです。

佐々木　古い町に行くと、今でもそうした光景を目にします。先日も訪れた京都の町では、御所の近くには松栄堂さんや山田松香木さんなどお香の老舗が多く、さらには漢方問屋・薬局もそこに集まっています。似たような傾向は、タイなどのアジア圏でもよく目にしていたので、面白いな、と。偉い人たちの周囲には、昔から、その時代の最新の薬や医療が集まるようになっていたのですね。

新田 ヨーロッパでも、教会が病院や薬局を兼ねていた時代もありますし。

佐々木 薬草を使い、民の病気を治す。そういう知識があると、宗教の教えも伝えやすいという側面があったのかもしれませんね。

新田 日本に西洋ハーブが入ってきたのも、宣教師が織田信長にすすめたから、という話があります。「民が健やかであることが、国の一番の力になる。そのために薬や薬草をおすすめします」と進言したところ、「では3000種の薬草を持って来い」となり、滋賀県と岐阜県の県境にある伊吹山に西洋ハーブ園を造ったという話もあります。

佐々木 3000種ですか！　さすが織田信長という感じですね（笑）。

新田 このときに日本に入ってきて何百年と経ち、日本の風土に適応したハーブもあるんです。タイムは「イブキジャコウソウ」という名前で、今では日本オリジナルの品種になっています。やはり、植物に国境はないんだなと感じます。他の国のものが入ってきたり、共存したりというのは、植物の世界では自然なことなのかもしれません。

佐々木 ただ、都会に住んでいると、所有地の問題や排気ガスが気になったりして、薬草と触れ合う機会がなかなか持てません。それならば、自分で育ててみてはどうかと思うのですが、秋冬からはじめる薬草栽培でおすすめのものはありますか？

新田 関東以南なら紅花（べにばな）の種を秋冬から植えると、春に咲いてちょうどいいと思います。赤い花びら自体にあまり味はないのですが、普段飲んでいるお茶に入れると華やぎますし、女性にはうれしい血液循環促進の効能もあります。西洋のハーブの場合、今から植えるのに良いのは、どのようなものになるのですか？

佐々木 ローマンカモミールやレモンバームなどの苗を今から植えて、冬越しさせると丈夫に育ちます。冬の間、地上部は枯れてなくなってしまいますが、春先になると小さな葉が地表に沿うようにして放射状に広がり、バラの花の形のように見えて、とてもかわいらしいんです。それを見るたびに春の訪れを感じ、植物の生命力に感激してしまいます。

新田 なるほど。すぐに枯れてしまったとしても、次の春を見越して、そのまま植えておくのですね。

佐々木 それが、なかなか難しいんですよ。枯れてしまったからもうだめだと、抜かれてしまうこともあります。でも、枯れているようでも地中の根っこは生きている場合があるので、週に1、2

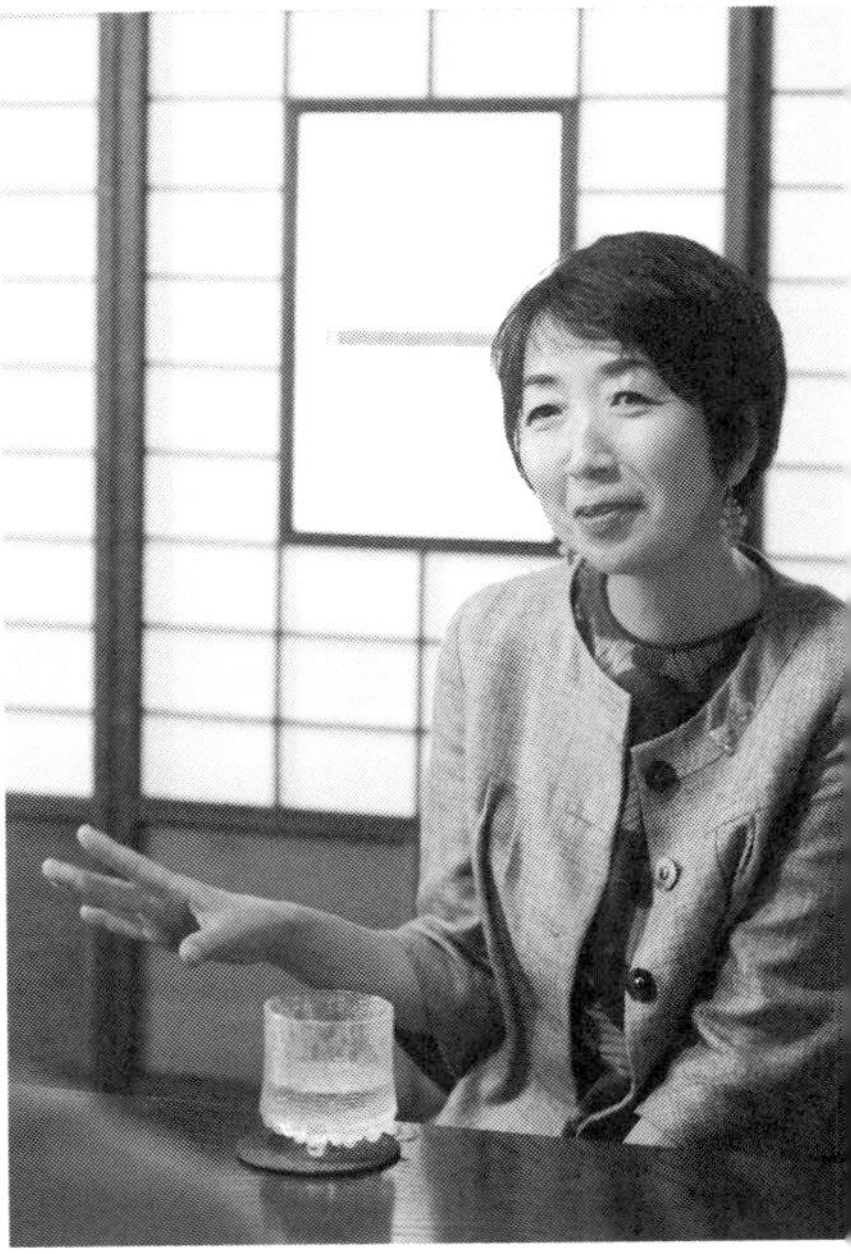

回はお水をあげていると、春先に新芽が出てくるんです。春先に新芽を見つけたときの気持ちはまた格別。大地のエネルギーをすごく感じるし、とても感動します。

新田　ようやく春がやってきたという、喜びもひとしおですよね。ぜひ一鉢からでも、試していただけると楽しいのではないかと思います。

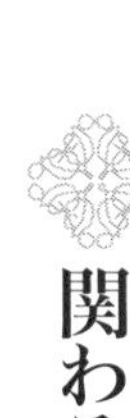

関わるみんなが幸せになれるプロダクトづくりを目指して

佐々木　日本にもたくさんあった薬草ですが、以前は古臭いというイメージで、人気があるとはいえませんでした。ところが、海外の薬草が「ハーブ」として、おしゃれな感じで入ってきた。そのあたりから、「実は日本にもハーブがあるんだよね」と、薬草が見直されてきて。イメージというのは、つくづく大切だと感じています。新田さんが手がける薬草茶は、パッケージなどもスタイリッシュでおしゃれ。そのあたりも、何か意識されているのですか?

新田　30～50代の方々が、「わあ、すごくおしゃれ！　取り入れてみたい！」と。ですから、見た目でも中身でも、ワクワクするものをご提案したいと考えています。昔ながらの15分煮出すというやり方は、特別なときに。普段はお湯を注いで5分とか、水出しができたり、ミルクで割ってチャイのようにもできたり。そういう楽しみ方の幅も広げたいと思っています。

佐々木　生活の木の場合、広いエリアの皆さまに安定的にお届けするという役割がベースにあります。そのため、どんなお客さまがどんな場所で手に取ってくださったとしても、用途がわかりやすく、使いやすいものを、と心がけています。

新田　大勢の方々の期待に応えていくというのも、すごく大切な役割ですよね。そういう場所があるからこそ、そのあとが続いていくと思うので。

佐々木　皆さんに満足していただく製品をつくるというのは、なかなかたいへんではありますが、そこを目指して、日々試行錯誤しています。新田さんが商品をプロデュースする際、大切にしている信念などはありますか。

新田　消費者も生産者も、関わってくださる皆さんが幸せになるようなプロダクトであってほしいと願っています。生産者さんとも、金額や栽培量、生産サイクルなどについて無理がないようにゆっくり話し合います。それと同時に、私自身が１００％「本当においしくておすすめ！」と納得できる味や安全性をもって仕上げたい。手書き文字に人となりが表れるのと同じように、つくったものにも自分の信念がにじみ出てくると思うので、真心を込め、誠意を持ってつくり続けたいと思っています。

佐々木　ほかに、手がけている薬草を使ったプロダクトなどはありますか？

新田　山梨県の醸造家さんと一緒に、ウコン味噌を仕込んでいます。発酵時にウコンを入れると清涼感が増して、「これはおいしい！」と。特に、二日酔いの朝のお味噌汁におすすめです。

佐々木　ウコンはターメリックラテやゴールデンミルクとして、アメリカですごく流行っていますよね。ウコンが身体にいいのは知っているけれど、生活にどう取り入れたらよいかわからないという人も多いと思います。お味噌やラテなど、生活に取り入れやすい形になったら、すごくいいですよね。

新田　ウコンというと、カレーの材料や二日酔いに効くというイメージが先行しがちですが、もっと気軽に味わえたらうれしいですよね。多くの人に習慣的に取り入れてもらえるよう、さまざまなバリエーションで、薬草の魅力をお届けしていきたいと考えています。

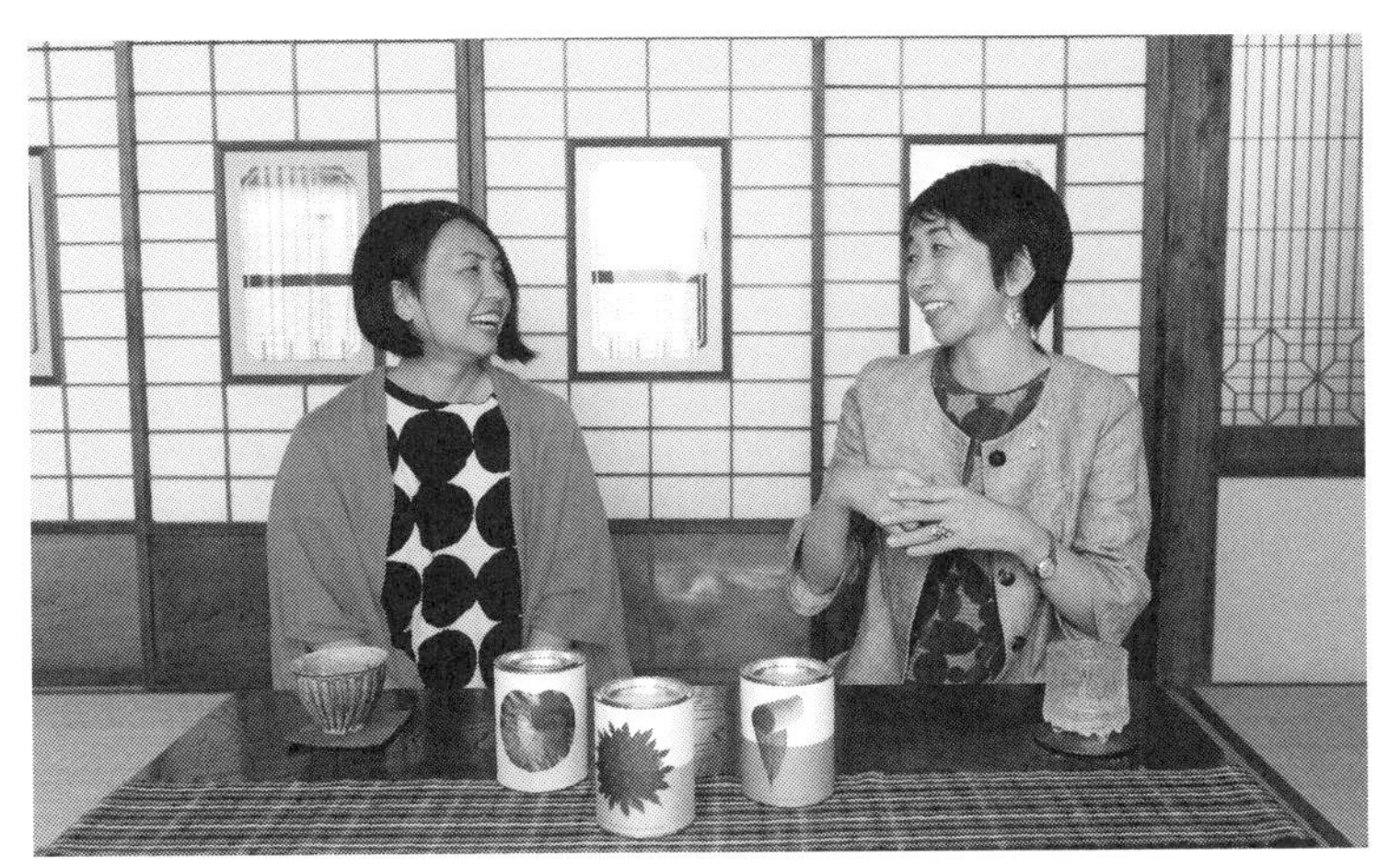

つくる

石山圭さん

Kei Ishiyama

ハーブと料理は、欧米では切っても切れない関係ですが、シェフならではのハーブの使い方のアイデア、ハーブティーのブレンドのポイントなどをうかがい、おいしい香りに満ちた対談となりました。

Profile

17歳で出会ったイタリア料理に感銘を受け、イタリアンシェフになることを決意。20歳でイタリア・シチリア島に渡り、本場のイタリア料理を習得。帰国後12年間、さまざまなレストランでの修業中に「ハーブ」と出会う。ハーブの可能性に魅せられ、料理人ならではの視点でハーブの知見を深め、「ハーブを広め、日常的に生活に取り入れてもらうこと」を自らの使命とし、現在は「スペイシャルハーブデザイナー」として、200種類に及ぶハーブを自在に操る。2016年6月に自らがオーナーを務めるハーブサロン・イタリアンレストラン「HERBA MONDO」を東京・恵比寿にオープン。レストラン経営のほか、講座、講演、執筆、アドバイザリー業での講師など活動は多岐に渡る。

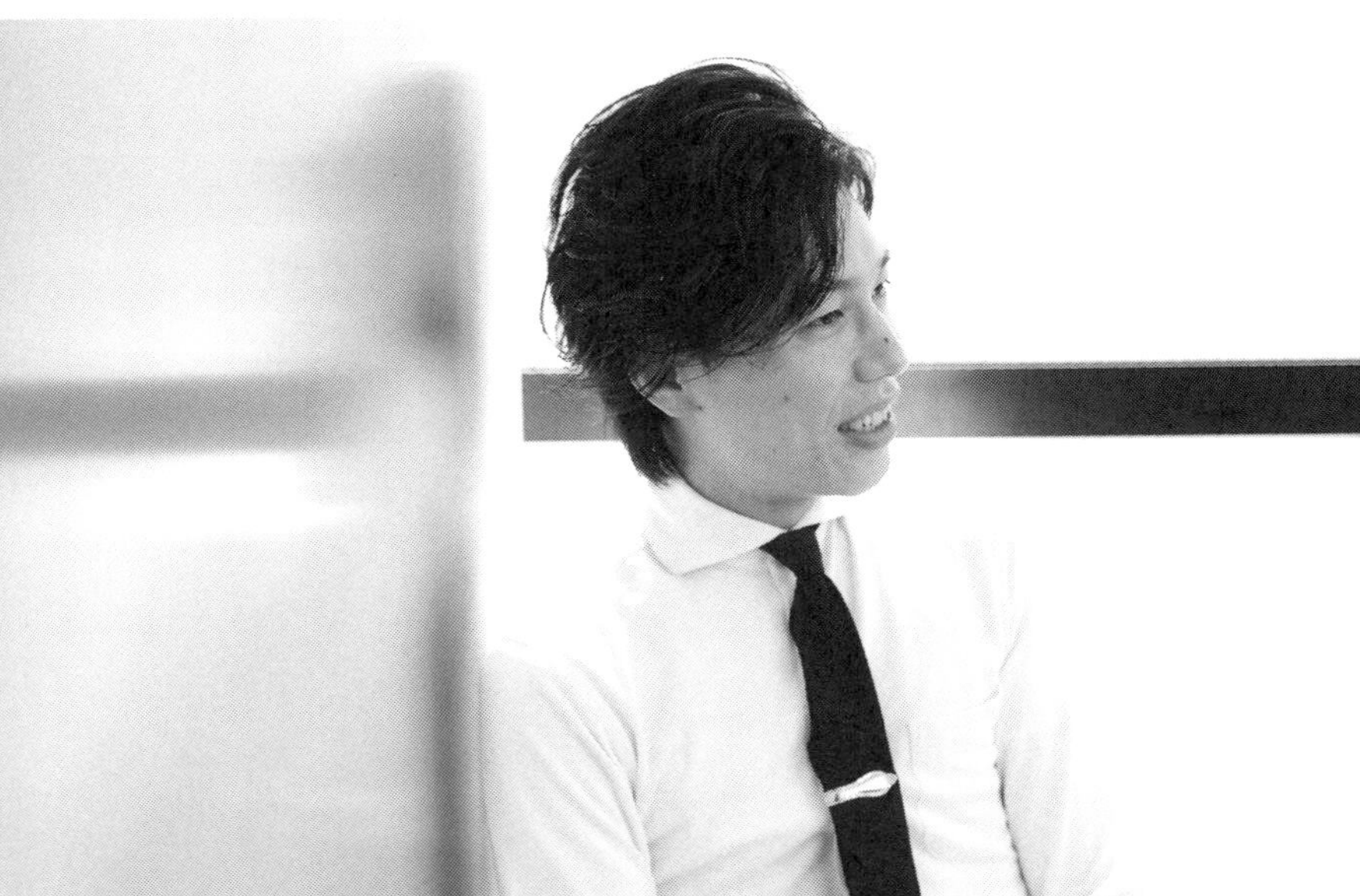

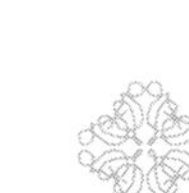

料理人としての味覚と嗅覚でハーブの世界を切り拓く

佐々木さん（以下、佐々木）　シェフは17歳でイタリアンの道に入られたとのことですが、ハーブに出会ったのはどのようなきっかけだったのですか？

石山さん（以下、石山）　高校2年生の2学期に、直感的にイタリアンのシェフになろうと決めたのです。高校に通いながら独学でイタリア語を勉強し、地元のイタリアンレストランで修業させてもらって。卒業と同時に就職して、二十歳のときにシチリア島に渡り、料理の修行をしました。帰国後、麻布十番の店でシェフとして働いていたとき、オーナーがカモミールティーを出してくれて、そこではじめてハーブティーと出会ったのです。

佐々木　ずいぶん早くから、人生設計をされてきたのですね。はじめてのハーブティーは、どんなお味でしたか？

石山　鎮静作用ですごくダルくなりました。それで「何だ、これは!?」と思ったのと同時に、「料理にも使えないかな？」と。ローズマリーやバジルなどを使っている料理人はたくさんいますが、当時はまだカモミールを料理に使っている人は見たことがない。これを身につけたら、ひとつの武器になるのではないかな、と思ったのです。

佐々木　ある意味マーケティング的というか、すごく組み立てがしっかりされていますね。そうした先見の明を活かし、スペイシャルハーブデザイナーとして、自分をプロデュースされたわけですね。

石山　最初は料理という軸があって、ハーブを武器にしようと勉強しはじめましたが、どんどん面白くなって。ですが２０１１年に東日本大震災が起き、多くのレストランが潰れるのを目の当たりにして、これからはある程度マルチにできないと、生き残れないと感じたのです。そこで、自分が持っている武器を持ち変えることにしました。

佐々木　時代の流れを正確にキャッチされてきたのですね。そこから、ハーブのほうに重きを置きはじめたのでしょうか。

石山　ハーブという軸があり「料理もできます」というくらいにまで、自分を持っていこうと。それで26歳くらいから細々とセミナーをはじめました。

佐々木　2月にはバレンタインデーと絡めて「五感が喜ぶハーブとスイーツの甘い関係」という講座をされていらっしゃいましたね。食に関するセミナーというのは、キッチン設備がある場所でないとなかなか難しいけれど、シェフの場合はスイーツの試食などを取り入れて、キッチン設備がない場所でも、すごくおしゃれに講座をされているのだなと、私にとっても勉強になりました。講座のときには、どのようなお話をされているのですか？

石山　シェフという目線から、ハーブをとらえた話をしています。ハーブオイルやハーブビネガーをつくるとしても、ちょっとした工夫でもっとおいしく、もっと早くできるようになります。そういう情報をお伝えすると喜んでいただけることが多いので。

佐々木 たしかにそれはシェフならではのお話ですし、聞きたくなりますね。3月にはアイヌの人たちが使ってきた「ナギナタコウジュ」というハーブを使ったお料理をお店で出されていましたね。今、私はアイヌの人たちの文化にすごく興味があり、ナギナタコウジュにすごく反応してしまいました。

石山 店には全国からハーブ好きな方がいらっしゃるので、いろいろお話しする機会があるんです。僕も全然ナギナタコウジュなんて知らなかったのですが、アイヌの一部の地域にしか自生していないハーブだと聞いて、送ってもらったんです。

佐々木 そのようにして、未知のハーブにもどんどん出会えるのですね。このハーブはどんな味わいだったのですか？

石山 まずハーブティーで飲んで、最初は「料理には使えない」と思って、無理には使わなかったんです。でも直感的に「お魚とは相性がいいかもしれない」とひらめいて、魚のお出汁とナギナタコウジュのハーブティーを合わせてスープにしたら、ほかの食材では代用できない素敵な香りになりました。

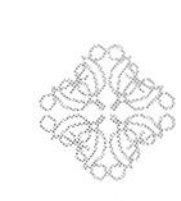

50人に3か月間ハーブティーエビデンスを取ったことも

佐々木　お店ではお客さまの好みなどに合わせて、ハーブティーをブレンドしたりもされているのですか？

石山　お好みに応じたブレンドティーを出させていただいています。店には200種類のハーブがあるのですが、最大7種類までしかブレンドはしないと決めています。それでも2兆2700億通りくらいできる計算なのです。世界中の人にブレンドしても、同じお茶はできません。

佐々木　よくカスタムメイドのハーブティーと聞きますが、多くはブレンドするハーブは3種類くらいだったり、あらかじめブレンドしたものの中から選ばれたり。それに比べると、シェフのカスタムメイドは本格的です。

石山　自分が一番面白いと感じるやり方をしたら、こうなったというか（笑）。2015年頃、面白い取り組みをしたんですよ。ホルモンバランスを整える11種類のハーブをブレンドして、30～50代の女性50人に3か月飲んでもらい、その症例を取ったのです。ただ、その方のライフスタイルが見えないと、正確な効果が得られないので、日報のように、朝何時に起きて、基礎体温は何度で、お昼は何時に何を食べたか、お弁当か外食か、睡眠、トイレの回数、ストレス度合などを毎日、全部書いてもらって。

佐々木　それはすごいですね！　モニタリングする場合、その方のライフスタイルまできちんと把握するのは、とても大切なところですよね。そこに気づかれた視点というのも、素晴らしいと思います。ちなみに、このときはどのようなハーブを使われたのですか？

石山　ワイルドヤーム、レッドクローバー、チェストツリー、ネトル、マグワート、ローズヒップなどです。その結果、3か月後には約50％の方々が症状の改善を実感されました。中でも変化が大きかった方々は、食生活がきちんとしていたんです。ハーブティーだけ飲めばよいわけではなく、ちゃんとした食事を摂ったうえでハーブを取り入れると、より効果が出やすいとわかって、すごく面白かった。

佐々木　シェフご自身は、どのような場面でハーブの力を実感することが多いですか？

石山　ほぼ毎日ハーブティーを飲んでいるので、風邪をひきにくくなりました。それでも年に数回は喉が痛い、咳が出るといった前兆が現れますが、その時点で症状に合わせたブレンドのハーブティーを1日に1・5ℓくらい飲むと、翌日には回復しているので、助かっています。

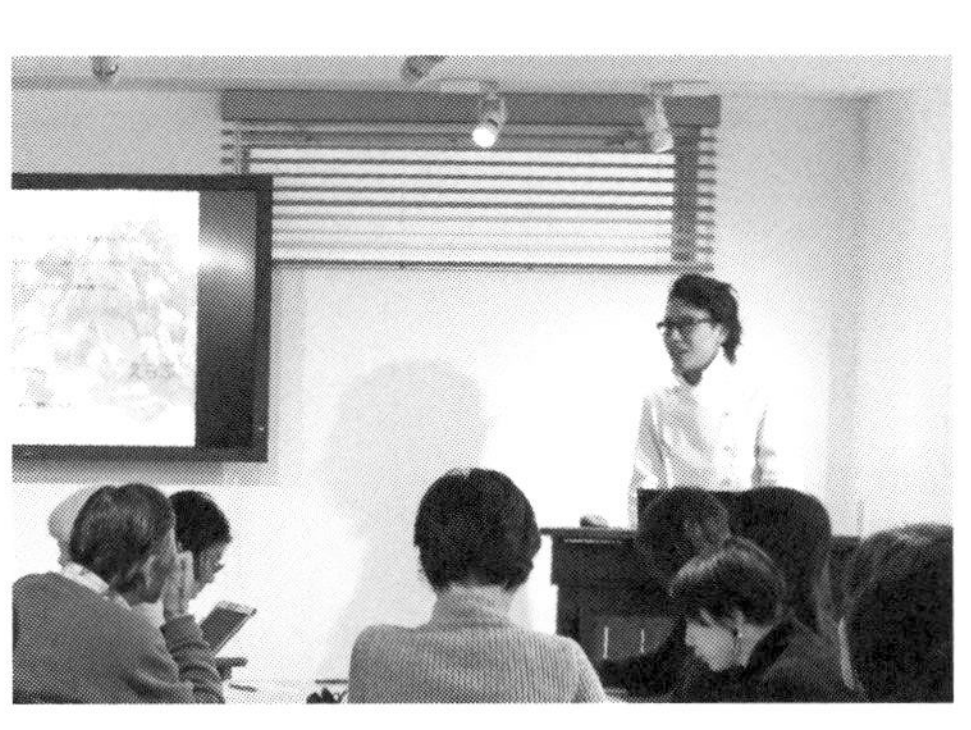
石山シェフのセミナーの様子。バレンタインなどのその時季に合ったテーマや、シェフならではの視点で、よりおいしく、より早くつくれるハーブソルトやハーブビネガーについての話が人気。

佐々木　私は飲むだけでなく、ちょっとした肌トラブルにもハーブティーを使います。たとえばカモミールのお茶を赤くなった肌に塗ると、とても気持ちがいい。自分にとって「効くハーブ」というのは、本当に気持ちがいいものなのだなと感じました。ところで、シェフはアロマの香りも楽しまれますか？

石山　最近は精油を使ったアロマより茶香炉で香りを焚くことが多いです。上に月桂樹(げっけいじゅ)やラベンダーなどをのせて、下から火で熱するのですが、そういう香りのほうが自然な感じがして、好きかもしれません。

佐々木　香を薫(た)きしめる伝統文化があるように、日本の風土に合った楽しみ方かもしれません。蒸し暑い季節などには、いっそう、そう感じます。

石山　最近は料理にも茶香炉を使っているんですよ。

佐々木　え、料理に使うんですか!?

石山　最近はじめたばかりなので、あまり言いたくないのですが（笑）。先日、初鰹(はつがつお)をスモークしようとしたところ、スモークチップを切らしていたんです。そこで、茶香炉を使ってみようかと思って。茶香炉でヨモギと月桂樹を香らせ、網の上に鰹を置いて、蓋をして5、6時間ゆっくりと香りをつけたら、まあ、おいしくて！

佐々木　その発想が面白いですね。まさにピンチはチャンス。本当に日々、いろいろなことを試されるのですね。

石山　ほかにも、あらかじめハーブティーをつくり、そこにガーゼを浸して、そのガーゼで食材を巻いて香りをつけるとか。

佐々木　へえ〜、それもまた面白いやり方ですね！

石山　サーモンとジャスミンはすごく相性がいいんですよ。ただ、ジャスミンだけだと華やかすぎるので、少しだけクローブをブレンドしたハーブティーにガーゼを浸し、それで一晩くらいサーモンを巻いておくと、きれいに香りがつくんです。

佐々木　それはおいしそうですね。聞いているだけでうっとりしてきます。「ジャスミンとクローブで香りづけしたサーモン」などという説明がメニューにあったら、多くの女性は「食べたい！」ってなると思います（笑）。

ＡＩを使った香り分析からハーブティーを商品化

佐々木　ＡＩ（人工知能）を使って香りを分析して、ブレンドハーブティーをつくるなどの商品開発もされたそうですね。これはどのような取り組みだったのですか？

石山　２０１８年にオーストラリアのゴールドコーストをブランディングするというプロジェクト

に参加させてもらいました。そのＡＩは、人間の嗅覚の感知システムと同じ仕組みで、ゴールドコーストでいくつかの観光地を巡り、それぞれ１００か所くらいで香りを採取してきたんです。うちのハーブの香りも全部ＡＩに読み込ませて、採取してきた香りとマッチングさせて。

佐々木　そこからどの香りを使うかということが選別されるわけですね。ＡＩが香りの世界でも活躍する時代になったというのは、すごいことですね。

石山　ただ、そこからがたいへんでした。ひとつの観光地につき、マッチングする香りを20くらい出してもらったのですが、僕は現地に行っていないので、たくさんの写真を見ながらイメージを広げていきました。そこから「涼しげ」「青い海」などのキーワードを導き出し、20ある香りの中からそのイメージに合うものをピックアップし、それらをブレンドして仕上げる、というやり方だったのです。そうしてハーブティー「Kaori Tabi」という商品ができ、そのあとにハーブティーで使ったハーブを料理に活かし、お皿の上からゴールドコーストをブランディングするということもやりました。

佐々木　ハーブは本当にいろいろな切り口を持っていて、可能性に満ちたものなのだなと改めて感じました。

石山　切り口は、もう無限にあると思っています。生活の中に溶け込むものなので、アイディア次第でどんどん広がっていくのではないでしょうか。

佐々木　無限の可能性に満ちているハーブですが、これからどのようなことに取り組みたいとお考えですか。

石山　エビデンスを取りたい、プロダクトを監修したい、世界中のハーブ園を巡りたい、自分でハーブ園をつくって、そこのフレッシュハーブだけを使ったレストランをやりたいとか……いろいろあります。でも、最終的な着地点は、10席くらいのお店で、その人のためだけのハーブティーをお出しするハーブ屋さん。そう考えるようになったら、あまりハーブティーを人にすすめなくなりました。

佐々木　いろいろと夢があって素敵ですね。でも、最近はハーブティーを人にすすめなくなったというのは、どうして？

石山　「ハーブティーを毎日飲むといいですよ」と言っても、それがわかる方は、まだまだ少ない。それならば、ハーブソルトやハーブを使った料理やスイーツを紹介しつつ、「ということは、ハーブティーを飲んだほうがいいということですよね？」とお客さんから言ってもらえるような土壌を耕すことからしていきたいと考えています。

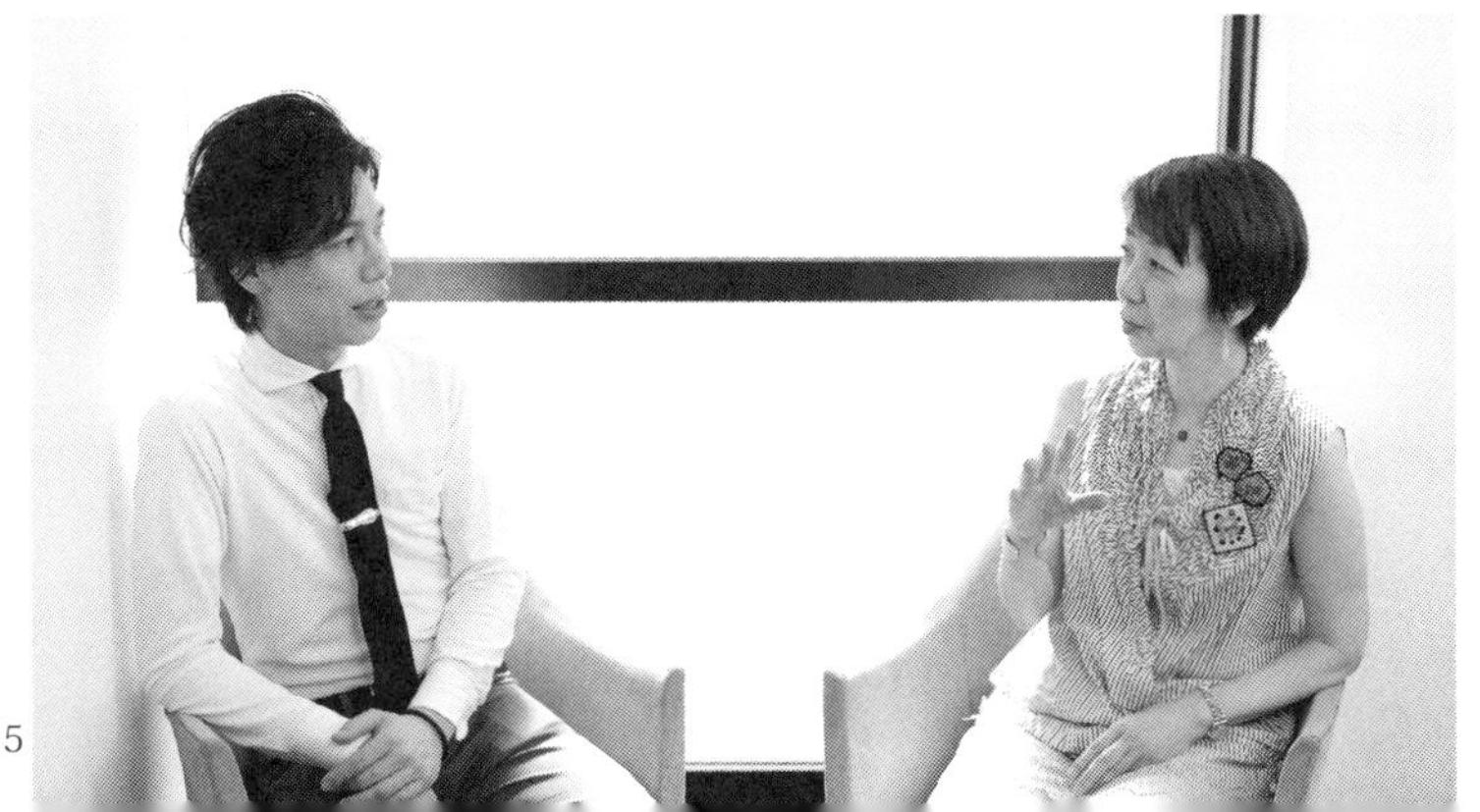

伝える

小林奈那子さん

Nanako Kobayashi

音楽と香りの結びつきを、ハンガリー留学の経験談をもとにお話しくださいました。香階は、音と香りを「トーン」で結びつけた興味深い試みです。音と香りが織りなす世界観を本書でもご堪能ください。

Profile

チェロ奏者。東京藝術大学大学院在学中に、ハンガリー国立リスト音楽院に留学。ドイツやオーストリアなど各地での演奏活動を経て帰国。現在はクラシック音楽だけに留まらず、ポップスアーティストのサポートや、アート作品とのコラボレーションなど多岐に渡る。プレイヤーとしてだけではなく、楽曲制作やストリングスアレンジ、コンサート企画のプロデュースやコンサルティング、ライナーノートやコラムの執筆、誌上対談など、その表現は限りなくボーダーレス。また、S.ピエスによる「香階」を用いた、音楽と香りの不思議な世界をテーマにした講演に多数出演。「東京ジュニアオーケストラソサエティ」講師として後進の指導にも当たる。

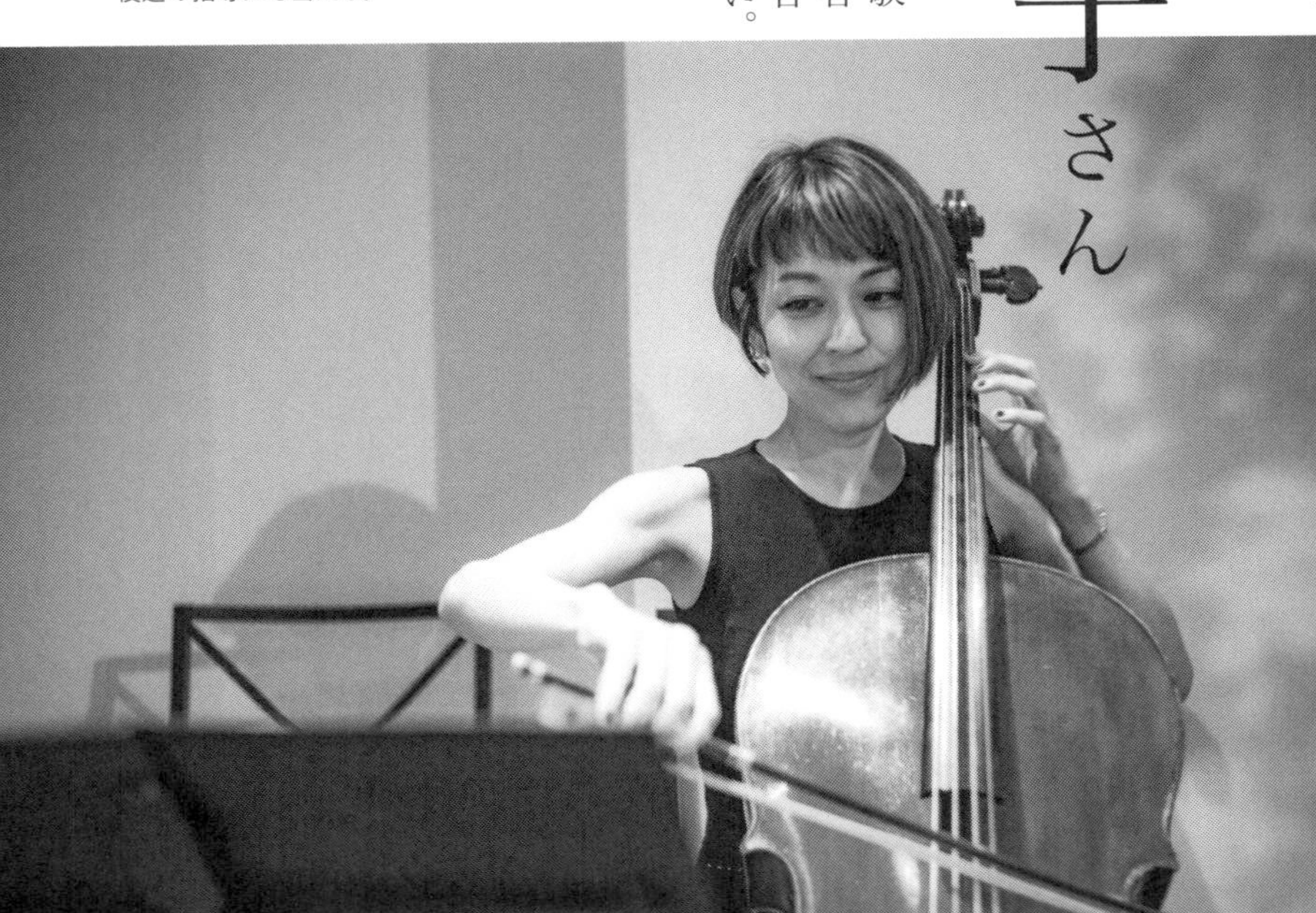

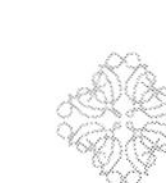

教会音楽の歌詞に出てきた没薬と乳香からアロマの世界へ

佐々木薫（以下、佐々木）　チェロ奏者である小林さんがアロマテラピーと出会われたのは、どのようなきっかけからだったのでしょうか。

小林奈那子（以下、小林）　東京藝術大学大学院在学中に、音楽サークルで教会音楽の研究をしていたんです。扱う楽曲の中の歌詞に「キリスト誕生のお祝いに黄金、没薬、乳香が捧げられた」とあり、「この香りはどんなものだったのだろう」と強い興味が湧いて、そのまま上野にある百貨店に入っていた生活の木に走りました（笑）。フランキンセンス（乳香）とミルラ（没薬）を購入し、サークル仲間と香りを嗅いだところ、総じて「心が落ち着く香りだね」と。そこから香りと宗教や音楽の結びつきに興味を持ちはじめました。今でもこの2つの香りは、私にとって欠かせません。

佐々木　どのようにして使われているのですか？

小林　考えごとをしたりするときによく使います。ディフューザーで芳香するのではなく、瓶を開けて、直に香りを嗅いだり、机の上にそのまま置いたりして。

佐々木　私もフランキンセンスは大好きです。以前、精油の原産地を巡る旅で、オマーンを訪れたことがあるのですが、乾季には干上がってしまう川のほとりで、砂漠のように荒涼とした風景の中に、乳香の木が生えていました。その荒涼たる光景はまさに聖書の世界そのものでしたね。も

前頁写真◎ヤマワキタカミツ

ともと乳香は王族が使うような高価なもので、オマーンあたりからエルサレムやギリシャへラクダで運ばれて。そうした交易から都市が生まれ、宗教などあらゆる文化が生まれた。そんな背景を考え出すと止まらなくなってしまいます。

小林　歴史的ロマンに、イメージがどんどん広がりますね。以前、ハンガリーのブダペストを拠点に、ドイツやオーストリアなどでも演奏活動を行うという生活を2年ほど送りました。現地ではハーブやアロマが盛んで、日本でいうドラッグストアのような場所に、たくさんの精油が置いてあるんです。修道院でつくられた自然派化粧品など、現地ならではのものを探すのがすごく楽しかったです。

佐々木　ハーブなどもそれこそ日常的なものとして売られていますものね。

小林　一度、向こうで膀胱炎になりそうになって、現地の友だちに相談したら「とにかくこれを煮出して3日間飲んで」と。150円くらいでものすごい量が入って売られているハーブティーをすすめられたんです。正直、漢方薬みたいで味わいはイマイチでしたが、効果てきめんで驚きました。日本よりももっと身近なところに、ハーブティーがあるんですよね。

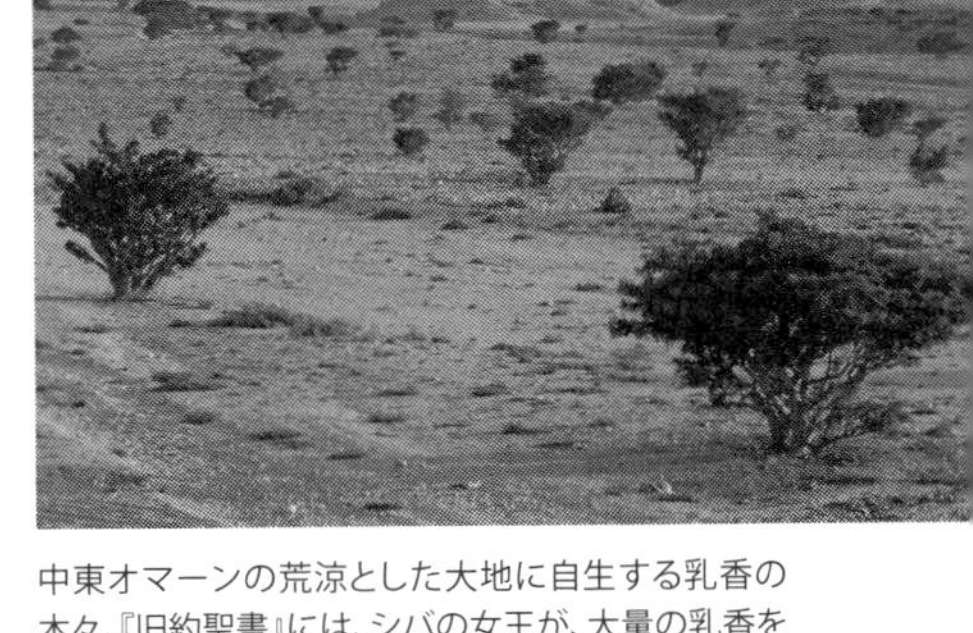

中東オマーンの荒涼とした大地に自生する乳香の木々。『旧約聖書』には、シバの女王が、大量の乳香をソロモン王に送ったという有名な記述がある。オマーンの地はそのシバ王国があった地域の一部とされている。

佐々木　最高級の香りと評価される、ダマスクローズの産地、ブルガリアに行ったときにも、同じように感じました。ちょっと郊外を歩くと、ローズマリーやカモミールなど、野生のハーブをたくさん見かけました。日本でハーブティーというと、どことなく優雅なイメージがありますが、現地では野原に行って摘んできてお茶にするという感覚でした。それくらい、日常的なものなのですよね。ハーブを浸け込んだ薬草酒のようなものも、たくさんありますしね。

小林　そうなんです。現地の薬草酒の企業が協賛しているコンサートなどもあって。協賛できるということは、それなりの力がある企業ということですよね。それだけ薬草酒が地元の人に愛されているのだろうなと感じました。

佐々木　ハンガリーやチェコなどの中央ヨーロッパには、欧州の神秘が潜んでいる気がしてなりません。中でもハンガリーの神秘といえば、やはりローズマリーをアルコールに浸けた原液を薄めてつくるというハンガリーウォーター。70歳を超えたハンガリー王妃がこれを使って若返り、ポーランド王に求婚された、という有名なエピソードがあります。でも、その王妃とは誰なのか、本当にそうした事実があったのかということについては、実はまだはっきりとわかっていません。

小林　お国柄としては、温泉があり、美しい女性も多く、ハーブも豊富に採れる。舞台はできあがっているのですけどね。王妃といってもたくさんいるから……誰だったのか、気になるところです。

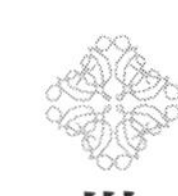

世界各地の文化に根づいた香りと音楽のあり方とは

佐々木　小林さんは演奏前に香りを嗅がれたりすることもあるのでしょうか？

小林　最近はユーカリ、クラリセージ、ペパーミントなど、家で練習する前に嗅いだりしています。本番前の緊張にはラベンダー。また、自分の演奏に納得がいかず、落ち込むこともあるのですが、そういうときは、バニラやベンゾイン（安息香）などの甘い香りで心を落ち着かせています。

佐々木　なるほど。演奏家の方がご自身のメンタルを保つのにも、アロマは役立っているのですね。

小林　とにかく睡眠第一で、寝る前は必ず、ディフューザーで芳香させています。よい演奏には聴力も必要なのですが、耳って寝ないと回復しないので。香りはローズ、ジャスミン、イランイランなどが多いです。でも、一番はネロリかな。

佐々木　そのようにして、小林さんの日常に組み込まれているのですね。私は最近、気に入っている精油の活用方法があります。使用期限を過ぎてしまったダマスクローズの精油があったのですが、捨てるのも偲びないと思って、無香料の食器洗い用洗剤に入れたんです。洗剤というとティートゥリー、ユーカリ、オレンジなど抗菌作用のあるものを使いがちですが、ローズやネロリなど、ちょっと気分が高揚する精油を使うのも、意外といいな、と。そこに華やかな香りがあるだけで、単調な家事の時間が癒やしの時間に変わるというのを改めて感じました。

小林　香りで生活に彩りがつくのは素敵ですよね。ハンガリーでの留学生活中に、教会で演奏させてもらったことがあります。むこうでは、礼拝のときに香を焚いて、演奏家が音楽を奏でるのですが、香りや音楽に包まれて、週に一度、それぞれが自分と深く向き合う。そういう文化が根づいているんだなと、新鮮に感じました。

佐々木　礼拝によって1週間のリズムが取れるというわけですね。たとえつらい1週間だったとしても、そこで一度リセットして、気持ちも新たに次の1週間を迎える。これはいい習慣ですね。

小林　礼拝に対して熱心な人もそうではない人も、とりあえずみんながそこに行く。日本ではあまり見かけない習慣なので、面白

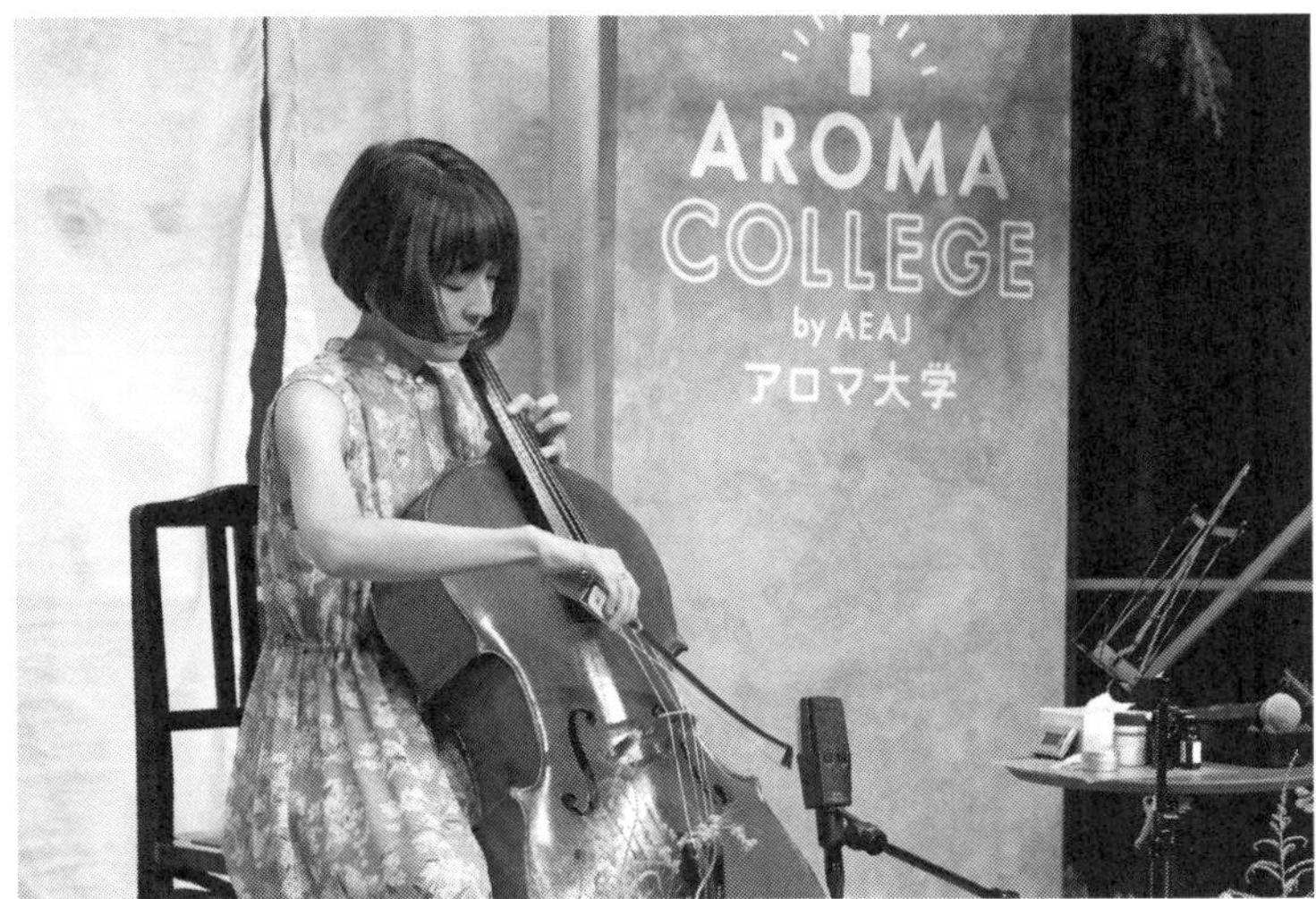

チェロ奏者として活躍する小林さん。その他にも香りとクラシック音楽を融合させた演奏会などを開催している。写真上は、AEAJ主催のアロマ大学 in 青山での演奏風景。

いなと感じました。ただ、冬に教会で弾くと、もう寒くて寒くて。それで、先ほどの膀胱炎になりそうになって、ハーブティーを飲んだのですが（笑）。冬の礼拝では、演奏者はコートを着込んで、みんな指先が出る手袋をして、楽器を弾くんです。でも、焚かれた香の中での演奏ということも含め、日本ではなかなか体験できないものでした。

佐々木　日本の場合は、神棚を拝んだり、仏壇に手を合わせたり。毎朝行うそうした習慣が、その日を気持ちも新たにスタートできるよう、ちょっとしたリズムをつけているのかもしれません。先ほどお話ししたオマーンでは、夕方になると家中に煙が充満するくらい、乳香の樹脂を焚くんです。「なぜ、それをやっているのですか？」と聞いたら「昔からやっているからです」と。現地の人にとっては、もう習慣になっていることでしたが、改めて考えてみると、消臭や虫よけということ以外にも、夕方にこ

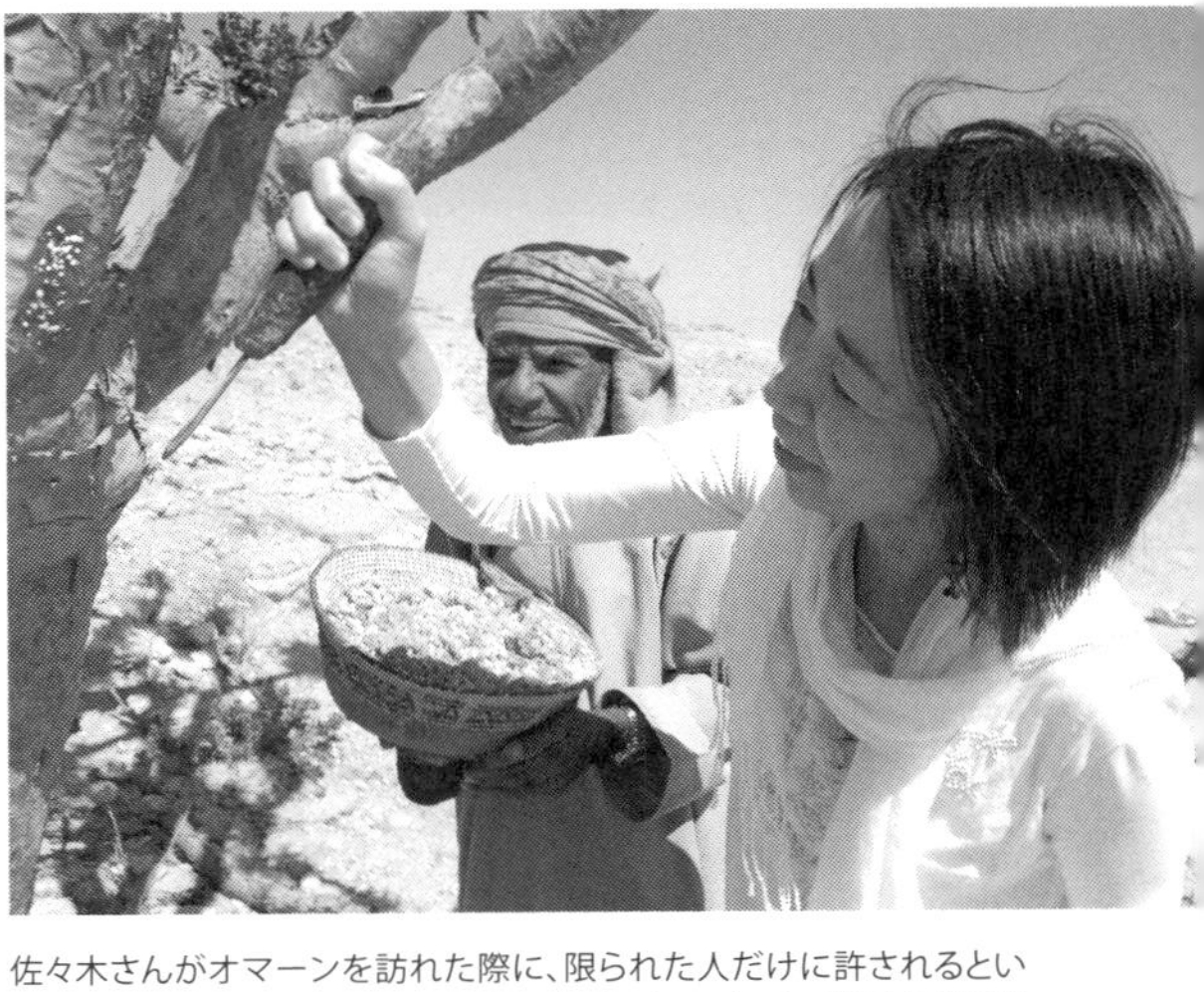

佐々木さんがオマーンを訪れた際に、限られた人だけに許されるという、乳香の採集を体験。専用の平たいナイフ（マンカフ）で樹皮を薄く削り取ると、じわじわと樹液が出てくる。これが固まったものが乳香（フランキンセンス）の樹脂として利用される。

の香りが流れてこないと1日が終わらない。そんな感覚もあるのだろうなと、改めて思いました。

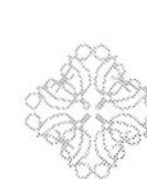

音と香りを合わせた「香階」でさらに広がる内面的な世界

――今年2月の「アロマ大学 第3回 オープンキャンパスin青山」では、「音階と香階」をテーマに、音楽と香りの関係について講演されていますが、「香階」とはどのようなものなのですか。

小林　香階とは、19世紀後半の自然科学者S．ピエスが自身の著書で発表した香りの音階です。46種類の香料を、音の高低を示す自然音階になぞらえ、香りの持続性や揮発性に基づいて並べたものです。ドミソやレファラのように、和音として調和の取れている組み合わせは、香りとしても調和がとれています。高音ほど軽やかで、低音ほど重みのある香りが対応しているのも面白いなと思います。

佐々木　香りにも、音と同じようにトーンがありますものね。香りのブレンドを考えるときに、和音の響きを参考に選ぶというのも面白いですよね。

小林　2月の講演はまさにそうで、J・S・バッハの「無伴奏チェロ組曲第一番プレリュード」はソレシ和音＝ト長調の明るい曲調とマッチする、ネロリ（♪ソ）、ベルガモット（♪レ）、ペパーミント（♪シ）で、軽やかでフルーティーな香り。同じくバッハでも「無伴奏チェロ組曲第二番アルマンド」はレファラの和音＝二短調の重厚感のある曲調で、ベンゾイン（♪レ）、ラベンダー（♪ファ）、バニラ（♪ラ）という感じで、落ち着きのある甘い香りを選びました。

佐々木　そうした香りと合わせて音楽を聴くと、またさらに感性が刺激されて、世界が広がっていきますね。

小林　香りは自由な世界なので、香階が表す香りと、個人の感覚が必ずしも一致するわけではないと思うのですが、個人的な経験では「あ、何だかわかる！」という反応をいただくことが多いので、よくできているな、と思っています。

佐々木　ある意味、音楽と香りは、もう別物ではないと思うんです。両方とも自然の中にあるもので、感性を刺激するものですから。小林さんのお話をうかがっていると、音楽と香りを融合することで、感性を豊かにする世界はもっともっと広がっていくのではないかと感じています。

小林　〝遊び〟という部分も、共通しているかもしれませんね。音楽はいろいろな方面から研究されたり、体系化されたりしていて、技術の高い演奏者もたくさんいます。でも、私たちは聴いてくださる方と音楽でつながって、そこで得られる感覚を、もう一歩欲張って楽しみたいときに、香りがあると、楽しみがよりいっそう広がる気がしています。

佐々木　これまでのアロマテラピーは、どちらかというと精油成分を分析し、目的に沿った効果効能を追求するという流れがわりと強い傾向にありました。でも「香りの魅力はそれだけではないよね」というところに立ち戻り、アロマセラピストたちが香りそのものに目を向けはじめている。これは良い流れだと感じています。

小林　そうですね。やはり香りも音楽も個人的なもの。そこから感じた気持ちは自分だけのもの。そういう特別な気持ちを得られるというのも、この2つに共通していると思います。また、それを誰かとシェアしたときに「あ、わかる！」「実は私はこう思う」などの話で盛り上がるのも楽しいですし。香りも音楽も、心に優しく寄り添うものだと思いますね。

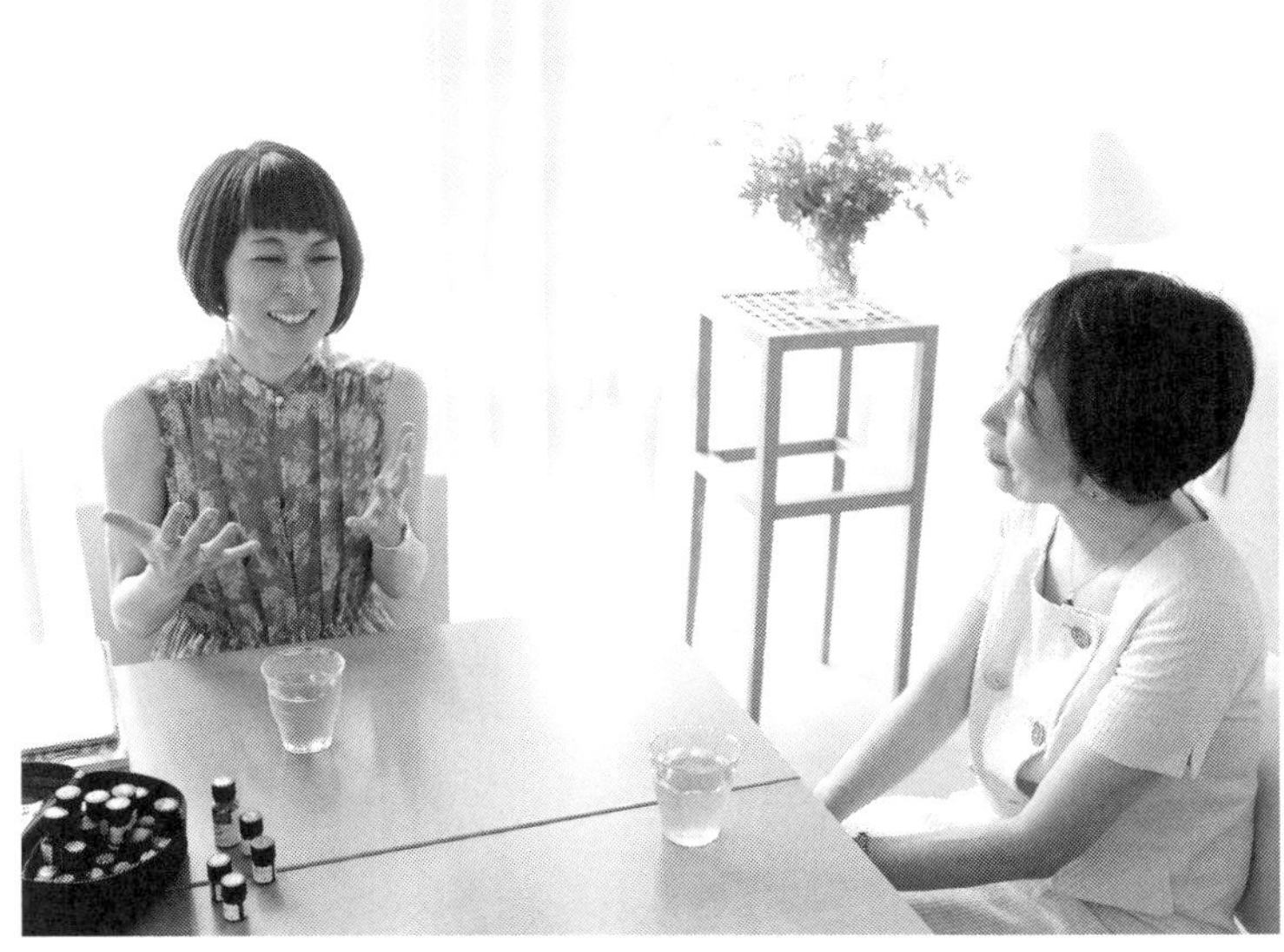

伝える

藤原綾子さん

Ayako Fujiwara

好きな香りを通じて、潜在意識から望んでいることと、やりたいことなどを知ることができるというメソッドを確立した藤原綾子さん。アロマテラピーのさらなる可能性の扉が開きます。

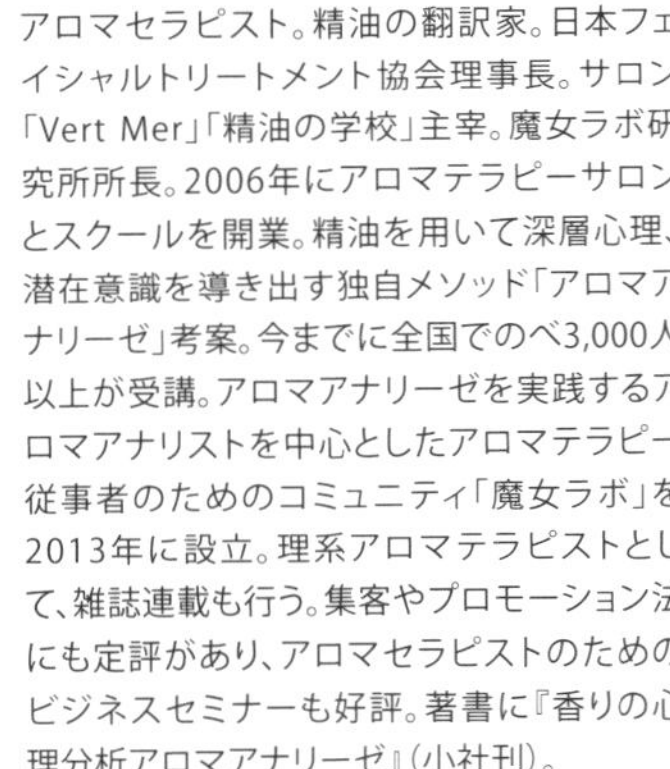

Profile

アロマセラピスト。精油の翻訳家。日本フェイシャルトリートメント協会理事長。サロン「Vert Mer」「精油の学校」主宰。魔女ラボ研究所所長。2006年にアロマテラピーサロンとスクールを開業。精油を用いて深層心理、潜在意識を導き出す独自メソッド「アロマアナリーゼ」考案。今までに全国でのべ3,000人以上が受講。アロマアナリーゼを実践するアロマアナリストを中心としたアロマテラピー従事者のためのコミュニティ「魔女ラボ」を2013年に設立。理系アロマテラピストとして、雑誌連載も行う。集客やプロモーション法にも定評があり、アロマセラピストのためのビジネスセミナーも好評。著書に『香りの心理分析アロマアナリーゼ』(小社刊)。

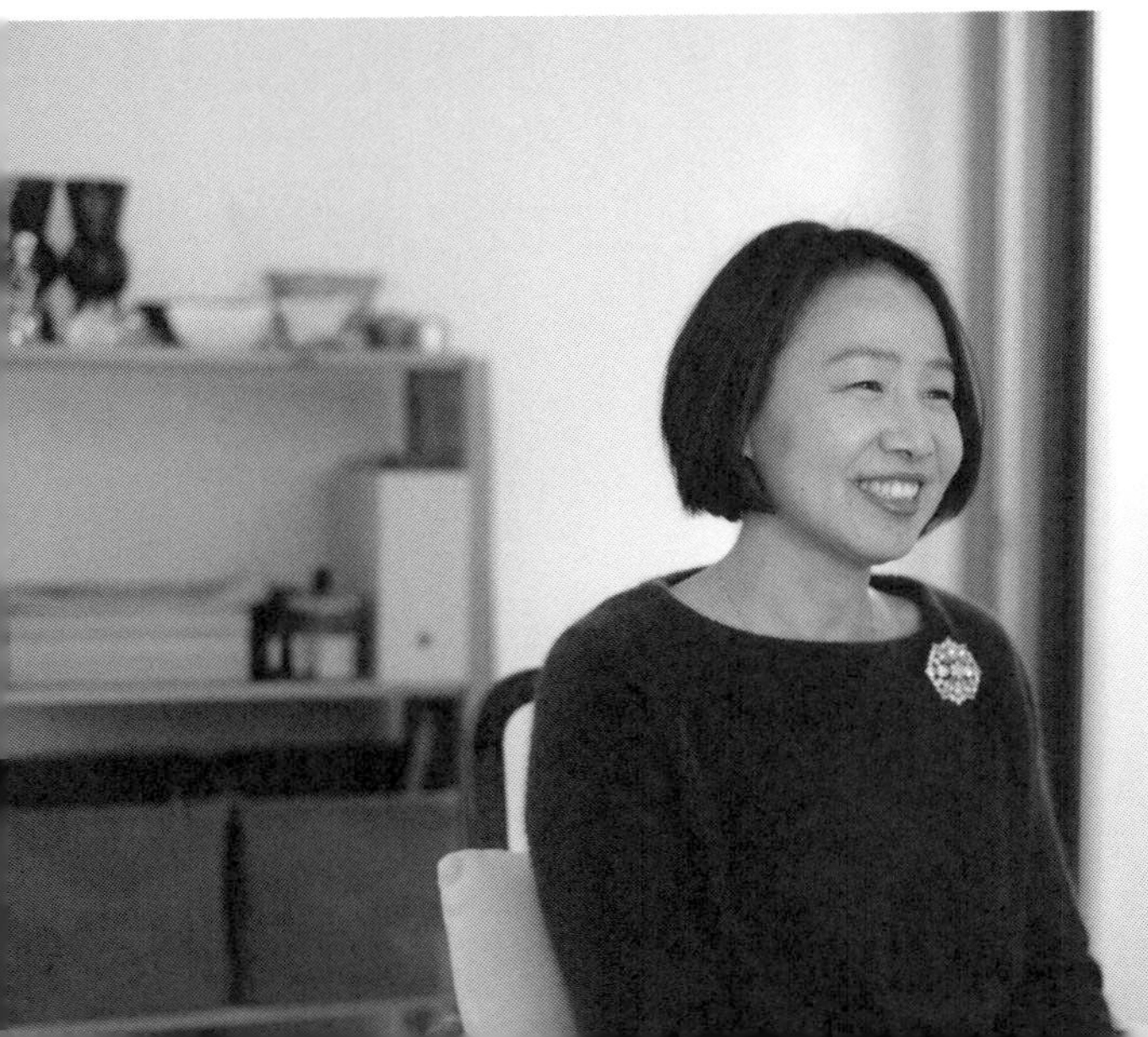

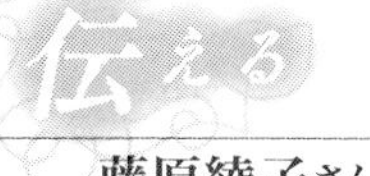

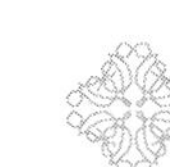

香りによって「自分が赦（ゆる）された」。植物にはメッセージがある

佐々木薫（以下、佐々木）　藤原さんが確立された「アロマアナリーゼ」。本（※）を読ませていただいて、すごく面白いなと思いました。こちらの手法はどういう経緯でできたのでしょうか。

藤原綾子（以下、藤原）　香りは嗅覚に作用することで、本能や潜在意識を刺激します。「アロマアナリーゼ」では、クライアントに香りを嗅いでいただき、そのイメージを自由に表現してもらうことで潜在意識にアプローチし、心理分析を行います。香りによって自分の心理に気づくことで、行動が変わる。そういう手法をつくりたいと思ったことが、そもそものきっかけでした。

佐々木　どのようなきっかけで、アロマに出会われたのですか？

藤原　会社員だった頃、ストレスで体調を崩し、病院に行っても治らず、いろいろ試したのですが、どうにもならなくて。最後の手段として、アロマテラピーに行き着きました。当初はあまりアロマを信用していなかったのですが、香りをかいでみたら自分が赦されたような感覚を得て、不調も改善していったんです。それで「これは素晴らしいものだ！」と思い、この道に入りました。

佐々木　自らのご経験から、今度はそれを提供する側になられたのですね。

藤原　大学で心理学を学んだこともあり、アロマを知る前は、自分の症状は心理カウンセリングを重ねなければ治らないと思っていました。でも、香りだけで簡単に心を切り替えられることを体

※　『香りの心理分析　アロマアナリーゼ～今日からあなたも精油の翻訳家～』（小社刊）。

感し、「これを伝えたい人がたくさんいる！」と思ったのです。

佐々木　当社でもスタッフが「アロマアナリーゼ」を知っていて、今は精油の効果・効能だけでなく、その背景やメッセージに興味を持つ人が、増えているのだな、と感じています。

藤原　この業界に入って十数年ですが、アロマテラピーが効果・効能ばかりで語られるようになったのは、この10年くらいでしょうか。その一方で、植物としての背景などは、何となく疎かになってしまっていた。そう考えると、「原点回帰」といえるかもしれませんね。

佐々木　ラベンダーの精油は知っていても、花を見たことがないという人が意外と多いですものね。アロマをやるうえでは、どういう植物から精油がとれているか、まずはそこから知っていてほしいなと思うのですが。

藤原　佐々木さんのことを素晴らしいと思ったのは、そこなんです！「植物を語る」というところが。忘れられないのが、佐々木さんが本（※）で紹介してくださった乳香（フランキンセンス）です。原産地オマーンの紀行文と写真を見て、「樹脂ってこんなゴロゴロした塊で、市場で売られているんだ」と驚きました。私は効果・効能からアロマの世界に入ったので、それまでは「精油＝ボトルに入った液体」という認識だったんです。だから余計にあの記事は、衝撃的だったのだと思います。

佐々木　私自身、アロマテラピー紀行ということで、世界中を訪ねながら、植物の実際をひとつず

※　『佐々木薫のアロマテラピー紀行』（主婦の友社）

つ検証していったという感じなんですよ。産地に行くと、美しい話ばかりではなかったり、逆に、想像以上に素晴らしい場面に出会えたこともありますし。

藤原　実際に現地に行くと、いろいろな側面が見えるわけですね。

佐々木　オマーンでは「乳香の土地」が世界遺産になっているので、実際に自生しているところまで、誰でも入れるわけではないのです。もちろん、収穫も勝手にできません。ただ、ベドウィンという遊牧民の人々は、既得権として収穫できるらしいのです。

藤原　そういう権利を先住民の方々が持っているのですね。

佐々木　撮影の際、彼らはわざわざラクダ

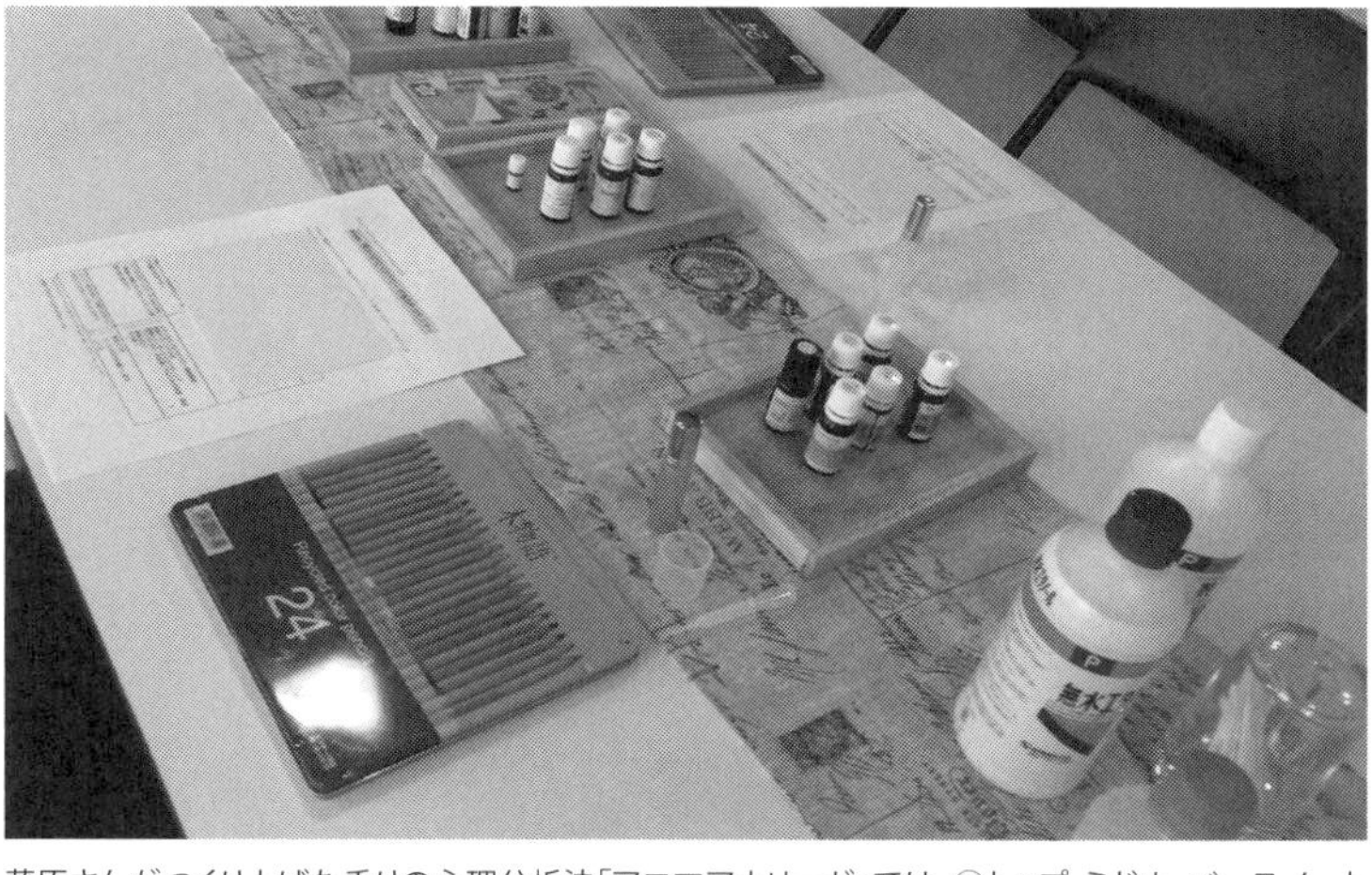

藤原さんがつくり上げた香りの心理分析法「アロマアナリーゼ」では、①トップ、ミドル、ベースノートの順に、複数の精油の中からいちばん好きな精油を選び、②精油が持つ香りのメッセージを受け取る。香りのメッセージには、「その人が最も望んでいること」「やりたいこと」が秘められていると藤原さん。好きな香りは、その人にとって「快」なものであるため、その人の欲求を知っている可能性が高いからだ。

まで用意してくれたのだけど……。「私たちはこの撮影のために1週間も前からラクダでやってきて、本当に時間がかかってたいへんだった」というわけです。でも、収穫の風景を撮影させてもらったあと、子どもたちはジーンズに履き替えて、四駆の車で帰っていきました。

藤原　えー!?　それはすごいですね。

佐々木　それを見送りながら、「あれ、ラクダで来たんじゃなかったっけ?」と(笑)。当然ですが、日常生活は近代化しています。でも、現地の生活に乳香は根づいていて、一般の家庭でも夕方には家中に乳香を焚きしめたりします。こういう側面は、とても興味をひかれるところです。

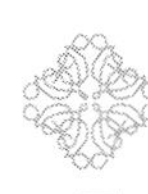

「アロマアナリーゼ」のミニセッションを体験!

藤原　オマーンの話はずっと聞きたいと思っていたので、うかがえてとてもうれしかったです。ところで佐々木さん、よかったら「アロマアナリーゼ」を体験されてみませんか。

佐々木　ぜひ、お願いします。でも、なんだかドキドキしますね。

藤原　本日はミニセッションということで、まずはこの8本の中から1本、気になる香りを選んでください。

(並べられた精油はパチュリ、ミルラ、クラリセージ、ブラックペッパー、ラベンダー、サイプレス、ネロリ。ボトルの名前は見ずに香りだけ嗅ぎ、佐々木さんが選んだのはサイプレス。藤原さんからの質問で香りのイメージを掘り下げ、次のような心理分析結果となった）

藤原　佐々木さんが感じるサイプレスの香りからのイメージは、「60〜70代の年配の男性」で、非常に包容力がある感じ。グレイッシュな白髪で、ひげをたくわえ、ドイツにお住まいです。仕事を引退し、優雅に自宅で本を読んで過ごしているようです。もともと大学の建築学の教授で、教え子たちからも慕われていました。この方に会ったら「お話を聞きたい。ドイツの深い森の話などをしてくれるのではないかしら」。その話を聞いたら「ドイツって素敵だな」と感じると思う……とのことですね。

佐々木　今日はなぜか、そんなイメージが広がっていきました。

藤原　サイプレスからのメッセージは「選択と集中」。この精油を選んだときは、選ぶべきものを選び、そこに集中すると良いといわれています。この男性の「選択と集中」は、引退して自分の時間に集中し、自分らしく時を過ごすこと

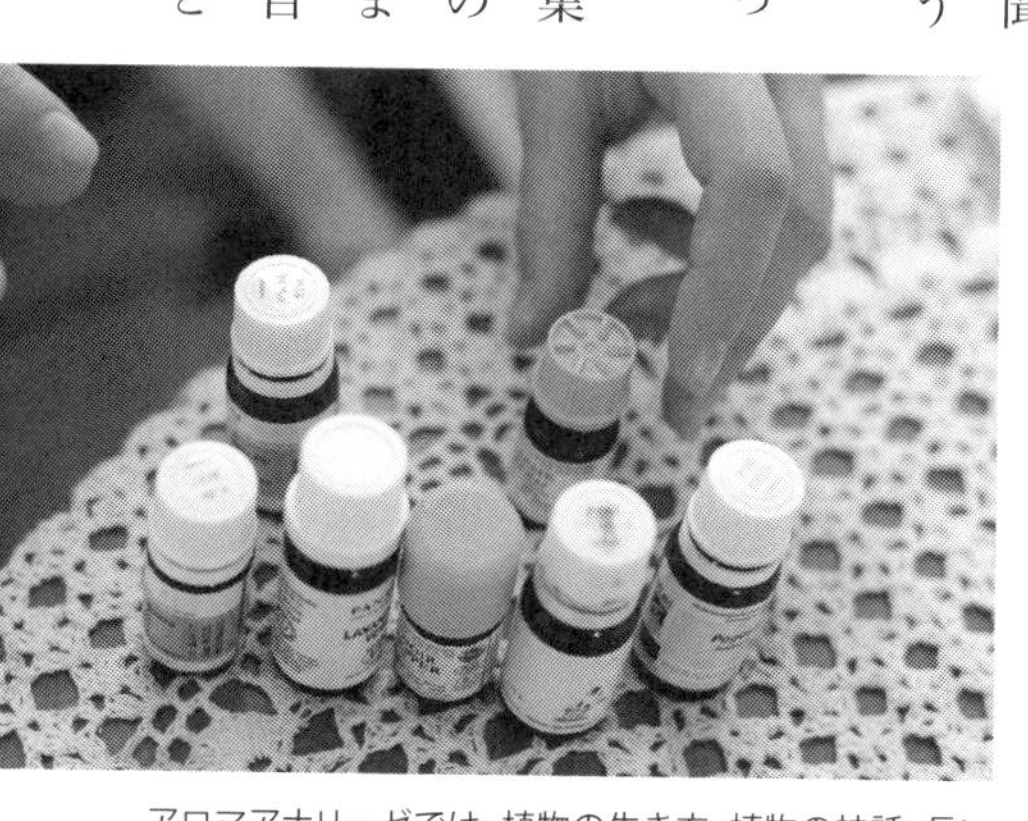

アロマアナリーゼでは、植物の生き方、植物の神話、長い歴史の中での使われ方、学名などさまざまな視点から精油を分析し、その香りが持つメッセージを浮き上がらせていく。中には、中医学やチャクラの理論などを使うセラピストも。精油のメッセージは、決まりきったものではなく、個々で探求していけるものだ。

を選択している。それにより、自分の楽しみや自国であるドイツの良さに気づいていく。という ことが、今の佐々木さんに必要なメッセージとして表れていますが、いかがでしょうか。

佐々木　ええ。何かを選択して、それに集中することが大事ということなんですね。

藤原　そうすることで「ドイツって素敵」という思いが芽生えてくるかもしれませんし。これまでいろいろな国に行かれているので、やはり外国に興味がいく感じなのでしょうか。

佐々木　私の中では、もうすべての場所が〝同じ地球〟という感覚なのです。外国だからと構えることもなくて、そこにいる人たちの顔の形や目の色、環境が違うだけかな、と。そこで楽しめるかどうかは、自分がどれだけリラックスできているかで、決まるのではないかと思っています。

藤原　素晴らしい。どこに行っても自分次第ということですね。海外には治安が悪い場所もありますが、そういうところでリラックスするための工夫などはありますか?

佐々木　やはりアロマがすごく役に立つと思います。ベルガモットの産地であるイタリアのカラブリア州に行ったときなんて、そこに停まっていた車が爆発したり、世界的な有名デザイナーが襲撃される事件があって、マフィアの巣窟みたいな場所だったのですが、それほど怖くなかったのは、圧搾法でとられるベルガモットの香りが町中に漂っていたからだと思うのです。

藤原　そういうご経験もおありなのですね。香りは確かに瞬間的に心持ちが変わるというのが魅力ですよね。

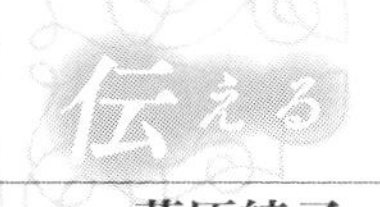

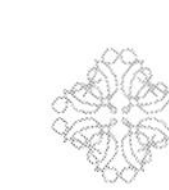

なぜ、感性でアロマをとらえる原点回帰が起こっているのか

佐々木　実はこれ、1996年にはじめて出したアロマの本なのです（『やさしいアロマテラピー』川瀬真砂子・佐々木薫・大塚規子・宮川明子・中安一成・渡辺由貴子 共著／フレグランスジャーナル社）。このとき、精油やキャリアオイルについての執筆を担当したのですが、エッセイのような文章で、植物からのメッセージを伝えているんです。このあたりが、アロマアナリーゼにも通じる気がして。

藤原　本当だ、すごくいいですね！　ティートゥリーは「伝説の仕掛け人」など、各精油についたコピーも面白いですね。この本、読んでみたい！

佐々木　ありがとうございます。発行から20年以上経っていますが、今読んでも「そうだよね」と思える。当時感じていた精油からのメッセージが、自分の中で揺るぎないものとして残っていることにも気づきました。

藤原　そこから一度、効果・効能や理論にいったけれど、また感性でとらえるアロマの世界に戻りつつある。香りを通して心理をみていく「アロマアナリーゼ」が支持されているのも、そのひとつの証のように感じます。そのように感性で香りをとらえるというのは、アロマテラピーの原点なのかもしれませんね。

佐々木　ある意味、アロマは魔法みたいなもの。「効果・効能という根拠のある魔法」という感じですよね。

藤原　ええ。今は多くの人がそのあたりをアロマに求めているのだと思います。薬のような効果・効能だけでなく、どこかしら、「香りによる魔法」のようなものも期待している気がします。

佐々木　これからＡＩ化が進み、大概のことはロボットができるようになっていく。そんな時代だからこそ、１９６０年代後半にアメリカ西海岸でヒッピーによるハーブルネッサンスがはじまったときのように、「人間の生き方って何だろう」と多くの人が考えはじめると思うのです。そういう中で、アロマテラピーは根拠のある魔法として活用されていくかもしれませんね。香りによって自分をゆるませる、心を遊ばせる。そういうバランスのとり方が必要になってく

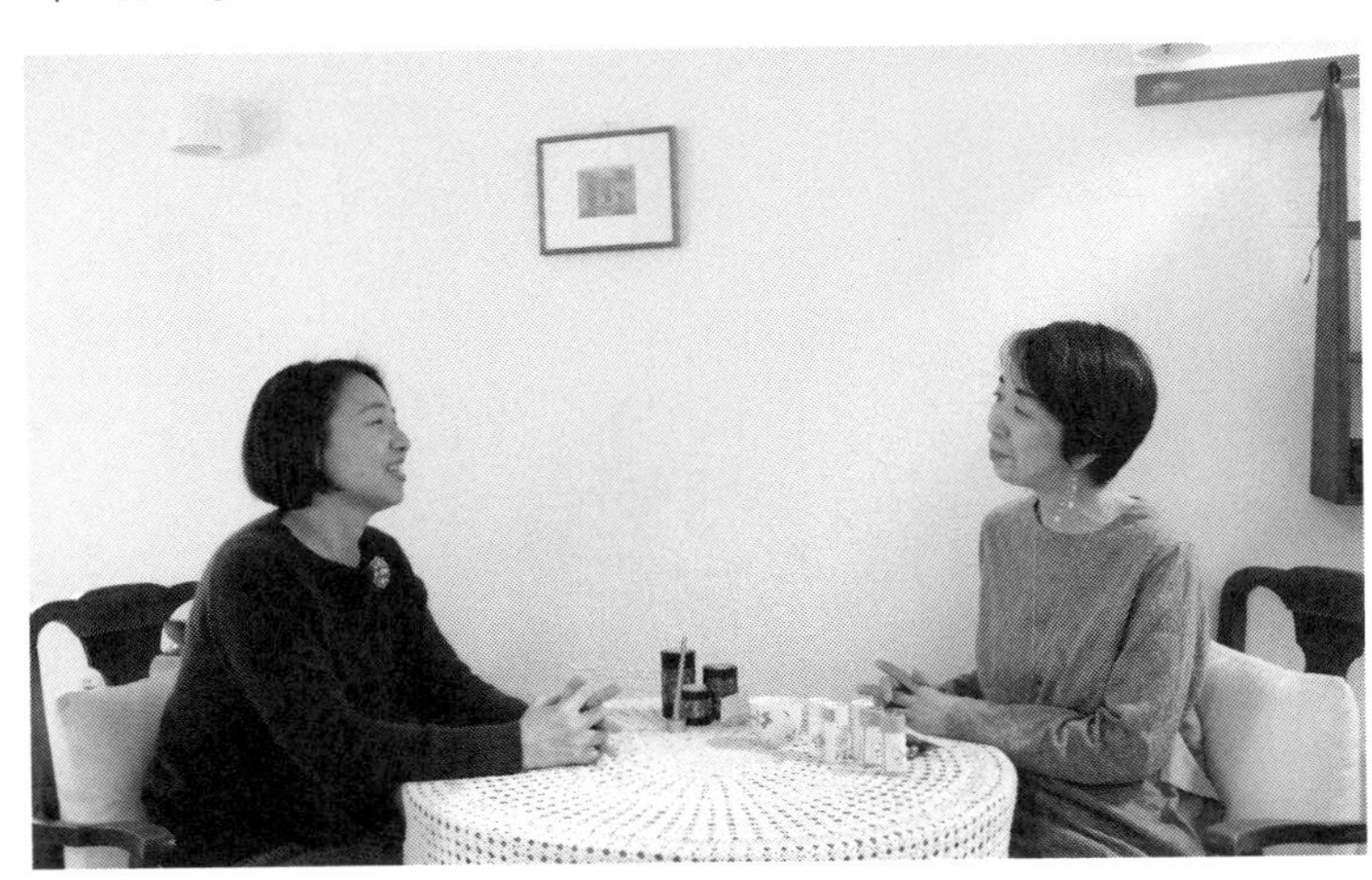

ると思うのです。

藤原　精油が持つ効果・効能や化学成分について理解が進みましたが、みんなどこかで、「アロマは効果・効能だけではない。薬ではない」ということに気づいているのでしょうね。

佐々木　そして、藤原さんのようにアロマの「魔法的な部分」と「ロジカルな部分」をきちんと理解されている方が、その仲介を担うのではないでしょうか。そうすることで、これまでアロマに縁のなかった人たちにも、その魅力が広く伝わっていくのではないかと思っていますね。

藤原　やはりこれからは、自分で自分の生き方を考える時代。今まであたりまえに与えられていた人生に疑問を持ち、「私はどんな生き方をしたいのだろう」と模索する人たちが、すごく増えています。そういう方たちが精油に触れ、植物の生き方を知り、そこから自分の生き方を見つめ直してもらうためにも、「アロマアナリーゼ」は役立つのではないかと思っています。

伝える

瀧口律子さん

Ritsuko Takiguchi

太陽や月の動きやその土地に合わせ、自然と寄り添いながらハーブを生活に取り入れる生き方は、体も心も元気になります。瀧口律子さんはその導き手として、楽しいお話を聞かせてくださいました。

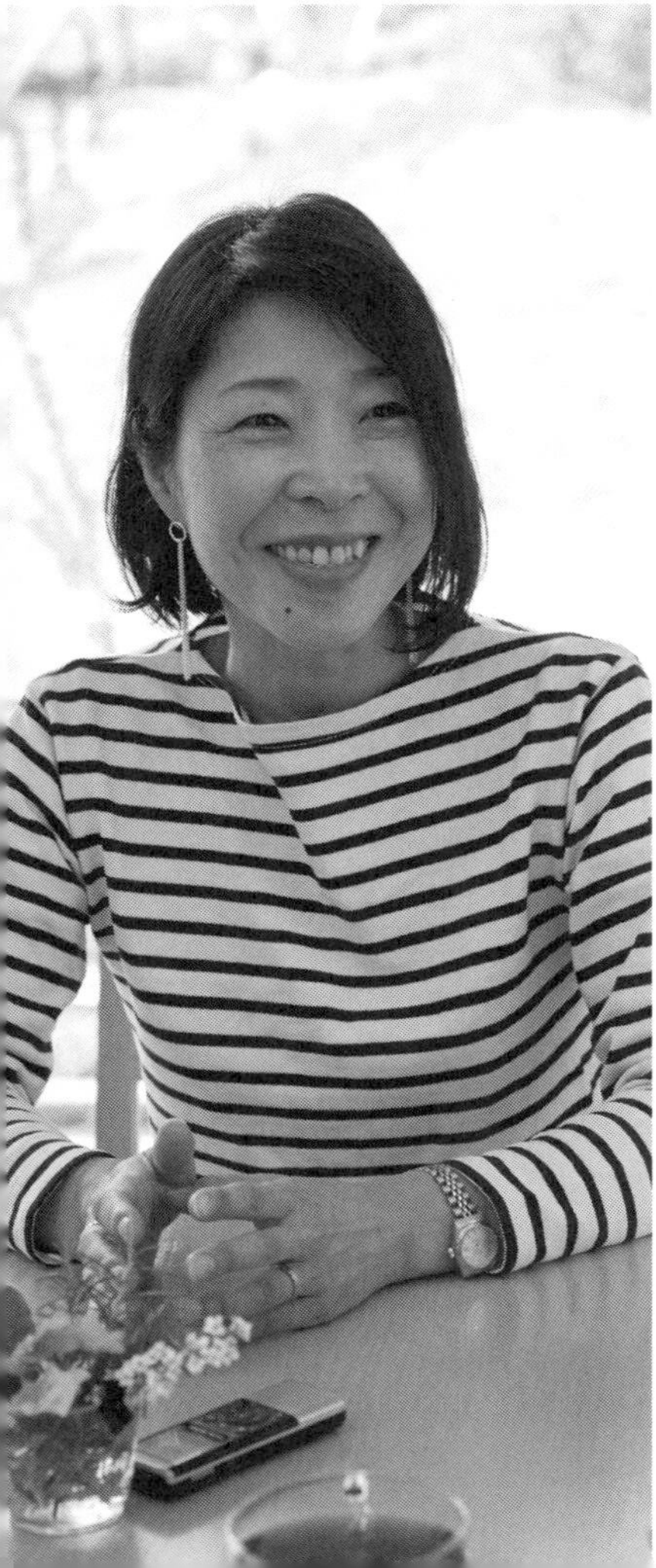

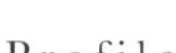

ハーバル・クリエイター。薬草魔女養成塾塾長。浦和ハーブ友の会会長。さいたま市プラザノース「ハーブと季節のレッスン」講師。薬日本堂漢方スクール講師。薬日本堂漢方アドバイザー。ハーブを通して自然と生き物を敬いながら毎日を大切に暮らすことを伝える活動を続ける。ハーブには何の興味もなかったところ、あるきっかけで青山にあった「ハーブとアートのラテラ塾」でハーブを学ぶこととなり、今ではすっかりハーブに魅せられ、日常生活へのハーブの取り入れ方を発信する。月のリズムや占星術、旧暦とハーブを組み合わせた講座を不定期で開講。著書に『薬草魔女のレシピ３６５日』（小社刊）。

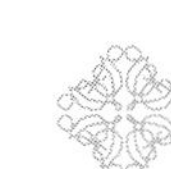

長い間私たちの生活のそばにあるハーブの魅力とは

佐々木薫（以下、佐々木）　ありがとうございます。この本は１９９８年発行で、ちょうどハーブやアロマが広がりはじめた頃でした。クラフトの作り方を1カットずつ撮影したりして、わかりやすく伝えることを大切につくった本でした。瀧口さんはハーバル・クリエイターとして薬草魔女養成塾を主宰されていますが、どのようなきっかけでハーブをはじめられたのですか。

瀧口律子（以下、瀧口）　ハーブの勉強をはじめた頃、アロマや精油の使い方をもっとよく知りたいと思って出会ったのが、佐々木さんが書かれた『はじめてのアロマテラピー』（池田書店）でした。知りたいことがすべて書いてあるので、ずっと教科書代わりに、大切に読ませていただいています。

瀧口　もともとハーブには、あまり興味がなかったのです。何かきっかけがあったと思うのですが、ある日突然ハーブの勉強をはじめたという感じでした。何も知らない世界だったので「ハーブってこういうものなんだ！」と、学ぶことすべてが楽しくて。それで、ここまで長く続けられたのかなと思っています。

佐々木　１９９６年にここ（埼玉県飯能市の薬香草園）をオープンした当初、エクササイズガーデンといって、生徒さんに一坪くらいのスペースを提供し、実際にハーブを育てながら学んでいくというスクールを行っていました。そこではじめてハーブに触れた方々の中から、今では先生になられた方も多いですし。ハーブやアロマをきっかけに、その人の可能性が開いていく楽しさがありますね。

瀧口　私自身、ハーブに触れるようになってはじめて、これらが長い間、人の生活のそばにあり続けた理由がわかるようになってきました。植物を好きになる前は、よく枯らしていたのですが、植物を好きになってからは、前より手間をかけなくても元気に育つようになったのです。

佐々木　私が住む地域は海に近いので、ローズマリーが合うようで、手をかけなくても育つんです。地域によって、どんな植物が育ちやすいかという違いもあるでしょうね。

瀧口　うちではユキノシタがわりと元気に育つのです。不思議なことに、家で元気に育つハーブは、自分の身体にも合う気がします。「身土不二」といいますが、自分が住む地域の土、水、空気に合うものは、それを摂取している自分にも合うのではないかと思っています。

佐々木　ハーブの魅力は、生活の中で使えるということにあると感じています。私自身、もともと植物は好きでしたが、眺めるだけで普通の花にはあまり興味が湧かなくて。でも、その薬効や背景にある歴史や由来を知ると、俄然興味が湧くタイプ（笑）。ですから、瀧口さんの著書『薬草魔女のレシピ365日』にある、ハーブを使ったおまじないの話などは、とても興味をひかれました。

瀧口　子どもの頃は祖父母と一緒に暮らしていたので、何かあると庭から採ってきた薬草を潰して貼ってもらったりしていました。子どもなので、それが本当に効いているかわからないのですが、それによって落ち着きますし、精神的な作用が大きいなと感じていました。おまじないも、そういうものなのではないかなと感じています。

佐々木　そうですね。

瀧口　私のまわりにも、いまだにハーブはおまじない的なもので「こんなの気休めだろう」と言う人もいます。ただ、これだけ長く人が使ってきて、薬として使われてきた歴史も長いですから、間違いなく効果はあると思っているのですが。

佐々木　気休めって、実はすごく大事なことだと思うのです。「こういう良い作用があるんだ」と思ってハーブティーを飲むと、それだけでホッとしますよね。ハーブの薬効も確かにあるのですが、自分の気の持ちようで、身体にも何らかの変化があるように感じています。日本では「病は気から」といいますが、よくいったものだなと思います。

男性の感性で香りを扱うと新鮮な学びが得られる

瀧口　ハーブは使い方の中に「食べる」という選択肢があるのも魅力ですよね。

佐々木　食べることに使えるのは、一番身近な方法ですね。薬効だけを求めて使おうとすると、せっかく育ったハーブを使いきれないことも。その点、食に活かすとなると、ある程度の量を使うので、むだにすることがなくなりますしね。

瀧口　夏場に盛りを迎えるチャイブは、育て方も簡単でお花もかわいいので、生徒さんたちもよく育てています。エゾネギともいわれるハーブなので、素麺やサラダに散らして食べるなど、普通のネギの代わりに使っているようです。

佐々木　たしかに、ネギはだめだけど、チャイブならいいという方もいらっしゃいますしね（笑）。

瀧口　普通のネギに比べて、さわやかな風味と、ほのかな香りがいいのでしょうか（笑）。ハーブを使って料理すると、気持ちがいつもより楽しくなりますしね。先日のハーブの授業では、コーヒーの代わりにクワの粉を溶き、三色ティラミスをつくりました。糖の吸収を抑える作用もあるハーブなので、みんな「安心して食べられるね！」と喜んでくれて。実体験を通して覚えたハーブの楽しさは、より深く身体で覚えている気がします。

佐々木　瀧口さんが主宰されている薬草魔女養成塾。この「魔女」というのは、生活にハーブを取り入れる人という意味合いも含まれているのでしょうか。

瀧口　そうなんです。私が思う魔女は三角帽子をかぶって箒（ほうき）で空を飛ぶというのではなく、その町に一人はいる薬草に詳しい人という感じなのです。

佐々木　西洋では魔女狩りなど、おどろおどろしい歴史がありますが、日本では魔女というと「目に見えない不思議なことをする人」という感じで、どこかひかれるものがあります。

瀧口　一応、魔女とうたっているので、ありきたりのハーブ講座ではなく、ちょっと面白い視点を入れたくて、ハーブの惚れ薬をつくったこともありました。

佐々木　それは面白いですね！　どのようなブレンドでつくったのですか。

瀧口　バラやローズヒップなどを使いました。気持ちが高揚するハーブを入れることで、恋をしたような気分になるものをつくったというわけです。実際に飲むと、すごくおいしくて。惚れ薬なのに、自分で飲んでしまっては、意味がないのですけれど（笑）。

佐々木　以前、ハーブ講座で入浴剤をつくり、それを使った感想をレポート

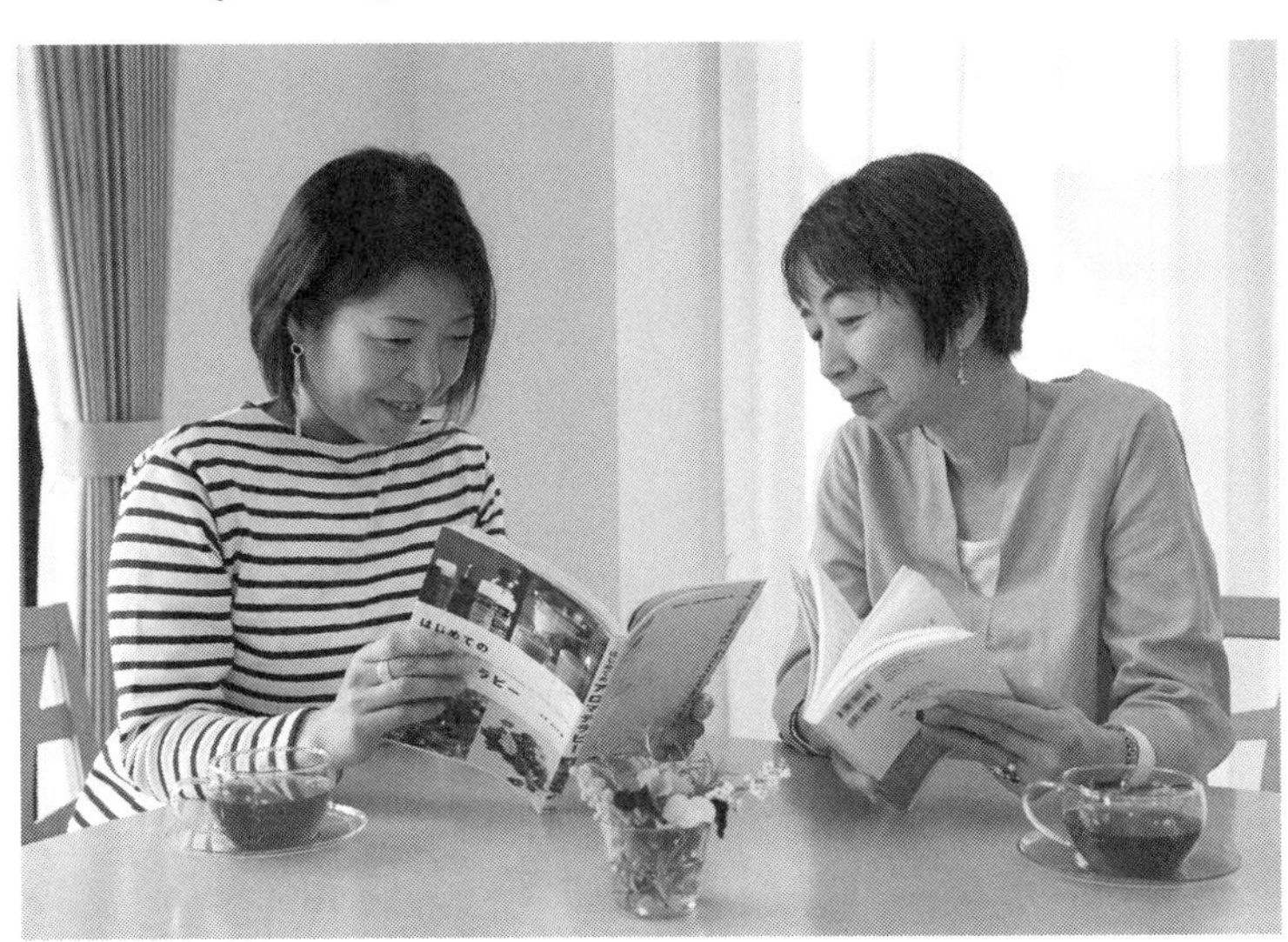

かつて瀧口さんが教科書代わりに使っていた、佐々木薫さんの「はじめてのアロマテラピー」（左）。瀧口さんの著書「薬草魔女のレシピ365日」によると、佐々木さんの月の位相は「ファーストクウォーター」だった。

にまとめるという課題がありました。ただ、ご主人がハーブは苦手でできないという方もいたのですが、数回行ううちに、香りに慣れてきたようで、湯船にハーブがないと「今日は香りが何もないよ」と言うようになったとか（笑）。最初は香りに違和感があるかもしれませんが、それがだんだんと心地よいものに変わっていく。男性の場合は、そういう変化の過程がわかりやすいように感じます。

瀧口　男性の場合、最初は距離をおく方が多いですが、慣れてくると香りをとても大切にされます。香水作りをしたときは、バラを使う男性が多いことに驚きました。バラというと女性のイメージですが、クレオパトラはカエサルを魅了するためにバラ風呂に入っていたくらいですから、男性もきっと好きな香りなのでしょう。ただ、男性がバラを使うと、フローラル系ではなく、やや渋

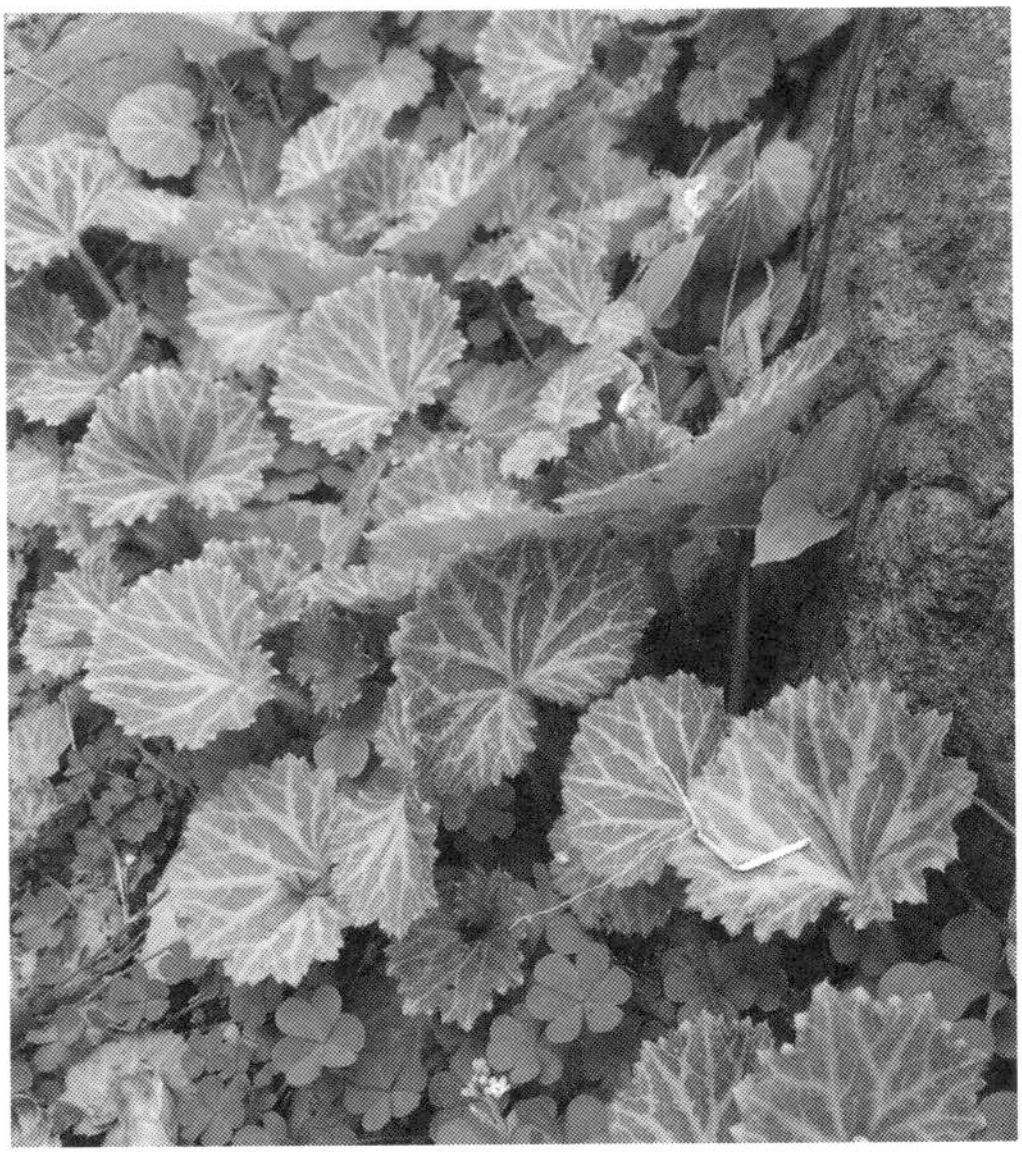

瀧口さんの庭ですくすくと育つユキノシタ。「自分が住む地域の土、水、空気に合うものは、それを摂取している自分にも合うのではないか」と瀧口さん。

みのある香水に仕上がっていたことも興味深かったです。

佐々木　男性は意外とデリケートですし、香りに関する感性は、もしかしたら女性より鋭いかもしれません。でも、男性の中には「癒やし」「リラックス」という香りを手に取ると、自分が負けたような気がするという心理が働く方も多いようです。「商談成立!」「体力増進!」など、効果が明らかにわかるほうが、手に取りやすいのかもしれませんね。

瀧口　うちのハーブ講座に来る男性は、奥様に誘われて、という方が多いのですが、いざ講座がはじまると、いろいろと質問されるんです。女性はわりと感覚的に話を聞いている方が多いのですが、男性は自分の中で一度咀嚼(そしゃく)して「それはなぜだろう」と考え、「それは○○ということですか?」などと発言されることが多いですね。それがとても新鮮で、より講座の内容が深まる感じがしています。

太陽や月のサイクルを知るとセラピー効果がより深まる

佐々木　最近、日本ではスーパームーンがニュースで取り上げられるなど、国民全体が月に注目していますよね。昔から立待月(たちまちづき)、十六夜月(いざよい)など、さまざまな月の呼び方がありますし、日本人にとって月は身近な存在なのかもしれません。

瀧口　月のサイクルを意識するとなかなか面白いですよ。新しい仕事の話が来るのは、月が満ちていく期間が多かったり、やけに喉が渇くときは新月だったり、イライラするときは満月だったり。新月と満月の日で統計を見ると、電車の事故や遅延も多いのです。満月の日はなんとなくイライラするという人は、月からの悪い影響を抑えるという観点から、気持ちを鎮めるハーブティーを飲むなど、ハーブやアロマを活用するというのもいいのではないかと思います。

佐々木　そのようにして太陽や月や星の動きに合わせ、自分自身を整えるというのが、本来の姿なのかもしれませんね。しかも、夜空の月を見上げるのは、誰もがお金をかけずに平等にできることですから、気軽にできますし。

瀧口　セラピストの場合、クライアントの身体がどう変化しているか、今、何を求めているかも、月や太陽の動きから予測できると思うのです。太陽の場合は、立春や春分などの二十四節季がベースになりますが、春先はデトックスの時期だったりします。月のサイクルでいうと、満月の日はむくみが出やすかったりするので、自然からの影響を考慮しながら精油やハーブティーをブレンドすることで、さらにセラピーの効果を感じてもらえるのではないかと思います。

佐々木　そうした部分に目を向けるだけで、太陽や月、そしてハーブを身近なものとして、サロンワークに取り入れられるようになりますね。

瀧口　そういう話をクライアントにすると、多くの方が「そうなんですね！」と、ご自身の身体や自然のリズムに意識を向けやすくなると思います。

佐々木　最後に、これからどのようにハーブの世界を広げていきたいかなど、今後の展望についてお話しいただけますか？

瀧口　自宅が埼玉なのですが、今後は地元での活動を増やしたいと思っています。うちのまわりは一軒家が多いのですが、庭のローズマリーなどを枯らしている方たちが多くいらっしゃるんです。こんなに身近にあるハーブを活用しきれていないことが非常に多いので、草の根運動的に、まずは地元からハーブの育て方や魅力を伝えていきたいと思っています。

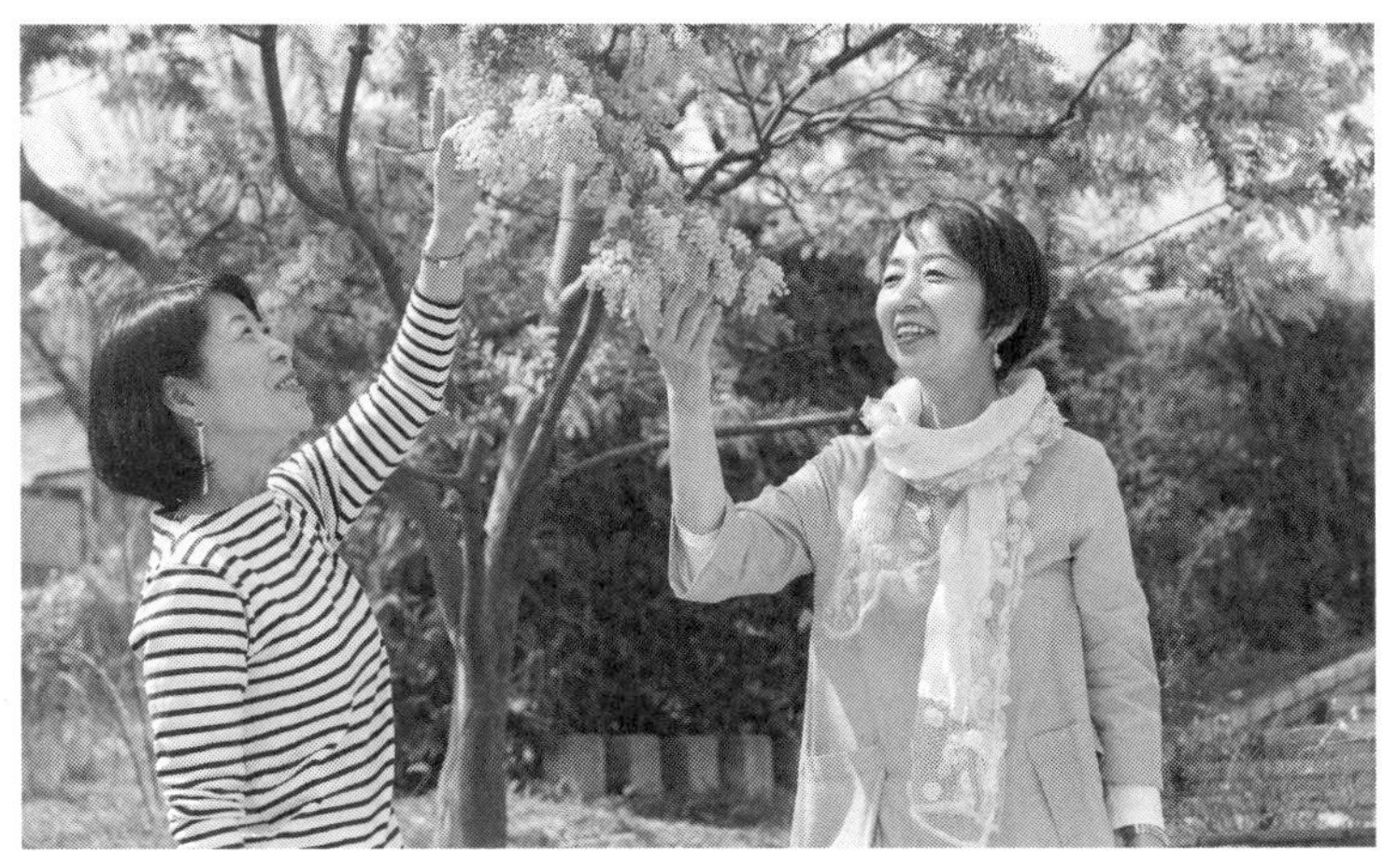

伝える

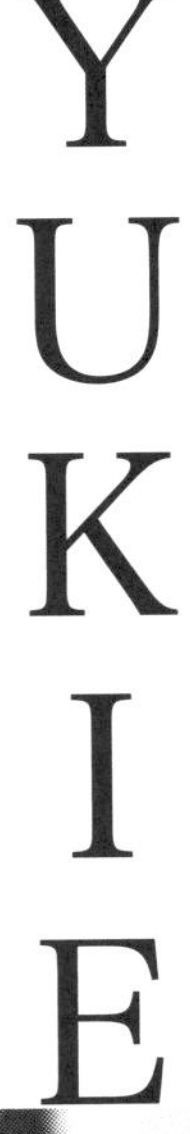

YUKIEさん

キャリアオイルなど、美容用にさまざまな種類のオイルが出回る昨今。効能に応じて使い分けるのも、今や常識といえるでしょう。美容オイルのスペシャリストから、有益なお話をうかがいます。

Profile

社団法人日本オイル美容協会代表理事。髪結所を営んでいた祖母の時代より美容家系に生まれ、良いオイルが健康、美容に重要であることを教えられて育つ。米国医学博士のもと、日本人初のオイルセラピストの資格を習得。さらに日本の美容業界唯一の国家資格である美容師へオイル美容を啓蒙するため、美容師業を理解するべく、40代で美容師免許取得。オイル美容のエキスパートとして、一般社団法人日本オイル美容協会を設立。食と化粧品の効果的なオイルの美容法で テレビ、雑誌、新聞、ラジオなどの各種メディア出演をはじめ、モデル、アスリート、セラピストなど各界著名人からの支持も厚い。

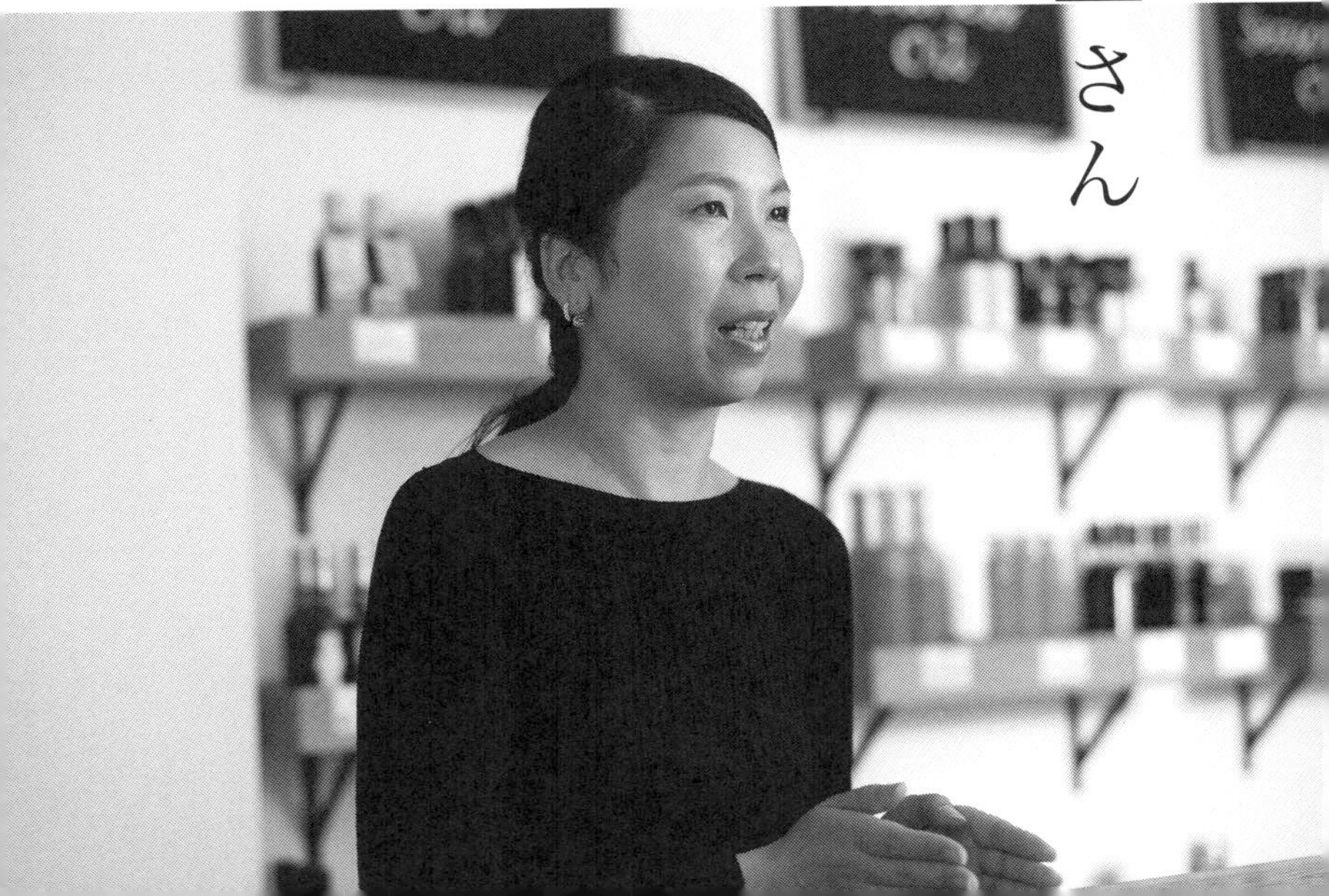

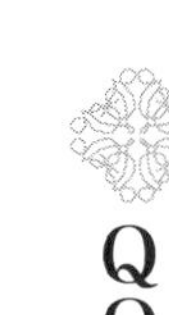

QOLの向上に欠かせないオイルについて知ってほしい

佐々木さん（以下、佐々木）　先日、ＱＯＬ（クオリティオブライフ）のテーマで講演をお願いしましたが、オイルに関する知識は幅広い年代の方が気になるテーマなのだなと実感しました。

YUKIEさん（以下、ＹＵＫＩＥ）そうですね。２０１３年に日本オイル美容協会を設立しましたが、その活動はオイルソムリエの育成など教育に重きを置いていて、とてもありがたい機会をいただけたと思っています。

佐々木　協会主催のオイルソムリエの講座には、主にどんな方が学びに来るのですか？

YUKIE　セラピストもいらっしゃいますし、ネイリストや美容師。料理関係の方や医療関係の方。パーソナルトレーナーなども。皆さん、脂質の重要性を勉強して、仕事に活かしたいという方たちです。生涯学習として一般の方も増えています。アロマセラピストの方からは「キャリアオイルという観点から違いを学びたい」という声をよく聞きますね。

佐々木　おっしゃるとおり、アロマセラピストの資格取得のカリキュラムの中で植物油の勉強にどれだけ時間を割けるかというと、2時間もないくらいで。講師はもっと教えたいし、学ぶ側ももっと知りたいというのが現状かもしれません。日本でアロマセラピストが使っているのは、使いやすさとコスト的な面でスイートアーモンドオイルが一番多いと思います。ホホバオイルも人気ですが、価格がハードルになりますね。

ＹＵＫＩＥ　そうですね。ホホバオイルは経皮吸収率が高い分、施術に使うと消費量がどうしても多くなってしまうという側面もあります。セラピストさんの学ぶ動機としては、外側からのケアだけではどうにもならないことがあると気づいて、インナービューティーとしての脂質を勉強する必要があると思ったという方もいます。そのように、ホリスティックな観点でオイルを学びたいという方が増えてきた印象があります。

佐々木　それはとてもいい傾向ですね。ＹＵＫＩＥさんは、オイルに関わるお仕事をされてどれくらいになるのですか？

ＹＵＫＩＥ　祖母と母がともに美容に関わる仕事をしており、「いい水とオイルがあれば、髪

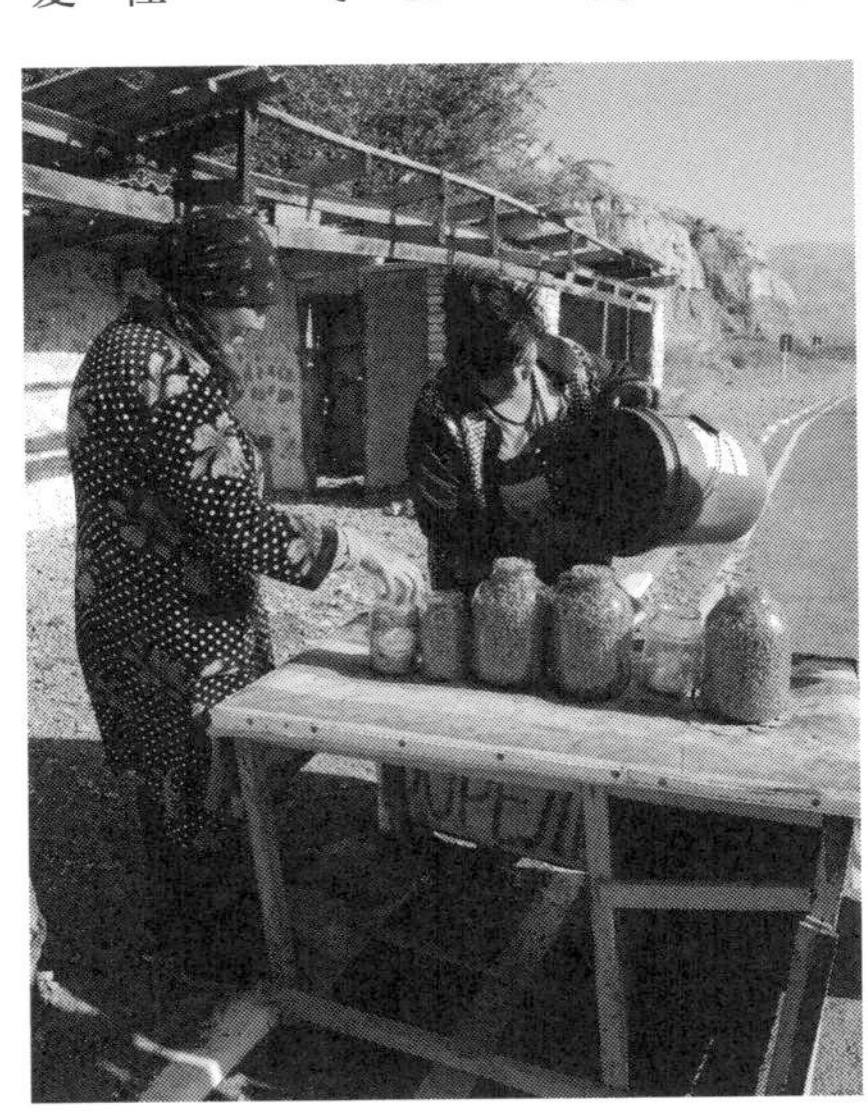

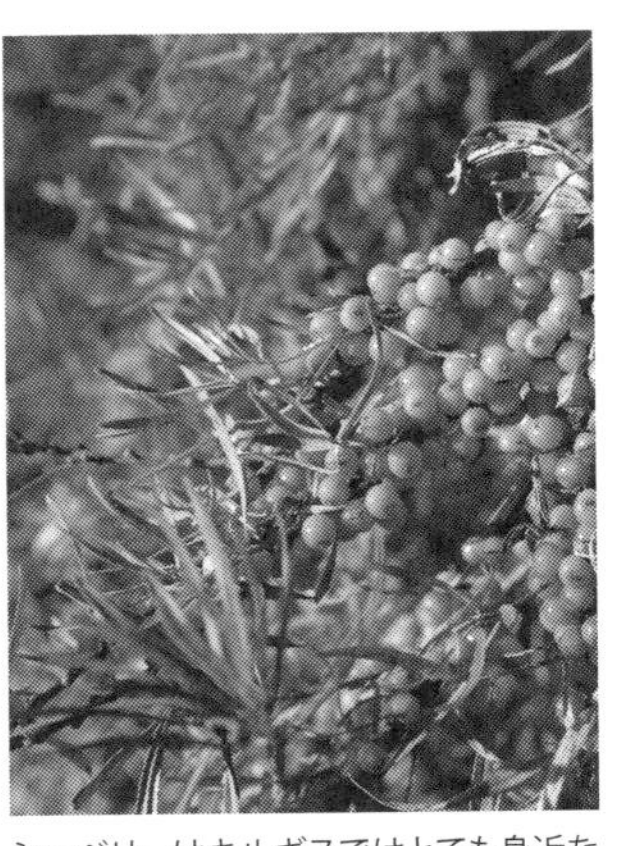

シーベリーはキルギスではとても身近なベリーで、野生の果実を摘んで、ロードサイドで売る人も見かけた。自宅でジュースにしたり、ジャムにしたり、その栄養価は母から子へと伝わっている。

も肌も育つ」と教わって育ちました。当初はまったく違う仕事をしていましたが、自分の不調をオイルで助けられた経験から、そのすごさを実感。アメリカで医学博士に学んだのち、20年ほど前から日本で植物オイルの素晴らしさを伝えていきたいと、この仕事をはじめました。当時は、「オイルを摂ると太る」「肌につけると酸化して老ける」といったネガティブな印象を持たれている方がとても多かった。最近はメディアの影響などもあり、「オイルは大事。オメガ3がいいらしい」などの情報を知っている方は多い。でも「なぜ大事なの?」はわからないという方も多い。そのオイルが自分に必要かわからないままにブームに乗るのはちょっと違うかなと思っていて、正しい知識を引き出しとして持ち、自分に適切な脂質を選んでいただきたいと考えています。

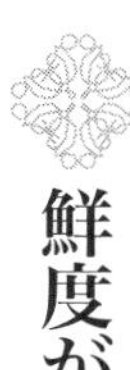

鮮度がとても大切な本物のオリーブオイル

佐々木　実は私もオイルを敬遠していた時期がありました。身体に塗るとベタベタする感じがしたし、「オリーブオイルはハーブのジュース」ともいわれるので摂ってみたけれど、どうも身体に合わない感じがして。でも、あるときからオイルって必要だなと感じるように。人間の皮膚は水を吸収しないけど、オイルなら浸透しますよね。だから、スキンケアにいいものを使うと、スーッと入ってきて心地よいし、オイルは人を守ってくれるものだなと思うようになりました。

YUKIE　オリーブオイルを苦手に感じたということですが、作り手からするとオリーブオイルは最も難しいオイルなんです。ほとんどのオイルは種からとりますが、オリーブオイルは果実から。果実は木から収穫した瞬間から酸化がはじまります。国際規格ではエクストラバージンオイルと呼べるものに細かいルールが決められていますが、日本ではそこまで遵守していない場合も多いのが現状です。日本人の多くは、本当に新鮮なオリーブオイルを口にしたことがない可能性も。だからオリーブオイルが苦手という方はそれだけ感覚が優れているのかもしれません。いつも植物由来のものに触れている佐々木さんもそうかもしれませんね。

佐々木　そうなのかしら。そういえば、先日イタリアに行ったとき、レストランにハウスワインと

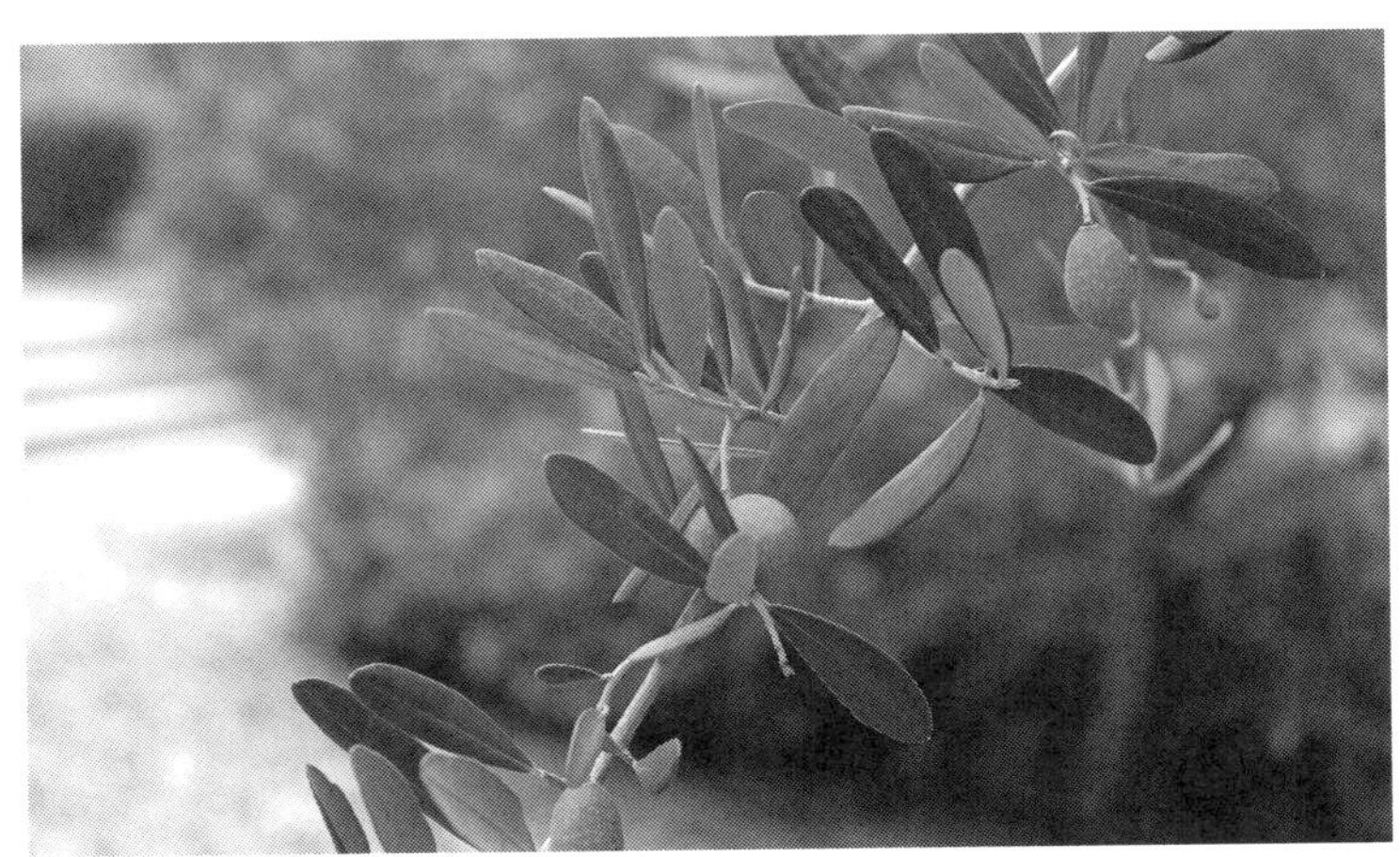

日本のオリーブ消費量は世界的にも上位に入るほど多い。小豆島や淡路島などの瀬戸内地域での栽培も増え、新鮮なオリーブオイルも手に入りやすくなってきた。

同じようにハウスオリーブオイルがありました。それほど大きなレストランではなかったけれど、農家と提携してつくっているそうです。それはとてもおいしくて！

ＹＵＫＩＥ　私はイタリアでオリーブオイルソムリエの資格を取ったのですが、おいしいワインのできるところはおいしいオリーブも育つといわれています。オリーブオイルソムリエの勉強は、酸化臭やカビ臭など、よくないものをかぎ分ける練習ばかりで、警察犬になったような気分でした（笑）。でも、おいしいオリーブオイルにいつも触れている現地の人にはわかるので、それは食育の原点でもありますね。

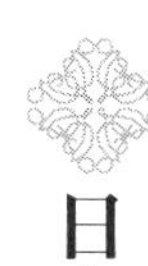

日本人に適した日本産のオイルとは

佐々木　やはり、地産地消の観点から考えると、オイルに関しても日本人には日本で採れたものがいいといえるのでしょうか。

ＹＵＫＩＥ　日本では小豆島のオリーブが知られていますが、最近は淡路島など、オリーブの栽培が盛んな地域が少しずつ増えています。

佐々木　淡路島はいろいろな取り組みをしていて、島自体がすごく元気ですね！　ハーブを栽培して精油の蒸留なども行われています。

YUKIE　オイルは腐りませんが、酸化との戦いになります。女性はお得サイズという言葉に弱いですけれど、どのオイルも「1か月で使いきれる量を買いましょう」とお伝えしています。また、最近は絞ったオイルだけではなく、一物全体で脂質を摂ることを提唱していく取り組みも行っています。日本人はもともと魚を食べる文化だったので、オメガ3は十分摂れていたはず。日々の食事でできるだけ魚を摂れば、改めてオメガ3オイルだけを摂取しなくてもいいんですよね。

佐々木　たしかに。私も毎日魚を食べているかというと、なかなかできていないです。

YUKIE　瓶詰めのものでも、一物全体で摂ることでの相乗効果が期待できるオイルも増えています。たとえば、シーベリーオイル。もともとは北欧やモンゴルなどに多く生えている植物で鉄分が豊富なフルーツです。オメガ7が摂れることで注目されて、種だけから搾油したものはシーバックソーンオイルなどと呼ばれ、美容に使われます。

佐々木　あぁ、シーバックソーンなら知っています！　以前、JICAの地域活性プロジェクトの仕事でキルギスに行ったときに、天然のシーバックソーンの木がいたる所にありました。地元では果実をジャムにして食べたりしていましたよ。

YUKIE　そうなんです。栄養面だけでなく酸味があっておいしいのもいいところです。果実をまるごと摂取することで、サプリメントのように高配合にしなくても、身体が必要としている量の鉄分を摂れることが期待できます。水で希釈してジュースのように飲んだり、アマニオイルなドと混ぜてドレッシングにするのもおすすめです。

佐々木　希釈して飲めるなら取り入れやすそうですね。

YUKIE　ザクロなんかもまるごと絞ったものが人気になっています。あと、取り入れやすそうなのが、黒ごまオイル。こちらは中東産のもので、日本のごま油は焙煎することで香味感を出すのですが、これは焙煎されていないローの状態。セサミンなどごまの栄養素を食材としておいしく摂ることができます。人が生きるためには、必須栄養素をカプセルにして飲むだけでも理論上は大丈夫なはず。でも、栄養はそれではうまく機能しないし、やはりおいしいと感じることは大事で、生きる原動力だと思っています。だから、サプリメントではなく、オイルとしておいしく食事に取り入れられたらよりよいのではないかと考えています。

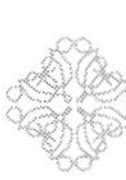

美容面でも注目されるさまざまなオイル

佐々木　食の分野以外で、オイル美容も定着してきた感じがありますね。

YUKIE　そうですね。たとえば、複数のオイルを使い分けることは昔はあまりなかったですが、最近はブースターとしてアルガンオイルを使い、お手入れの最後の保湿のためにホホバオイルを使うなど、それぞれの機能をわかって使う方が増えてきました。それを自分の生活に当てはめて使う方が増えるのはうれしいことです。

佐々木　ローズやネロリ、ジャスミンなどの精油の濃厚な香りはオイルとよく合うので、私は香りを楽しむために植物油に1滴落として香油として使うことが多いです。アルコールベースよりオイルベースのほうが身にまとっている時間が長くなるように感じます。

YUKIE　素敵な使い方ですね！　植物油自体の成分にも特徴があって面白いものも増えています。たとえば、アマゾン由来のカカイナッツオイル。ローズヒップオイルの3倍のビタミンAを含みながら酸化しにくいのが特徴で、目元のエイジングケアなどに画期的なオイルだといえます。

佐々木　カカイナッツオイルははじめて聞きました。

YUKIE　日本ではまだあまり知られていないと思います。あとは、タマヌオイル。タヒチなどで使われているオイルで、独特の香りで好き嫌いが分かれるのですが。抗ヒスタミン剤として使われるファイトケミカルがそのまま入っているので、かゆみや虫さされのときなどにもいいです。

佐々木　ああ、ほんと。南国風の香りですね。ファイトケミカルを利用して、万能薬的に使えるのも植物油のいいところですね。私もまだ知らないオイルがたくさん。これからは、どのようにオイルの普及を広げていきたいと考えていらっしゃるのですか？

YUKIE　私は研修でヨーロッパによく行きますが、あちらの方は自分を持っています。だからこそ、代替療法などの選択肢が多くあっても、「自分にはこれが合っている」と選ぶ力を持ってい

るのでしょう。そこが、日本人に欠けているところかなと。まわりを見て相対的に判断する人が多いので。食習慣や生活習慣、ストレスなど、すべてはまず自分を知ることから。オイル選びからも、そういった気づきを得てもらえたらいいなと思います。

佐々木　昔に比べてこれだけ種類豊富な植物油が手に入る環境になってきている現在、一般の方もセラピストもその恵まれた環境をぜひ活かしてほしいですね。そして、ただの液体としてではなく、その向こう側にある産地や生産者にも思いをはせる。それが、植物由来のものを使う楽しさでしょう。

YUKIE　確かに。そうやって楽しんでいただきたいですね。

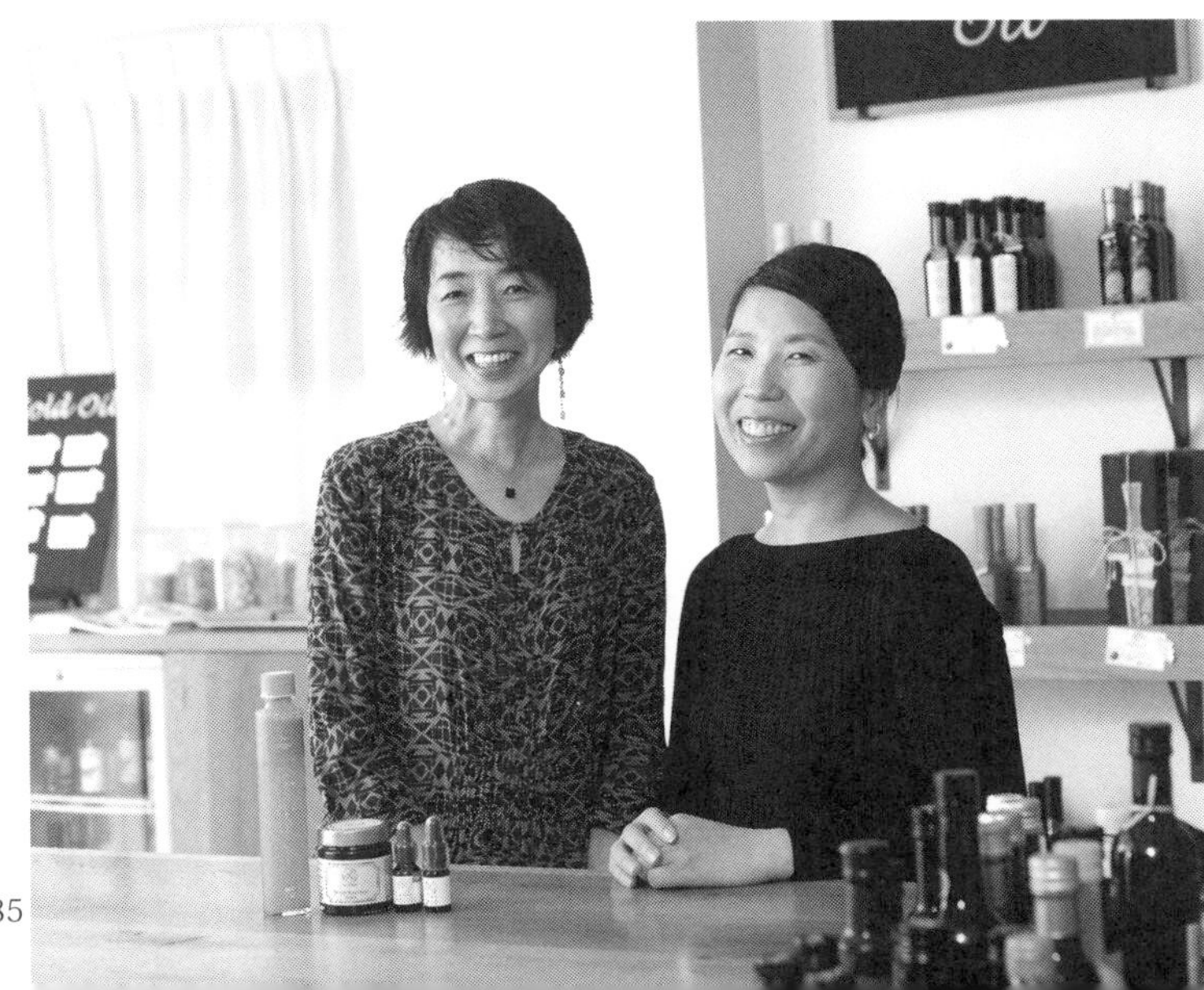

つなぐ

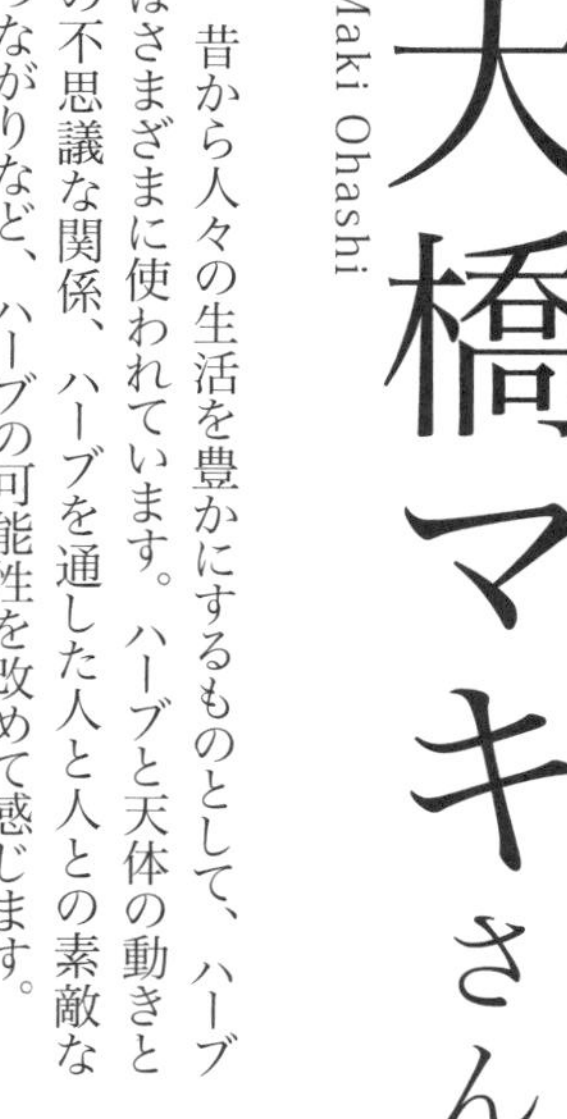

大橋マキさん

Maki Ohashi

昔から人々の生活を豊かにするものとして、ハーブはさまざまに使われています。ハーブと天体の動きとの不思議な関係、ハーブを通した人と人との素敵なつながりなど、ハーブの可能性を改めて感じます。

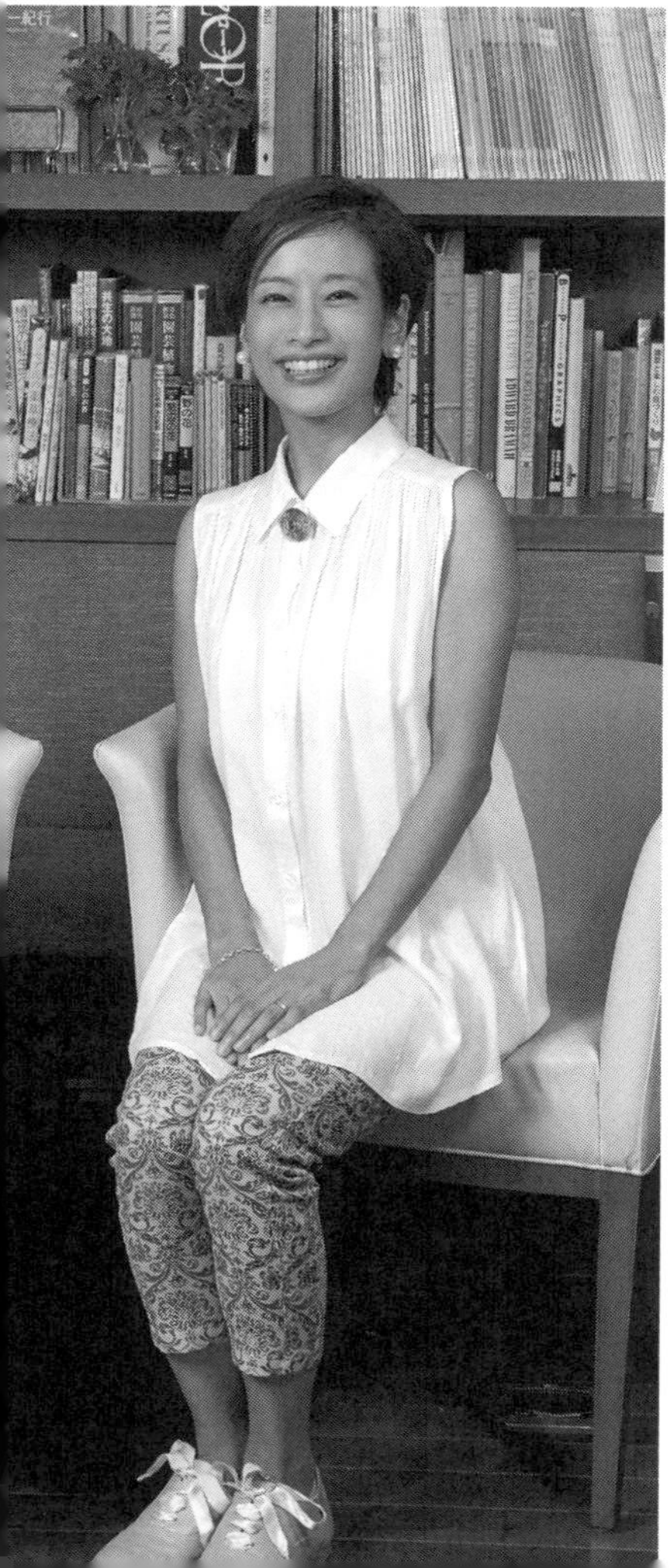

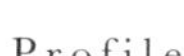

Profile

アロマセラピスト。アロマスペースデザイナー。aromamora主宰。一般社団法人はっぷ代表理事。フジテレビを退職後、英国に留学し、IFA認定アロマセラピストの資格を取得。英国では植物療法を学ぶ。6年間にわたるアロマセラピストとしての病院での活動を経て、現在はアロマ空間演出のほか、香りによる企業ブランディング、和ハーブや園芸療法など植物を介した多世代交流や地域振興、認知症フレンドリーな取り組みなど、さまざまなプロジェクトに取り組む。2008年より、オリジナルブレンドアロマ「aromamora」をプロデュースするほか、調合にも携わり、季節のアロマ製作や香りプロデュースを続けている。

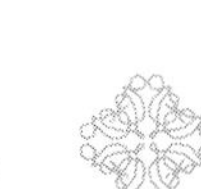

イタリアの生活のすみずみに息づくハーブ

大橋マキさん（以下、**大橋**）　今回、佐々木さんにお会いできてとても光栄です。ハーブティーのご著書、私がアロマに興味を持って最初に手に取った1冊だったように記憶しています。今は本棚がイタリアにあるので、お見せできないのが残念ですが……。

佐々木薫さん（以下、**佐々木**）　それはうれしいですね。一時帰国をしていらっしゃるタイミングでお会いできて、本当に幸運です。

大橋　（出されたコーディアルを1口飲んで）おいしいですね！　元気が湧いてくるよう。

佐々木　マキベリー、ビート、マカを使ったコーディアルです。シロップにハーブを漬けてつくる伝統的な飲み物ですが、本場ヨーロッパのものは、もう少し甘いですよね。

大橋　日本に比べてヨーロッパの方々は、それほど糖分に神経質でない印象を受けます。イタリアのカフェでも、お砂糖をスプーン山盛り2杯も入れている人もよく見かけます。

佐々木　コーディアルの甘さも、その感覚の流れなのでしょう。ハーブもまた、よく使われるのでしょうね。

大橋　ハーブティーに限らず、イタリアの人たちは料理にたっぷり使っていますよ。健康のためというより、それがあたりまえという印象。ピッツァといえばマージョラムやタイムが定番ですし、マーケットに行けばハーブが所狭しと並んでいます。近くへ行くとばあっとハーブの香りがするくらい。春先に苦みのあるハーブを食べるなど、季節の味覚を楽しむと同時に、身体を整える意味でも取り入れています。

佐々木　そのあたりは日本の山菜と通じますね。

大橋　あとは、喉がイガイガする季節にはタイムのハーブティーにはちみつを入れて飲んだり。ホメオパシーも一般的で、医師から指示されることが多いですね。なかなか抗生物質を出してくれない先生もいますね。その分、長引くこともあるのですが（笑）。そうそう、修道院が独自のレシピでパイン（松）のキャンディをつくって販売していて、これがおいしいんですよ。喉が痛いときや冬の時期には特にお世話になっています。修道院には、古くからのハーブの使い方や薬効などが脈々と継承されていて、修道士さんたちはそれを元にさまざまなものをつくっているんです。

佐々木　それは食べてみたいですね。

大橋　今住んでいる、ミラノにある大聖堂ドゥオモにカトリック系

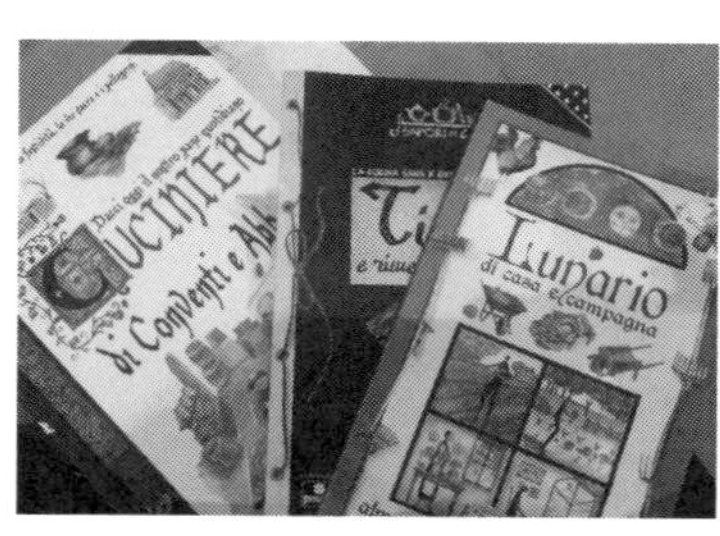

修道院が監修している、カラフルなイラストが満載の月暦カレンダー。眺めているだけでも楽しそうです。

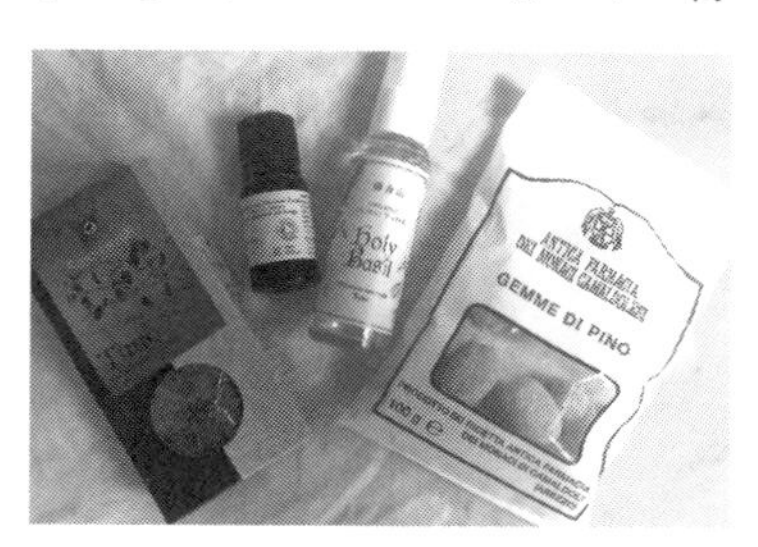

大橋さんが冬の風邪予防に愛用しているグッズ。右は修道院生産のパインキャンディ。

の書店が隣接していて、こうした修道院グッズが手に入る場所があります。ここでは修道院が監修した月暦カレンダーというものも販売されていて、本当に素敵なんですよ。修道士さんの手仕事が紹介されているんです。種まきに最適な「種の日」や花摘みに適した「花の日」などをイラストとともに、雰囲気たっぷりに描かれていて……。

佐々木　それは興味あります。

大橋　しかも驚いたのが、アパートの管理人さんとの会話の中に、「そういえば今日は種の日じゃなかった？」といった言葉が飛び出してくるんです。この女性は特に畑仕事をしている方でもないのですが……。市井の人にも修道院のハーブ文化が根づいていることに驚きました。修道士の知恵がマンマ（イタリア語で母の意）に引き継がれているんですね。ハーブとお母さんは距離が近いんだなと感じます。

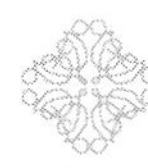

月暦で蒸留水の香りが変わることに驚き

大橋　そうそう、月暦といえば、驚いたことがあるんですよ。

佐々木　どんなことですか？

大橋　今、地元の葉山で、20年ほどイタリアでバイオダイナミック農法を実践してきた女性に助言してもらいながら、地元のみんなとホーリーバジルを育てる活動をしているんです。

バイオダイナミック農法でよく用いられるのが月暦。たとえば種をまくなら、その暦を見て「種の日」に、といった感じで栽培に活用します。そうして土もいじらず、たい肥もやらず、草も抜かずに植物を育てていくのです。

ある日、ホーリーバジルの花が摘み頃だったのですが、もうすぐ雨が降りそうだからと、早めにお花を摘みました。その日は「葉っぱの日」だったんですが……。それを蒸留したところ、いつもより青々とした葉の香りが強めに出たものになりました。それがまたブレンドを面白くする要素にもなるんですが……。

佐々木　それはおもしろいですね！

大橋　しかも、「種の日」に摘んだハーブを蒸留すると香ばしい甘みのある香りに、「花の日」に摘んだハーブの蒸留水は妖艶な花の香りをまとっているんです。同じホーリーバジルでも、収穫した日によって、でき上がった蒸留水の香りが違うんです。

佐々木　すごい！

大橋　天体の影響を受けて植物が育つことを、肌で感じた出来事でした。

佐々木　ハーブをベストな状態で育てるための知恵もまた、古くから受け継がれているということでしょうね。

ハーブが人と人をつないでくれた

佐々木　それにしても、マキさんのホーリーバジルの活動、とてもユニークですね。具体的に、どんな方々が参加していらっしゃるんですか。

大橋　ありがとうございます。葉山の多世代交流のソーシャルファーミングで、ライフワークのように行っています。もともとは在宅で介護している方のリフレッシュになればと思ってはじめたのですが、今や当初の目的からどんどん広がってみんなで自由に楽しんでいます。小さな子を連れたママから介護真っ最中の方、介護を卒業した方、もちろん認知症の方も、みんなで土いじりをして、ご飯を食べて。本当に楽しいです。この前は摘んだホーリーバジルを使ってちらし寿司パーティを行ったんですよ。

佐々木　楽しそう！　土をいじるって、とってもいいものですよね。

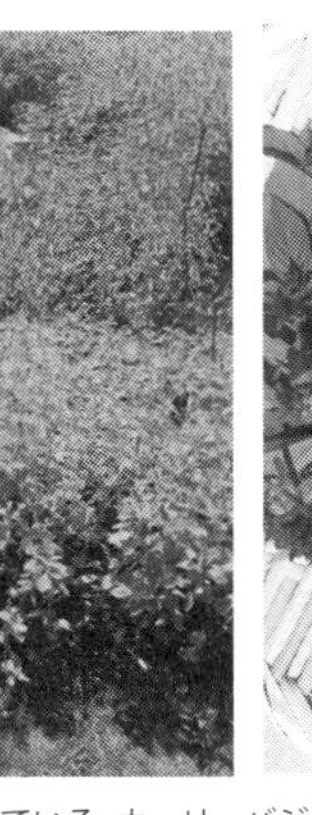
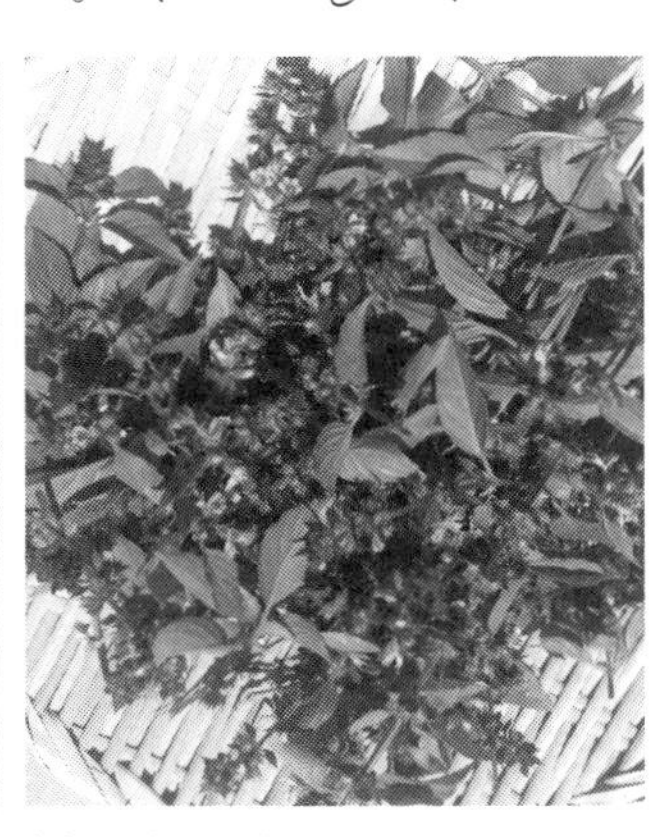

大橋さんがライフワークとして取り組んでいる、ホーリーバジルを育てる活動。

大橋　佐々木さんもハーブを育てているそうですね。

佐々木　最初は物珍しさもあり、いろんなものを植えていましたが、ハーブってものすごく増えてしまうんですね。使い切れなくて（笑）。だからいまは、本当に基本的なものだけ。使う分だけ育てています。

大橋　切れば切るほど、茂っていきますからね。

佐々木　元気になっていく(笑)。ハーブって、まさに使うための植物という感じがします。ところで、なぜホーリーバジルを選んだのでしょう。

大橋　もともとは逗子のカフェでいただいた、ホーリーバジルのハーブティーがあまりにおいしくて、香りがよくて感動したことがきっかけです。それからすぐに生産者の方に会いに行きました。その後、蒸留器を持参してとりあえずホーリーバジルを蒸留させてもらって。エッセンシャルオイルやフローラルウォーターはどんな香りがするのかワクワクしました。

佐々木　とりあえず蒸留!?　ユニークですね。

一同　笑

大橋　今では蒸留水はもちろん、茶葉やお手玉、塩、最近では炭も地元の人の知恵や協力で生まれています。

佐々木　炭ですか？

大橋　そう、繊細な姿形だし、空気を浄化するからオブジェみたいに飾ったら素敵じゃないかとか、パウダー状にしたらいいんじゃないかとか、みんなでそんな話ばかりしています。

佐々木　楽しそう。人と人をつなぐハーブの、懐の深さを感じます。

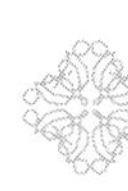

必需品ではないけれど生活を豊かにしてくれる存在

大橋　実用的な面や、コミュニケーションツールの面があるかと思えば、鏡さんの対談のように占星術とつながっていたり……。ハーブが星とつながっているなんて、なんてロマンチックなんでしょう。

佐々木　ハーブと歴史という切り口ではこんな話もあります。以前、ホホバオイルの取材のため、イスラエルの大規模プランテーションに行ったときのエピソードなのですが……。

大橋　おもしろそうですね！

佐々木　ホホバの原産地はアリゾナですが、イスラエルと環境が近いという視点で導入されたそうです。東京ドーム何十個分という規模でプランテーションがつくられ、水やりはコンピューター管理、すべての作業が機械化されています。イスラエルはもともと緑豊かな国だったのですが、戦火で焼かれて砂漠になってしまったという悲しい歴史を持っています。そのとき、砂漠地帯から、もとのイスラエルに戻すために参考にしたのが、聖書なのだそうです。

大橋　えっ。それは驚きですね！

佐々木　聖書に記されているものは、昔からその土地にあったものだから、合うだろうという考えなんですね。聖書に登場する植物を集めた植物園もあり、今後の緑化に活用する試みがされています。

大橋　国家レベルで聖書の情報を活用しているなんて、すごいですね。

佐々木　ほかにも聖書にはハーブがたくさん出てきますが、コミュニケーションワードとして使われることも多いようです。字も書けない、言葉も通じない人が多くいる中で、等しく教えを伝えるためには植物の存在が大きかった。

大橋　なるほど。

佐々木　たとえば物の大きさを数字で伝えてもわからな

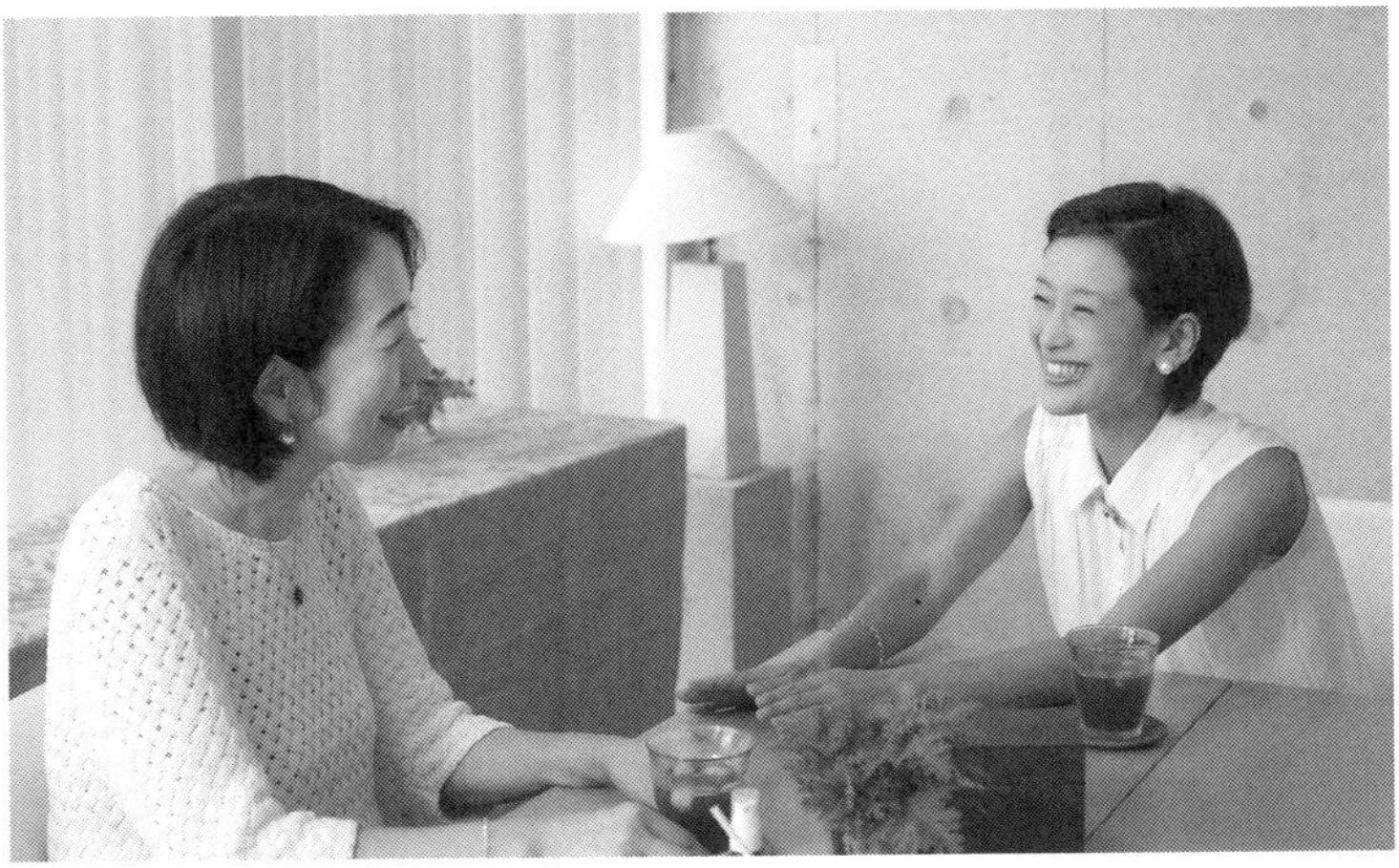

い人がいるかもしれませんが、「ヒソップの種のように小さい」「レバノンシダーのような大きさ」など、身近な植物にたとえれば、だれもがすぐにピンときます。

大橋　もう、ハーブは「あいうえお」と同じ立ち位置なんですね。

佐々木　それほどハーブがすべての人にとって近い距離にあったということなんでしょう。ギリシャ神話にもよく登場します。

大橋　ハーブの魅力って、本当に多面的。そして深いですね。

佐々木　生活の必需品ではありませんが、ハーブがあるだけで生活が一気に豊かになる——。そんな力を持っているんだと思います。料理をおいしくしてくれたり、出会いをつくってくれたり、歴史とつながっていたり……。（飾られたゼラニウムの葉に触れながら）たとえばこのゼラニウムも、知らない人が見ればただの葉っぱでしかありません。でも、触れば良い香りがすると知っている人は、触ったり、香りを生活に取り入れたりできます。豊かさはまったく違ってきますよね。

大橋　確かにそう。なんて素敵なんだろう……。自分なりのつき合い方を見つけるのも楽しそうですね。

つなぐ

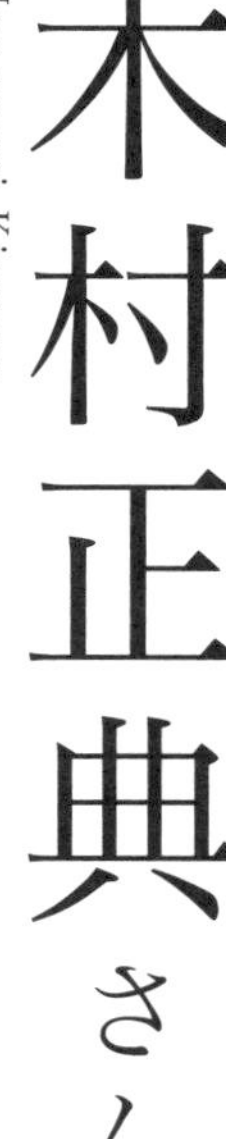

木村正典さん

Masanori Kimura

人と植物との共存は、生きもの全体とつながりながら、この地球を大切にすることになります。自然とともに暮らすこと、それは、日々の発見や気づきを得、生きる喜びに通じていきます。

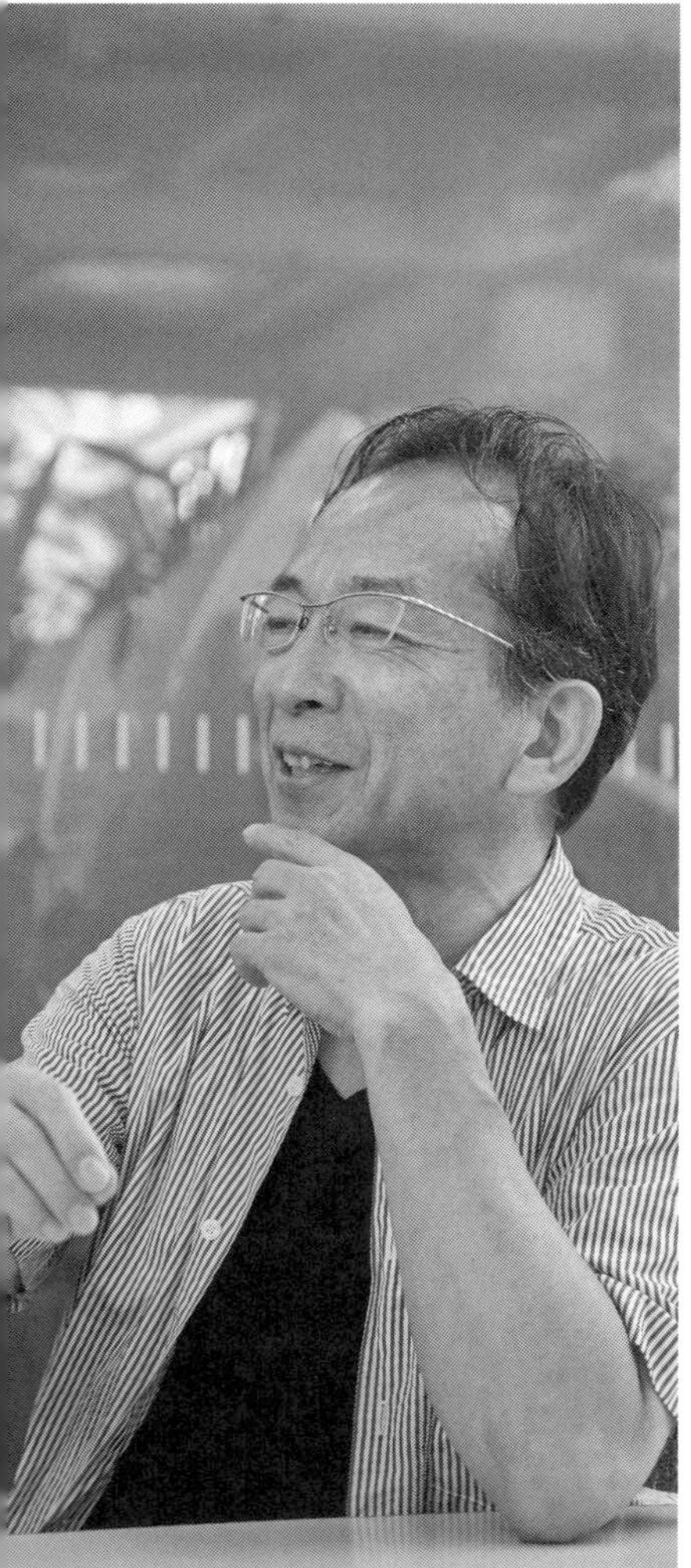

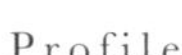

Profile

(株)グリーン・ワイズ。NPO法人日本メディカルハーブ協会理事。元東京農業大学准教授。NHK趣味の園芸「やさいの時間」元講師。博士(農学)。人間・植物関係学、都市園芸学、野菜・ハーブなどを専門に研究。ハーブの精油分泌組織や精油含量と環境要因との関係などの研究のほか、家庭菜園、コミュニティガーデン、屋上緑化などの園芸の役割に関する研究に長く携わるとともに、自然とつながる都市型菜園技術や、園芸による豊かな暮らしと社会づくりに取り組む。北海道安平町早来出身。主な著書に『有機栽培もOK！ プランター菜園のすべて』(NHK出版)、監修に『どんどん育って何度もおいしい はじめてのコンテナ菜園』(ブティック社)ほか、多数。

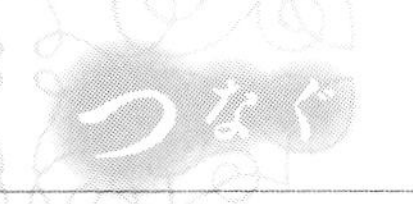

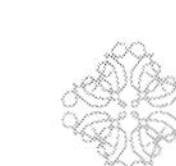

都市と共存する持続可能な庭園の形

木村さん（以下、木村）　会社や私のモットーとして、自然とつながる、緑を通じて人と人とがつながるというものがあります。会社ではその手段が緑化、レストランといった形態になっています。そのほかにも、長年、テレビのセット作りも造園技術の応用としてやっています。身近な緑を通して自然を大切にすることに気づいてもらい、ライフスタイルを変えることが会社の理想としていることです。

佐々木さん（以下、佐々木）　素晴らしい屋上庭園ですね。最近、ガーデンデザイナーであるピート・アウドルフの作品に寄り添った「ファイブシーズン」というドキュメンタリー映画を見て、サステイナブルなガーデンスタイルが気になっていたところでした。

木村　ここの屋上庭園は、3年ほど前にできました。もともと構想にあったようで、土を厚く盛ることができるようにと、屋上の耐震荷重は1平米あたり最低60kgのところ、400kgもの荷重に耐えるものとなっています。この、デザインを手がけたのは、トム・デ・ウィッテさんといって、その師匠はニューヨークの「ハイライン」もデザインされ、佐々木さんの見られた映画のピート・アウドルフさんです。

佐々木　私が見た映画のオランダのデザイナーさんのお弟子さんだったのですね。早速、つながりましたね。

木村　そうですね。日本固有の植物を選んでいたり、季節ごとに楽しめる植栽になっていて、枯れてきた様子も観賞できるスタイルになっています。

佐々木　自然の姿を活かしたガーデンスタイルになることは、必然でもあります。まずは、地球温暖化により、イギリスやオランダなどのヨーロッパ地域でさえ、季節感が狂ってきているそうです。また、管理という側面からは、以前は庭園といえば、ガーデナーが50人くらいでメンテナンスをしていました。でも、今はそのような裕福な貴族も減り、広い庭園を5人くらいで管理しなくてはならなくなっています。そうなると、自然のままで循環できるデザインになってくるのだと思います。私たちが生物の多様性を管理すれば、生物同士のつながりの中で病害虫も自然に管理されると考えています。

木村　そうですね。市民農園や家庭菜園の技術を普及させる活動もしているのですが、今は雑草もなるべく取らないことをすすめています。雑草や虫を農薬などで排除するのではなく、マネージメントをして共存する方法です。化学物質を使えば害虫はいなくなりますが、微生物も少なくなったり、場合によっては死滅してしまいます。そうすると、自然の中で循環している生態系が途絶えてしまいます。

佐々木　自然のまま循環させ、その土地を活かす「植生」についてはじめてお話をうかがったのが、アメリカ・バーモント州のターシャ・テュダーさんのガーデンに行ったときですね。その土地にもともとあった植物を植えているので、無理がないのです。

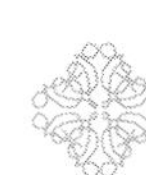

自然な植物の成長サイクルをありのままに楽しむ

木村　当社では「スローグリーン」をテーマとしていて、「スローフラワー」というプロジェクトがあります。これは、緑も自然な姿でゆっくり育てようとするものです。たとえば、花は食品ではないので、農薬を多く使っても問題にはなりません。でも、そうではなく、安心して触れる花を育てたり、人工的に1年に3回も4回も花を収穫するのではなく、1年に1回、旬のときにしか咲くことができない花だったり、観賞価値としては、花がメインではなく植物全体を見て、花が終わったら種を穫る、傍から新芽が出る、そういった過程を観賞して楽しむことです。

佐々木　新芽といえば、最近、自宅でシソを水挿ししていたら、葉の軸から根っこが出てきたんです。シソの保存は、水につけて密閉しておくのが一番長持ちするのですが、まさか根が生えてくるとは思いもしなかったのでびっくりしましたね。その根がどんどん伸びて、一体どうなるんだろうって思っているところですが、どうなのでしょうか？

木村　おそらく、傍から茎が立ち上がってくると思いますよ。植物には、1個の細胞が元の植物体に戻れる全能性という性質があります。ただ、普通は根は茎から出るので、そのシソは生命力が強かったんでしょうね。

佐々木　植物に関してはオタク的な考えがありますので（笑）、種を捨てることができないんです。アボカドの種を植えたときは、３mくらいまで育ちましたし。天井まで届いてどこまで行くのかなって思いつつも、花は咲かないだろうと切ってしまったような記憶があります。

木村　そうですね、この辺の気候ではアボカドの実がなるのは難しいですね。果樹という点では、会社の敷地内にも、自然を取り入れながら仕事をしてほしいという思いから、ウメ、アンズ、スモモ、モモ、ヤマモモ、ビワ、柑橘などたくさんの果樹を植えています。ジュースやジャムをつくろうと。でも、みんな忙しいので私がジャムをつくったりしています（笑）。

佐々木　会社に緑が多いと、うつや精神的なダメージで出社できないなどのストレスの問題も緩和できそうですね。

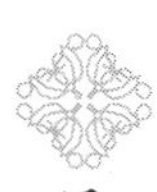

そこに植物があることで人と人とがつながる

木村　そうですね。オーストラリアの研究ですが、会社の中に緑が多いほど、遅刻率や欠勤率が低くなって、緑がないと経済損失が大きいという報告があります。あとは、費用はかかるけれど付加価値として、教室内に緑を置く学校も出てきています。でも、学校では世話をする人がいないことが問題で、誰か一人でも中心になる人がいれば、緑を通して人と人とがつながることができるんですけどね。市民農園にしても、収穫して帰るのではなく、人と人とのコミュニケーションが生まれることが大切だと思っています。

佐々木　野菜を育てる楽しみはもちろんありますが、楽しみのみならず、つくり過ぎてしまった野菜をシェアする仲間、自分が水やりをできないときにお願いできる人など、すべてつながっているので、トータル的に考えないと循環していかないですよね。それに、土いじりをしてい

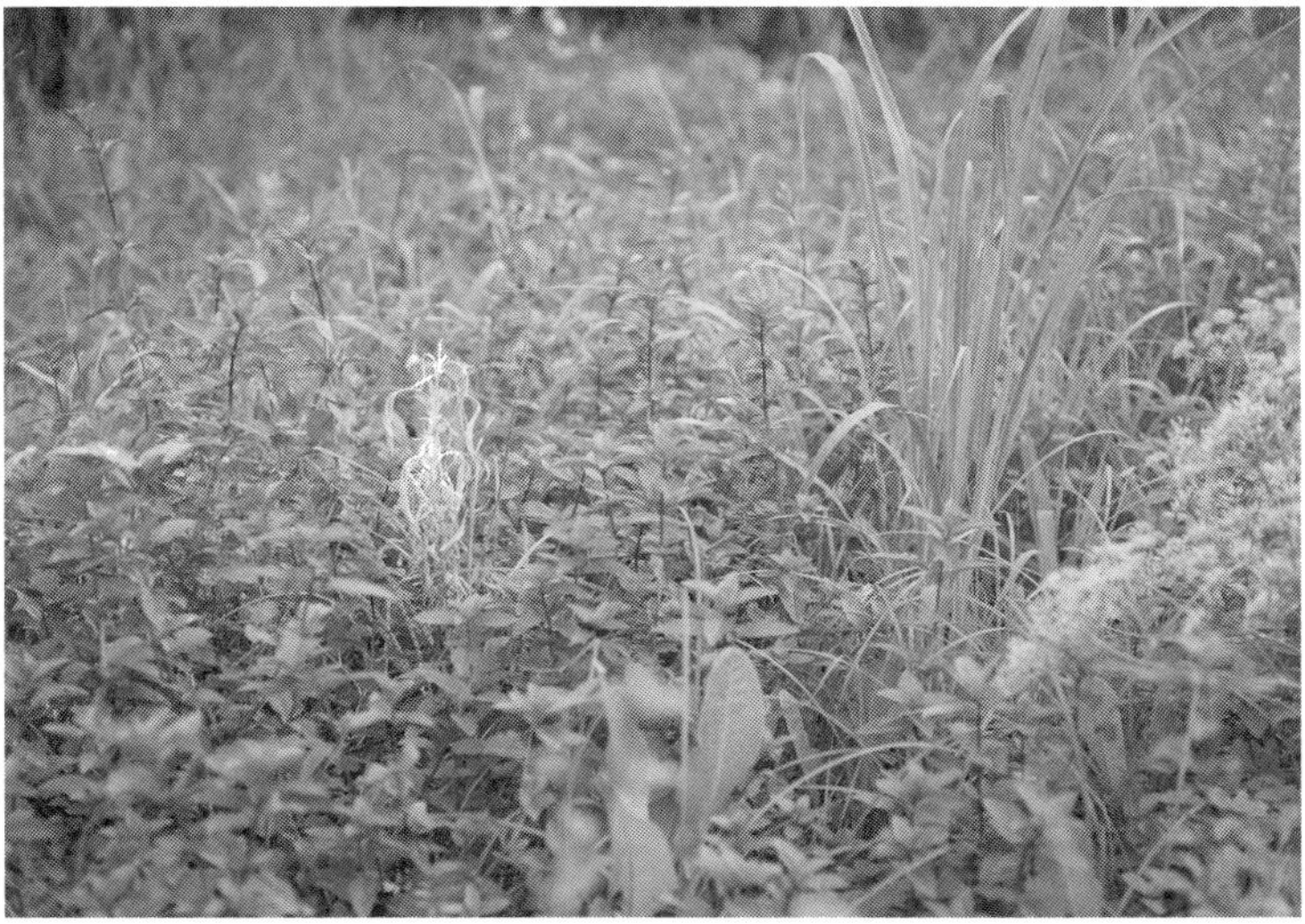

従来の「畑」のイメージを覆すような、雑草とも共生する木村さんの畑。除草剤をはじめとした農薬を使わずにミントやフェンネルなどが育っている。選択的除草として、イネ科の雑草はなるべく取っているそう。

ると傷がついて、その傷からばい菌が入ることがありますが、それが免疫力を高めることにもなるという話を聞きました。

木村　土には微生物がいるので、落ち葉などを分解することができます。微生物を殖やすには、堆肥や腐葉土を足せばいいです。堆肥や腐葉土といった有機物を足すと土の量は増えるような気がしますが、分解されると二酸化炭素と水になるので量は増えないんです。微生物が殖えると、粘りがあってふかふかの土になります。一方、化学肥料を与えている土は、サラサラしています。

佐々木　以前は自宅が一軒家だったので、土があることがあたりまえでした。今はマンション暮らしなのですが、マンションにはまったく土がないことがとても新鮮でした。そこで、どうしようかなーと考えて、食べることができるベビーリーフを育ててみました。そうしたら、虫がやってくるようになったのです。10階にまで来る虫って何だろうって観察していると、バッタが来たり。

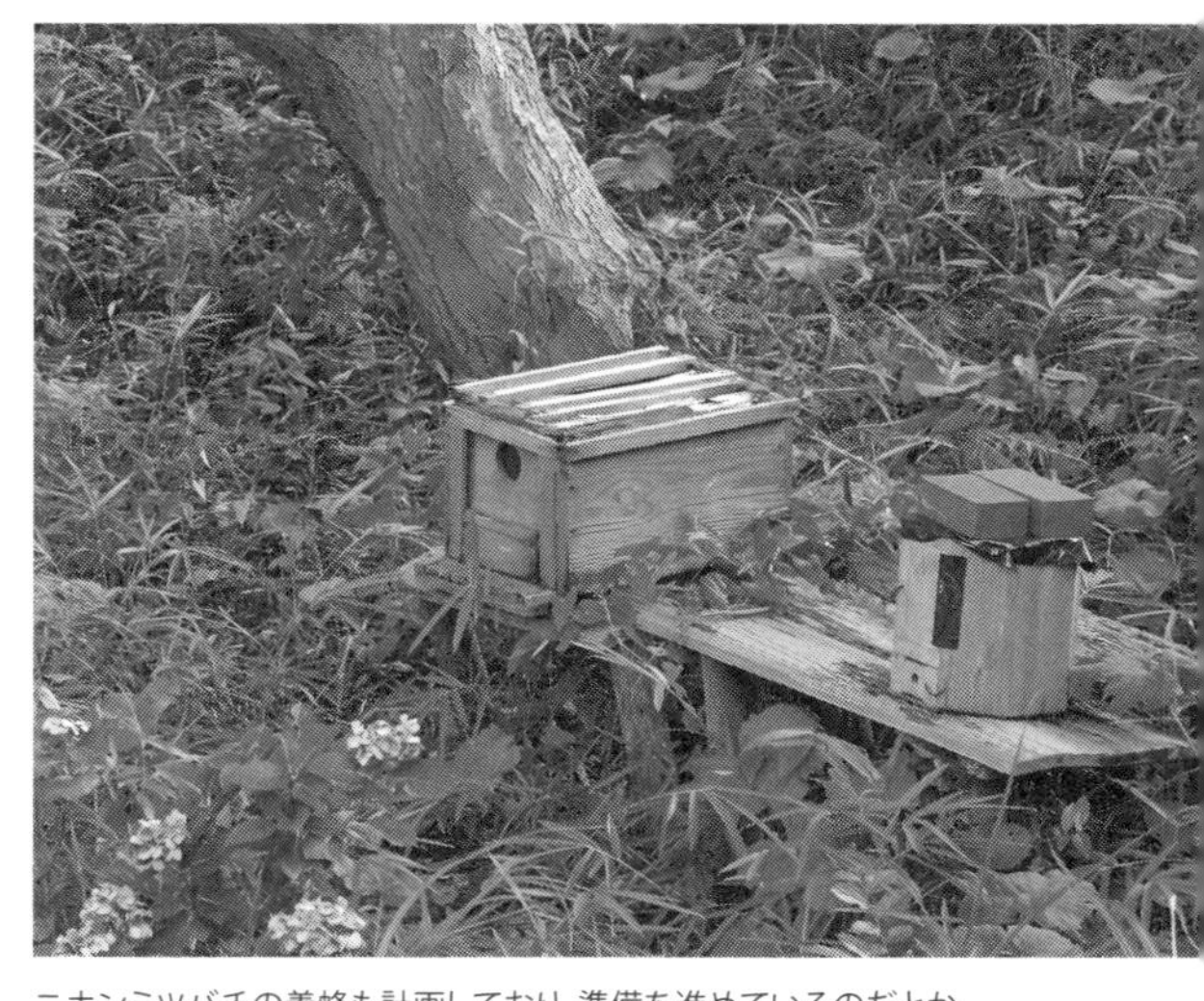
ニホンミツバチの養蜂も計画しており、準備を進めているのだとか。

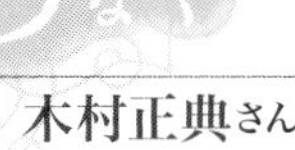

蝶が飛んで来たときは、感動しましたね。虫が来るのは土があるからだと気づき、土はすごいなって思いました。

木村　そういう植木鉢ひとつから、自然とつながっていることを実感するのが大事だと思っています。また、それを人と共有することも大切ですよね。

佐々木　あるとき、レモンの木を育てていたら、アゲハ蝶が卵を産んでいたのです。蝶の幼虫を見たことがなかったので、最初はそれが何であるのかもわかりませんでした。それが蛹（さなぎ）になり、蝶にかえって、飛び立つところまでを見届けられたのは、感動ものでした。植物という自然は、ひと鉢あるだけで、いろいろなドラマが覗けるのはすごいなと実感した出来事でした。あまりに感動したので蝶の話をついすると、まわりに蝶好きな人が想像以上に多いことにもびっくりしました。

植物も自然の中で他の生き物とつながっている

木村　ハーブがなぜ香るのかといったら、病害虫から身を守ったりするためですよね。他の生き物とのつながりを持って香っているのです。このように緑を通して、ほかとつながりながら豊かに暮らせる方法があります。少し前までは、野菜だけをオーガニックにしても、世の中は化学物質が多いのだから意味がないと思っていました。でも今は、自分の健康のためだけでなく、自然とつながるために、生き物全体の健康のためにオーガニックであることがあたりまえだと思うようになりました。

佐々木　食に関するオーガニックについては、最近アメリカが進んでいるようですね。日本では、まだまだ価格も高く、特別なモノという印象です。

木村　オーガニックに関するアメリカの研究では学歴と併せて調査することがあり、高学歴ほどオーガニックを選ぶようです。頭でっかちになるのは良くないですが、要するに知識を身につけると、良し悪しを考えてオーガニックを選ぶようになるということらしいです。ただ、教育で意識変容はできるけど、行動変容を伴うのは難しいですよね。

佐々木　セラピストという職業は、非常に忙しくてお昼も食べられないという人が多いと思うんです。そういうときは、コンビニエンスストアでさっとすませざるを得なかったり。身体をメンテナンスする職業なので、食が大切でオーガニックがいいことはわかっている。でも、手軽なオーガニックがないというのが、現状ではないでしょうか？

木村　確かに、そうですね。アメリカでは二極分化している傾向がありますが、できるだけ自然にやさしく育てられたらと思いますね。

佐々木　日常の生活の中で、自然に触れることで健康になり、元気になれたらよいと思います。

木村　今、考えているのは、歩くだけで健康になる庭園づくりです。自然とつながることで、未病予防に役立つ、健康になるということを試みようとしています。

佐々木　いいですね。イスラムの世界では、庭園はパラダイスとされています。実際にイランの庭園を訪れたときも、水をたたえた噴水が配され、花が咲き乱れ、鳥のさえずりが響き、天国ってこんな感じではないかと思いました。

子どもの頃は近くに野原があって、ツツジの花を摘んで蜜を吸って遊ぶことがどこでもできました。でも、今はそういう花を摘める場所が減ってしまいましたね。自分で採ったものを食べるというプロセスが体験しづらくなりましたよね。それがとても貴重なことだったということを感じます。

木村　ハーブにしても観賞植物ではなく、使うものですよね。採ってなくなるくらいのほうが、貢献する植物ってことになりますね。

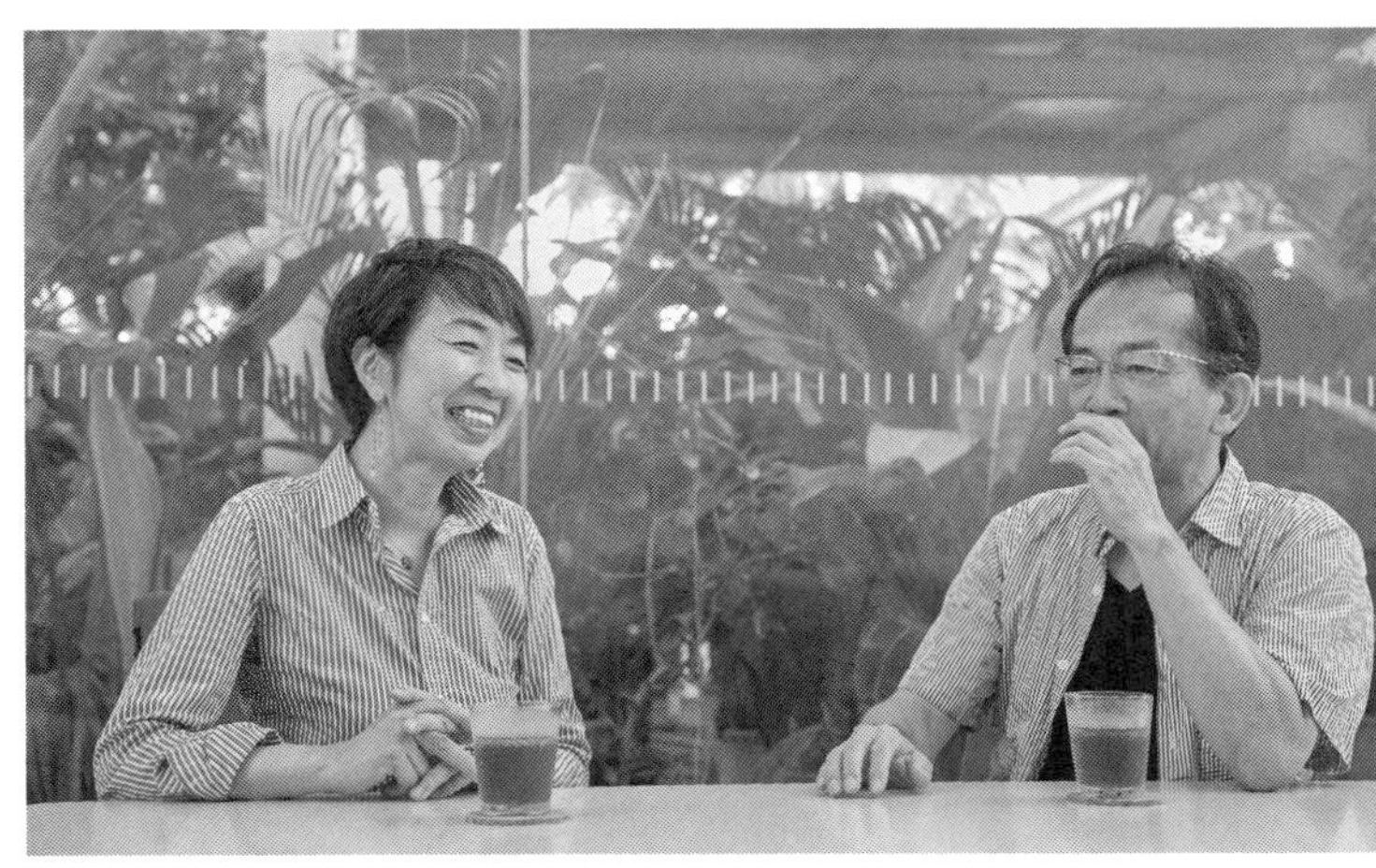

つなぐ

熊谷千津さん

Chizu Kumagai

アロマテラピーの価値向上に、さまざまに尽力される熊谷千津さん。日本でアロマの素晴らしさを広め、子どもたちに伝えていく試みは、「アロマの力」を未来につなげる大きな力となるにちがいありません。

Profile

公益社団法人日本アロマ環境協会(AEAJ)理事長。アロマサイエンス研究所所長。博士(農学)。薬剤師。製薬会社を退職後、英国に渡り、精油と出会う。長年、ホスピスでアロマセラピストとして実践を続けながら、アロマテラピーの研究に取り組み、博士号を取得。エビデンスに基づくアロマテラピーの研究と実践、情報発信を続けている。

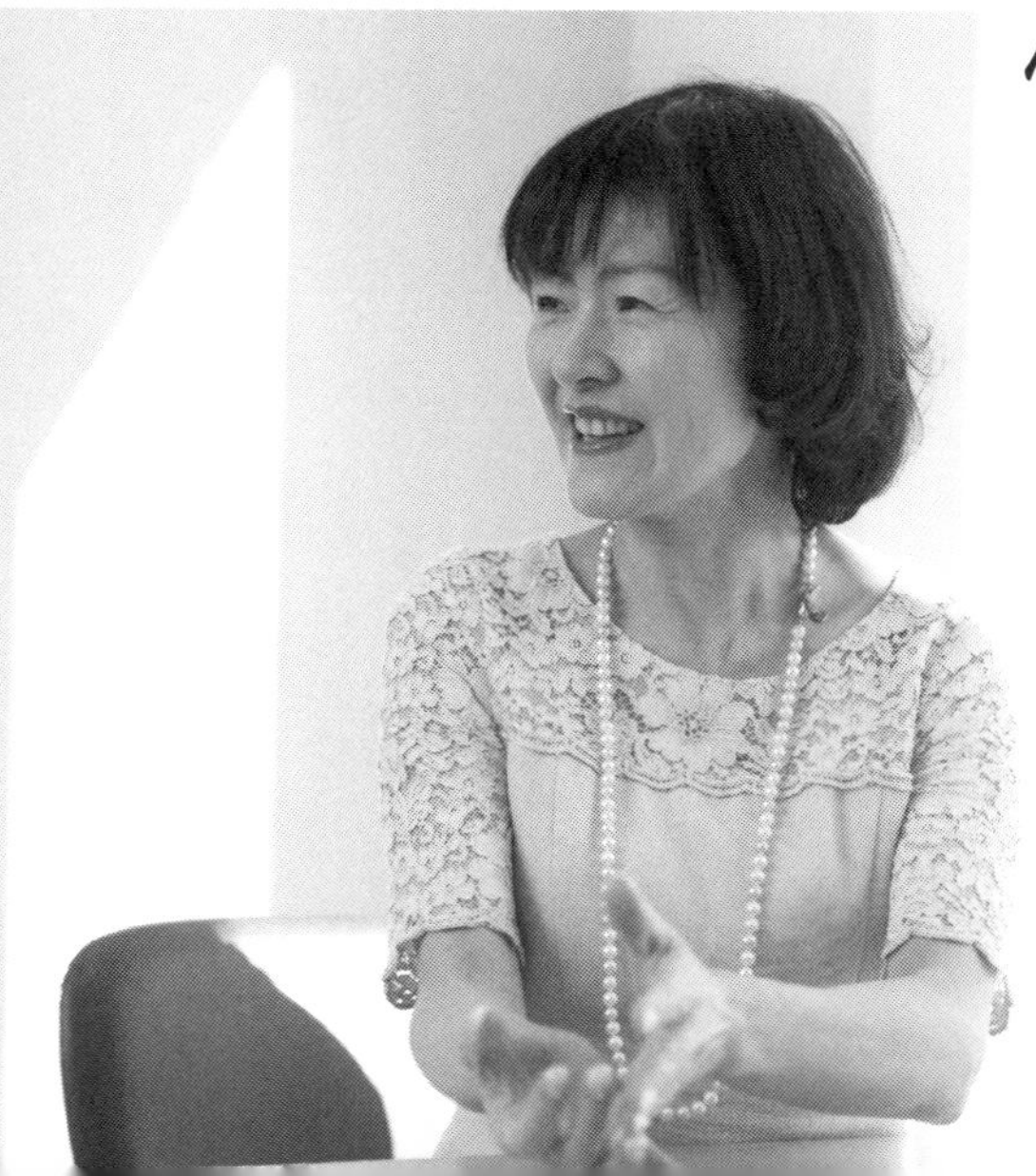

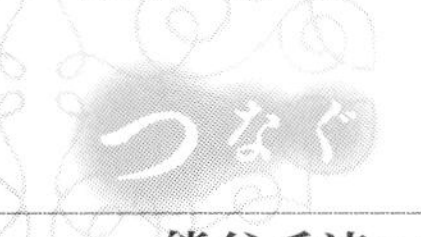

熊谷千津さん

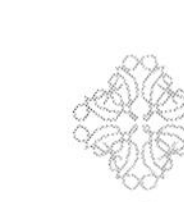

イギリスでアロマに出会い、身をもってその効果を実感

佐々木さん（以下、佐々木）　熊谷さんとはＡＥＡＪ（日本アロマ環境協会）の前身の日本アロマテラピー協会設立当時からのおつき合いになるので、もう25年くらいになりますね。もともと薬学の分野からアロマの世界に入られたのですよね。

熊谷さん（以下、熊谷）　はい。薬剤師として製薬会社で臨床研究にも関わっていたのですが、その中で医薬品の限界を感じるようになりました。キャリアアップを考えたこともあって、ニュートラルにいろいろな薬の研究をしている機関への転職を考え、本社のあるイギリスに渡りました。そこで精油に出会ったんです。薬のもとになっているのは植物などの自然界にあるもの。精油は薬学の勉強の中でも出てきていたので、「これが精油か！」と感動しました。

　薬は内服するなどして血中濃度を上げて身体に働きかけるもので、基本的には気持ちいいとかリラックスするとかではないですが、精油は香りでリラックスして自分がいい状態でいることを助けてくれるもの。それって、すごいことだと思ったんです。

　もうひとつすごいと思ったのは、「人が関わる」ということ。ラベンダーの香りを嗅ぐとよく眠れるといっても、ただ瓶から嗅ぐだけよりも、セラピストさんがハンドトリートメントをしてくれたほうがより効果的に感じます。人の関わりと精油の薬理作用と嗅覚刺激がすべて備わっているホリスティックなものということにとてもひかれました。

佐々木　そうですよね。私もホリスティックという言葉をはじめて知ったのは、アロマを通じてでした。

熊谷　ロバート・ティスランドさんの本に書かれていたのですが、同じ条件で飼料を与えているマウスでも、毎日触れたり、声をかけたりしているマウスとそうでないマウスでは、健康度や生存率が違うと。触れるって、すごく大事なことだと思います。それがアロマテラピーには備わっている。だから、それを学びたいと方向転換し、ロバート・ティスランドさんが主宰するアロマセラピスト養成学校に入学しました。

佐々木　精油を使ってみて、熊谷さんご自身が効果を実感したということもありましたか？

熊谷　ええ。実は私はすごく痩せていて、20代の頃に無月経無排卵だった時期があり、大学病院に通ってホルモン治療をしていました。イギリスで、アロマに出会って、ローズやゼラニウムは「肌の張りにいい」と学んだので、それを使って毎晩セルフマッサージをしていました。そうしたら、生理が自力で来るようになったんです。驚くと同時にアロマの効果を実感しました。

佐々木　それは素晴らしいですね。イギリスから日本に帰国されたのはいつ頃ですか？

熊谷　学び終えて帰ってきたのが１９９５年。その翌年の１９９６年に協会の設立を手伝わせていただくことになりました。委員会では「わぁ、佐々木さんだわ！」と思ったり（笑）、お名前を知っていた方々とお会いできて、ワクワクしたのを覚えています。

佐々木　まだ、「癒やし」なんて言葉も浸透していなかった頃で、「癒やしって何？」とオカルト的な印象を持つ人もいて。でも、当時そこに集まっていた人はパイオニア精神の持ち主。「アロマって、何だろう」からはじまって、「自分はこれをどう活かしていきたいか」とか、「こんなことができるんじゃない？」とか。そんな時代でしたね。そういう意味では、私自身もいい時期から関われたなという思いがあります。

熊谷　そうでしたね。私は学術委員として、アロマテラピーアドバイザーの資格創設などに関わらせていただきました。個人としては、セラピストとしてトリートメントをすることにやりがいを感じていました。個人でやってみたけれど、集客の方法も今ほど多様でないし、どうやったらいいかを日々模索していた時代でもありました。

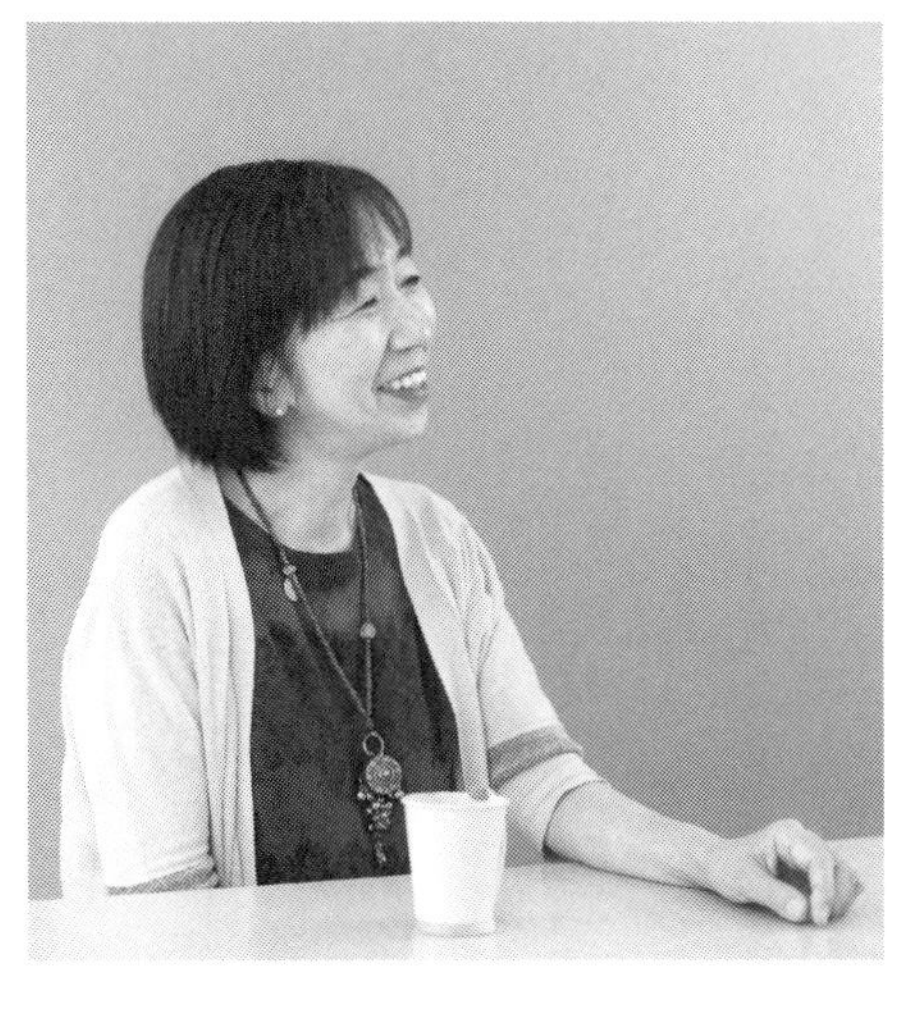

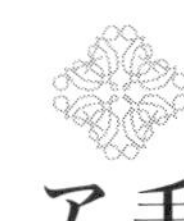

手探りで開拓していった、アロマを活用した緩和ケア

佐々木　ホスピスでの活動も熱心にされていましたよね。

熊谷　はい。病理医の黒岩ゆかり先生との出会いがきっかけでした。ホスピスでのアロマの普及に尽力された方でした。黒岩先生から、病院にアロマを取り入れたいというお話があって、川崎市立井田病院の緩和ケア病棟でホスピスケアのボランティアをさせていただくことになったのですが、まずはじめたのは、アロマを「知ってもらう」こと。職員の方の理解と協力なしには、患者さんにトリートメントをする機会もいただけませんから。

佐々木　最近では、チーム医療として、それぞれの専門家が関わるようになっているので、アロマを取り入れる施設も増えてきていますが、昔はそこに入っていくにはいろいろご苦労があっただ

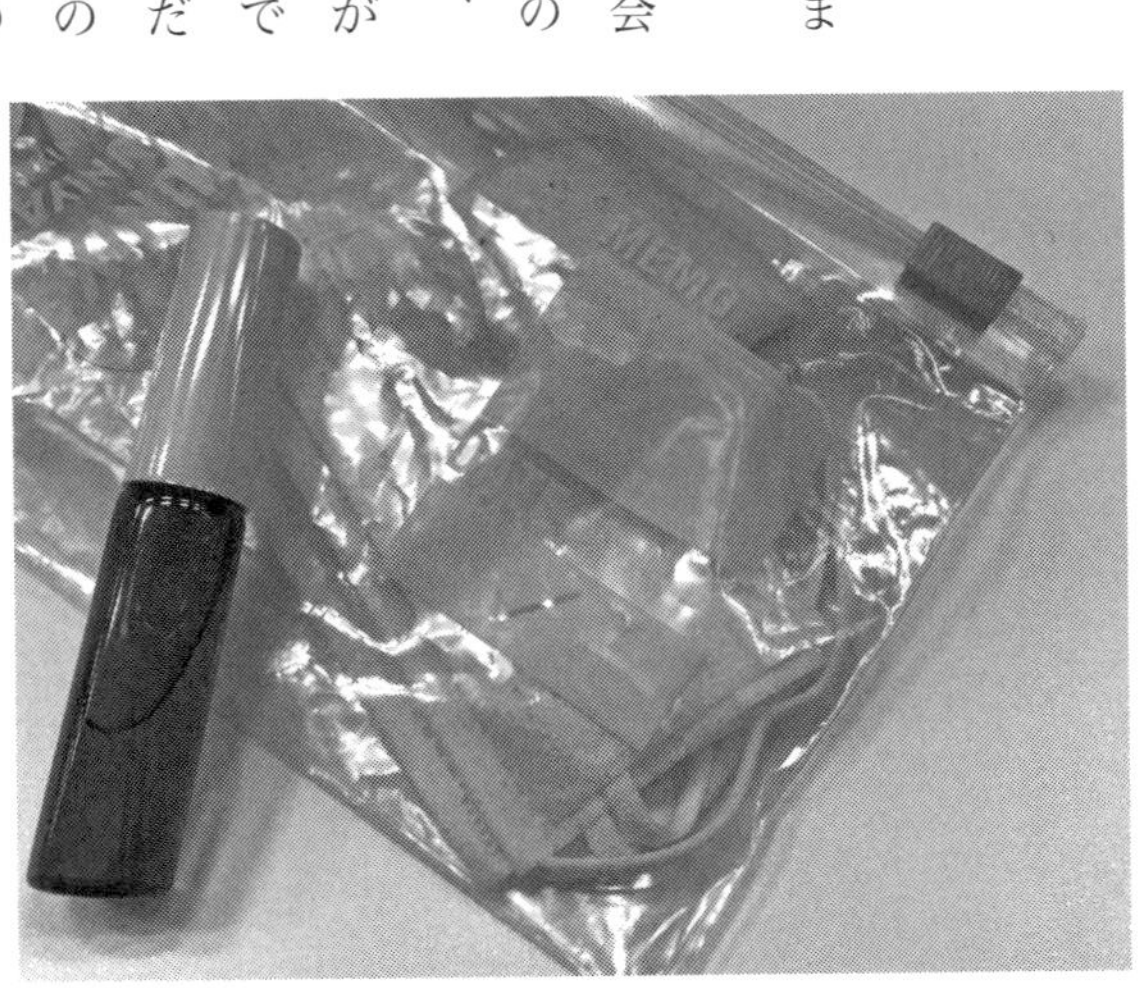

佐々木さんがマスクを快適に使用できるように携帯しているマスクスプレー。普段あたりまえに使っているものも、間違った使い方に出会い、情報発信の大切さを感じるという。

ろうなと思います。

熊谷　毎月1回、職員の方向けのセミナーを行いながら、患者さんにはハーブティーを飲んでいただいたり、アロマスプレーを使っていただいたりといった活動を行いました。浸透するまでには何年もかかりましたが、そのうち職員の方が「今日、アロマの先生来るわよ」と患者さんにすすめてくれたり、私たちが行けないときは職員の方がケアできるように教えてさしあげたりといった関係性を築けるようになりました。

佐々木　熊谷さんは日本のホスピスケアの先駆者ですからね。生活の木でスペシャルセミナーとして熊谷さんに担当していただいた、緩和ケアの講座はとても人気でしたものね。うちのスタッフも私自身もその世界はまったく知らなかったので、その世界を覗けたというだけでも貴重な体験ができました。

熊谷　「緩和ケアに興味がある人がどれくらいいるのかしら？」と思いましたが、日本中から泊まり込みで来てくださって。当時は情報を得るのもたいへんだったのもありますね。私自身も、ホスピスでの施術が決まってもやり方がわからず、「弱っている方にラベンダーを嗅いでいただいたら鎮静し過ぎちゃうかしら？」とか、そのレベルの疑問がたくさんあって。だから、もう1度イギリスへ行き、いろいろなホスピスを見学させていただいて、実際にやっている方に初歩的な質問もたくさんして（笑）。それからもいろいろ模索しながらやってきた感じです。

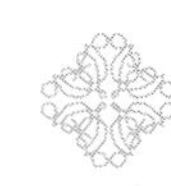

医療現場で使うためには、科学的なエビデンスが不可欠

佐々木　ＡＥＡＪではアロマサイエンス研究所を立ち上げ、データの検証にも力を入れていらっしゃいますよね。

熊谷　病院の中にアロマセラピストとして入っていく中で実感したのが、医療従事者の方は、エビデンスを求めるということ。そして、安全であるかということを何よりも気にします。当時は、アロマは伝承的な療法として使われてきたと学んでいたので、医師に説明できるエビデンスが欠けているということを痛感し、自分でティートゥリーの抗菌効果を実証するなど、研究するようになりました。高知大学の先生と柚子の研究にも取り組み、30代後半から大学の研究生になって研究をさせてもらいながら、42歳で学位も取得しました。その後、ＡＥＡＪでも、これからはエビデンスを大事にする必要があるという流れになったときに理事として加わらせていただき、そのあとは協会の中で研究を続けています。

佐々木　最近では、香育にも力を入れているとうかがっています。

熊谷　はい。以前から子供たちにも伝えたいというのは協会の目標のひとつとしてあったのですが、やっと時代が追いついてきた感じです。現在、小学校高学年ではストレスケアを保健体育の授業の中で学ぶように義務づけられています。心のストレスが身体に影響するということを学び、ストレスケアの選択肢のひとつとして、アロマを教えるということに関わらせてもらっています。百枡計算を精油の香りを嗅いだときと嗅がないときとで比べると、嗅いだときのほうがミスする率が減るという実験をしたら、とても興味を持ってくれて。「香りを嗅いだら早く走れるかな？」など、子供たちが自主的にグループ研究してくれた学校もありました。

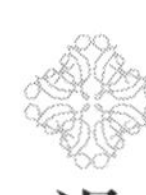

過去・現在から未来へ、ＡＥＡＪは日本のアロマとともに

佐々木　協会も設立から25年目。振り返ってみると、日本のアロマ環境も大きく変化してきましたね。

熊谷　近年は、アロマ＝トリートメントだけでなく多様化を感じます。アロマテラピー検定の受検者はいま48万人超え。仕事にしたいというより、香りを取り入れたナチュラルなライフスタイルに興味がある方が増えた結果かなと思います。おそらく日本が一番進んでいるのではないかと思うのは、空間芳香の分野。テクノロジーの進化でさまざまなところで手軽に香らせられるようになったのも大きいと思います。

佐々木　香り＝香水というイメージが強かった時代からはじまり、今はアロマに接する機会が格段に増えましたね。でも、アロマもハーブも浸透はしてきたけれど、まだまだ知らない人もたくさんいて、私はそこに可能性があると感じ、もっともっとひとりでも多くの人に使ってもらいたいと思っています。ちょっとした不調のときはもちろんのこと、感染症が流行ったときにも「予防にティートゥリーを使おう」など、知っているからできることがあるし、知っていてよかったなと実感します。

熊谷　そうですね。自分の抵抗力を上げることが大事ですものね。昨年公表になった研究では、ベルガモットの精油の香りで免疫力がアップする可能性があることがわかりました。精油を嗅いだあとに唾液中の分泌型免疫グロブリンA（身体を細菌やウイルスから守る抗体の一種）の分泌速度とコルチゾール（ストレスを受けた時に増加するホルモン）濃度を測定したら、ベルガモットを嗅いだあとに分泌型免疫グロブリンAの分泌速度増加とコルチゾール濃度の低下が確認されたというものです。このように新しいことがわかっていく一方で、今までいわれていたことが実はそうじゃなかったとわかることも。だから、私自身もまだまだ学び続けることが大事だと思っています。

佐々木　情報に敏感になってアンテナを張っていくことは大事なことですね。周囲を見ても、生き生きと活動している人は常に新しいことを取り入れている印象があります。

熊谷　あと、最近は忙しすぎて、病院でのボランティアにはなかなか行けていないのですが、トリートメントをすることはやはりアロマセラピストの原点なので、そこで感じることは大事にしていきたいという思いはあります。本から得る情報だけではわからないことがありますから。

佐々木　現場で実際にどうなのかは現場で接している人に聞かないとわからないこと。学ぶうえで、経験者の生の声を聞くのは、すごく貴重なことだなと思いますね。

熊谷　協会としては、資格を持った方の活動をもっとあと押ししていきたいという思いで「アロマスペシャリストサーチ」というサービスを立ち上げています。活動実績や得意分野を登録していただければ、講師を探している方が検索できるようになっていますので、まだ登録していない方は、ぜひ活用していただければと思っています。

佐々木　資格を取って終わりではなく、そこからがスタートですからね。これからの広がりが楽しみです。

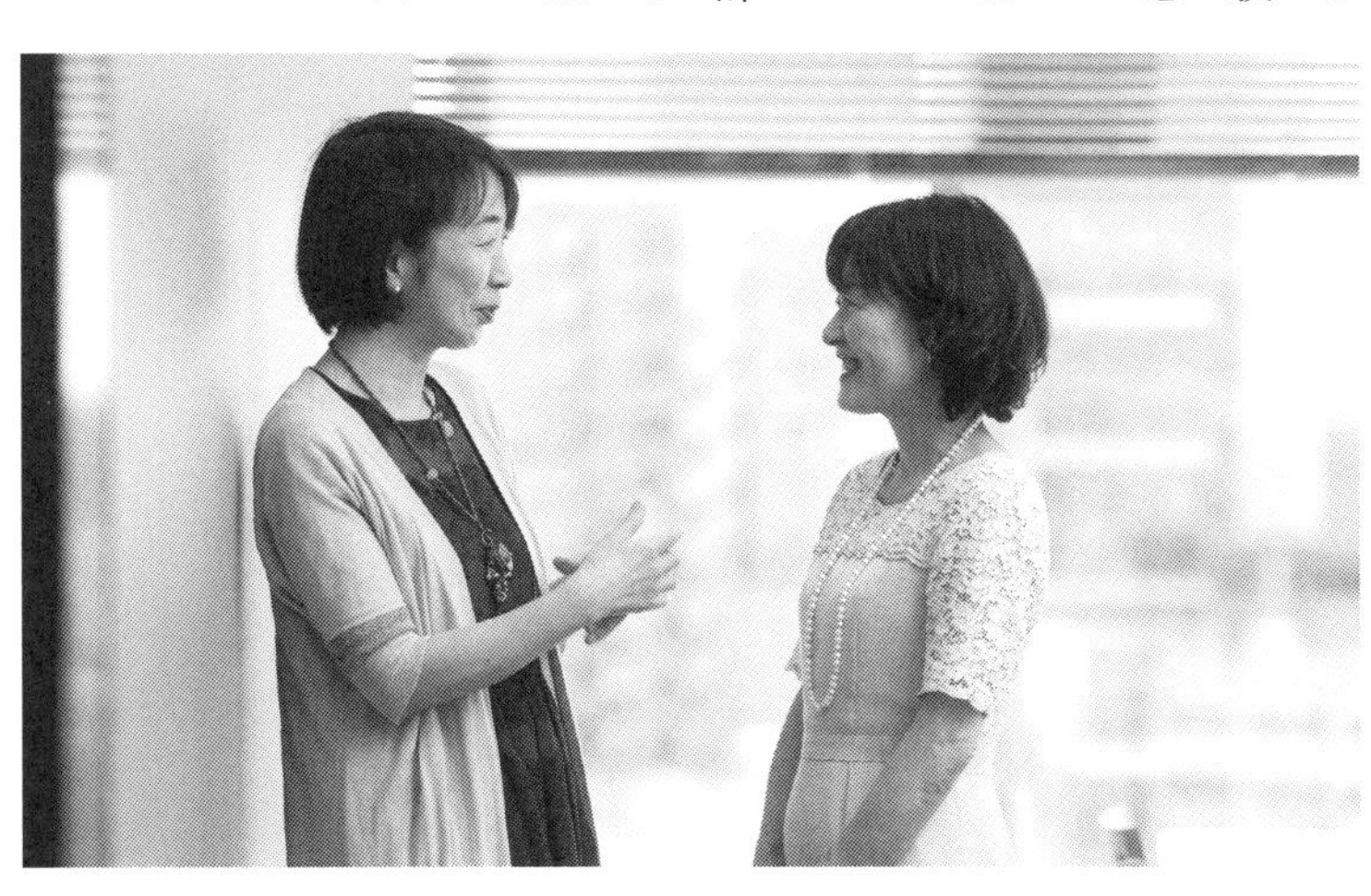

緑がつなぐかけがえのない時間　～対談を終えて～

連載のゲスト、トップバッターの鏡リュウジさんにお会いしたのは、8月の暑いさなか、撮影場所までお越しいただきました。いつもクールな鏡さんに、汗を拭き拭き登場いただき、本当に感謝の限りです。しかし撮影になると、持参されたジャケットにビシッと身を包まれ、プロ意識を感じました。

新田理恵さんの古民家オフィスを訪ねたときは、キンモクセイの花が真っ盛りで、かぐわしい香りが取材を彩ってくれました。足柄山の麓(ふもと)近郊、橋口先生夫妻に会いにうかがった、洋館を移築したというお宅は素晴らしく、まるで美術館のようでした。吉谷桂子氏のご自宅にうかがえたのも感激でした。ご主人が設計し、桂子氏もＤＩＹで参加した館で、住宅街の一角ですが、一歩踏み入るとそこは英国でした。地球上を駆け回っている西畠清順氏にお会いできたのも、奇跡ともいえるタイミングです。

最も感動した取材は、渡邊智恵子氏。インタビューに設定した場所に一度お越しいただいたのですが、話の内容を打ち合せ、「それなら、うちのオフィスへどうぞ!」と、民族大移動のごとく、一同でオフィスにお邪魔しました。オーガニックコットンを扱う会社らしく、そこに流れる空気まで、まさにオーガニック、すがすがしい空間でした。こうと思ったら、すぐ実行、その行動力にたいへん刺激を受けました。自分だったらその勇気があるだろうか……。取材を受ける立場になることも多いですが、たいていはすべて先方任せ、自分の甘さに恥じ入りました。ヴァイタリティーといえば、ホメオパシーの由井寅子氏。その活動は重々存じ上げていましたが、直接話をうかがい、由井氏のひたむきさが人間的な魅力として輝いていました。

このように、ハーブやら、アロマやら、自然療法やらにまつわる取材をしたわけですが、それ以外にも多くを学ばせていただいた3年半でした。ハーブや精油は、それ自体も活性化作用を持ち、パワフルな存在ですが、主役を引き立てる名脇役でもあります。たとえばビジネスで考えれば、そのものをビジネスにすることもできますが、別の業態に取り入れることで、より質を上げるツールにもできます。そのものだけにとらわれるよりも、広い視野での関わり方のほうが、より力を発揮するように感じます。

私はこの世界にどっぷり浸かっていますが、もしほかの仕事に携わっていたら、ハーブやアロマとどんなふうに関わっていただろうか？　ときどき、ふと考えることがあります。出会いから間もなく、ライフワークに、とまで思ってしまいましたが、その後の人生は、大きく導かれたと思います。たくさんの人と出会い、たとえようのないくらい多くのことを学ばせていただきました。どんな世界でも同じだと思いますが、「ハーブ」「アロマ」は特別のような気がします。出会う方々から、いつもそう感じます。共通の話題の、多様性と魅力にあふれているからです。

医師である橋口玲子先生のお話は、セラピストにはとても心強いと思いますが、「ハーブのお茶の良いところは、自分で自分をケアできるところ、自分のケアに対し、主体的になれるところ」という意見に深くうなずけました。

一般にクリニックで処方される薬は受動的で、言われたとおりに服用するわけですが、たとえば、よく眠れないからカモミールのお茶を飲むといった行為は、自分で考え、色、香り、さじ加減などを好みに調整し、自分で行えることです。それで改善できれば、成果をあげたのは「自分」ということになります。その自信が、とても効を発揮する、モチベーションを上げるとのこと。普段何気なく行っていることだと思いますが、あらためてドクターの口から聞くと、なるほどと実感できます。アロマでも同様です。

極端に言えば、安眠のためのお茶はローズマリーでもミントでもよいと思います。その人がそれを心地よく感じ、実際に効果があるなら、成分などに必要以上にこだわる必要もありません。自分に自信がつくこと、「やるじゃない、私」と感じること、自分を好きになることも大事ですね。逆に自然のモノだからといって甘く見てはいけない、ということもうかがいました。たとえば漢方薬。「漢方は医療」、漢方医にきちんと問診を受け、処方されるべきもの。あたりまえのことですが、誤解も多いと思います。でも、先生ご自身のハーブとの関わり方をうかがっていると、とてもチャーミングで、女性らしさを感じました。やっぱりハーブは楽しみながら関わるものだと思います。

吉谷桂子氏は、現在も国内各地のガーデンデザインの監修を進行中ですが、そのひとつに東京・青山通りの植栽があります。そのコンセプトは、木村正典氏の話にもあがった「ナチュラリスティックガーデン」。宿根草を中心に、より自然に生育する姿を活かします。ニューヨークのハイラインなど、都市計画の分野からも注目を集めるスタイルです。それをここで試みようというのが、吉谷氏の挑戦です。ご縁があり、そこでもご一緒させていただいていますが、その情熱にまた脱帽です。小さなことにも手を抜かない、丁寧に真摯に向かう姿に感銘を受けます。

課題に対する姿勢は、お会いしたすべての方に共通します。プロの方ほど、努力をする……実感します。振り返ると、どの方との対談も「自然」「緑」がつなぐ貴重な時間でした。

対談を終え、あらためてハーブ、アロマテラピーの可能性を感じました。嗅覚はもっとも原始的、本能的な感覚といわれますが、これからの社会で、ヒトがより人間らしく生きるために、自然に寄り添い、ハーブ、アロマを感じていただけたらと思います。ご協力いただきました皆さまに、心より感謝申し上げます。

佐々木薫

写真・取材協力

株式会社生活の木　http://www.treeoflife.co.jp

【以下掲載順】

株式会社ヒプノウーマン　http://salon.hypnowoman.jp
(P16 ~ 25)

一般財団法人日本ホメオパシー財団 日本ホメオパシー医学協会　https://jphma.org/
(P26 ~ 35)

西川眞知子ライフデザイン研究所　http://www.jnhc.co.jp　(P36 ~ 45)

からだ占い　http://karadauranai.com　(P46 ~ 55)

鏡リュウジ　http://ryuji.tv　(P56 ~ 65)

登石麻恭子　http://aroma-astrology.seesaa.net　(P66 ~ 75)

そら植物園株式会社　https://from-sora.com　(P76 ~ 85)

株式会社アバンティ　http://avantijapan.co.jp　(P86 ~ 95)

Studio A Week　https://www.minowanaoko.com　(P96 ~ 105)

古谷デザイン建築設計事務所　http://www.furuyadesign.com
(P106 ~ 115)

TABEL 株式会社　https://tab-el.com/　(P126 ~ 135)

ヘルパモンド　http://kei-ishiyama.sakura.ne.jp/　(P136 ~ 145)

小林奈那子　http://www.nanako-vc.com　(P146 ~ 155)

魔女ラボ　http://vertmer.sakura.ne.jp/aroma_analyze.html　(P156 ~ 165)

幸草哲学　http://kousoutetsugaku.net/　(P166 ~ 175)

一般社団法人日本オイル美容協会　https://www.oil-biyou.jp
(P176 ~ 185)

エルボステリア鎌倉山　https://m.facebook.com/ErbosteriaKamakurayama
(P186 ~ 195)

株式会社グリーン・ワイズ　https://www.greenwise.co.jp
(P196 ~ 205)

公益社団法人日本アロマ環境協会　https://www.aromakankyo.or.jp
(P206 ~ 215)

staff

撮影（五十音順）

漆戸美保　(P106 ~ 115)

幡原裕治　(P6 ~ 75、86 ~ 95、126 ~ 165、176 ~ 185、206 ~ 215)

山口結子　(P166 ~ 175)

山下由紀子　(P96 ~ 105、116 ~ 125、186 ~ 205)

横浜勝博　(P76 ~ 85)

取材＆記事執筆（五十音順）

岡田光津子　(P6 ~ 15、36 ~ 55、66 ~ 85、96 ~ 105、116 ~ 175)

小平多英子　(P196 ~ 205)

中澤小百合　(P176 ~ 185、206 ~ 215)

山村浩子　(P16 ~ 25、56 ~ 65、106 ~ 115)

吉川圭美　(P26 ~ 35、86 ~ 95、186 ~ 195)

佐々木薫（ささき　かおる）

AEAJ 認定アロマテラピー・プロフェッショナル。精油、ハーブにまつわる文化、歴史を探ることをライフワークとし、世界数十か国、国内各地を訪ね、レポートを続ける。各種カルチャースクール、社会人講座等の講師として活動。テレビ、マスコミを通し、ハーブ・アロマテラピーの魅力を普及する。生活の木 HerbalLifeCollege 主任講師。㈱生活の木カルチャー事業本部ゼネラルマネージャー。著書に『きほんのアロマテラピー』、『第４新版　アロマテラピー図鑑』（いずれも主婦の友社）、『癒しのアーユルヴェーダ』（小社刊）等多数。

佐々木薫公式インスタグラム
https://www.instagram.com/treeoflife_ksasaki/

※本書は『セラピスト』2016 年 10 月号から 2020 年４月号までの連載「佐々木薫のあの人に会いたくて」を、再編集し、書籍化したものです。なお、本文中の記述につきましては、役職等連載当時のままとしているものもあります。

アロマとハーブの魅力が人をつなぐ

対談集　佐々木薫× 21 人

2020 年７月１日　初版第１刷発行

著　者　佐々木薫
発行者　東口敏郎
発行所　株式会社 BAB ジャパン
〒 151-0073 東京都渋谷区笹塚 1-30-11　4・5F
TEL　03-3469-0135　　FAX　03-3469-0162
URL　http://www.bab.co.jp/
E-mail　shop@bab.co.jp
郵便振替　00140-7-116767
印刷・製本　中央精版印刷株式会社

ISBN978-4-8142-0298-0 C2077

Design　Kaori Ishii

BOOK Collection

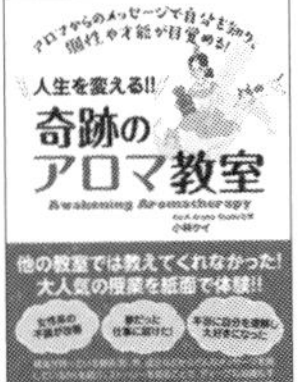

アロマからのメッセージで自分を知り、個性や才能が目覚める!

人生を変える! 奇跡のアロマ教室

他の教室では教えてくれなかった! 大人気の授業を紙面で体験!! 精油が持っている物語(形、色、成分などからどんなメッセージを発しているか)を紹介。ストーリーを知ることで、ディープな知識もすんなりと頭に入り、アロマのことをもっと好きになります。"最初にこのスクールに出会いたかった"と全国から生徒が通うアロマスクールのレッスンを惜しみなく大公開。

●小林ケイ 著 ●四六判 ●256頁 ●本体1,800円+税

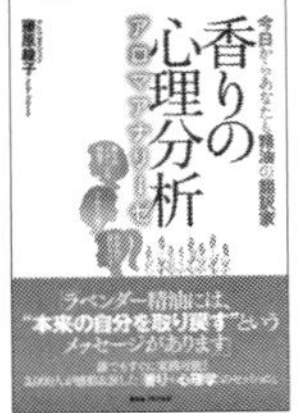

香りの心理分析 アロマアナリーゼ

〜 今日からあなたも精油の翻訳家〜

誰も教えてくれなかった、新しいアロマセラピーの世界。全国で 3,000 人が感動&涙した「香り+心理学」のセッション! 「香りの心理分析 アロマアナリーゼ」は、誰でもすぐに実践できてとてもシンプル。アロマに興味がある人、初心者、経験者すべての人が楽しめ、新たな発見がある一冊!

●藤原綾子 著 ●四六判 ●240頁 ●本体1,300円+税

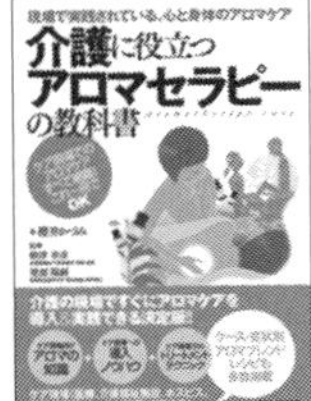

介護に役立つアロマセラピーの教科書

クライアントの好みや症状、ケア現場に合ったアロマの選び方、ブレンド方法を、多様なニーズに合わせて選択できるようになり、ケア現場で使えるアロマの知識が身に付きます。「情報収集→施術→記録→フィードバック」を軸として、現場で必要となる、アロマケアの導入方法と実例を紹介します。足浴、背中、ボディ、ハンド、フット、ヘッド、フェイストリートメント等、ケア現場で実践できる部位別トリートメントテクニックがマスターできます。

●櫻井かづみ 著 ●A5判 ●280頁 ●本体1,800円+税

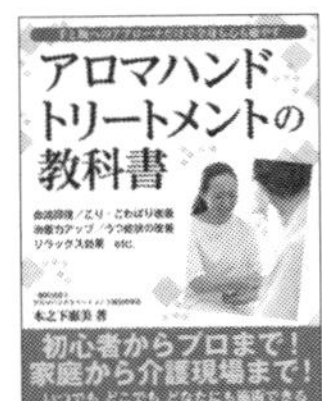

手と腕へのアプローチだけで全身も心も癒やす

アロマハンドトリートメントの教科書

このトリートメントは、"手で手を看る療法"です。手で手を看ることで、瞬時に気づきが伴うケアが始まります。瞬時に起きる気づきが、セラピストとクライアントの間を行き来して互いを共感でつなぐことで、言葉を超えたコミュニケーションが生まれ、単なるマッサージを超えた癒しをもたらします。

●木之下惠美 著 ●B5判 ●176頁 ●本体1,800円+税

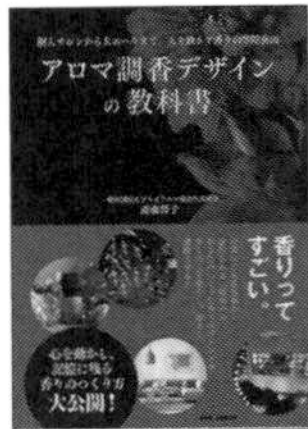

個人サロンから大ホールまで、人を動かす香りの空間演出

アロマ調香デザインの教科書

香りってすごい。企業はじめ各方面から注目される「精油の力」。展示会やホテル、イベント会場、オフィスなどに「香り」を利用する企業が増えています。今や精油は、ブランディングやマーケティングにも活用されているのです。本書は、ブレンドの基本から空間演出の実例まで、アロマ調香による空間演出のすべてを詳細に解説します!

●齋藤智子 著 ●A 5判 ● 252 頁 ●本体 1,200 円+税